"十四五"职业教育国家规划教材

国家卫生健康委员会"十四五"规划教材
全国高等职业教育专科教材

供护理、助产专业用

营养与膳食

第5版

主　编　林　杰

副主编　贺　生　吴亚飞

编　者　(以姓氏笔画为序)

卢惠萍（金华职业技术大学）

兰　阳（贵州护理职业技术学院）

刘卫云（承德护理职业学院）

刘东玮（哈尔滨医科大学大庆校区）

杨　杨（黄山健康职业学院）

吴亚飞（渭南职业技术学院）

张晓娟（甘肃卫生职业学院）

邵培双（烟台南山学院）

林　杰（黑龙江护理高等专科学校）

金如燕（金华市中心医院）

贺　生（四川护理职业学院）

秘　书　马　莉（黑龙江护理高等专科学校）

新形态教材

人民卫生出版社
·北京·

图书在版编目（CIP）数据

营养与膳食 / 林杰主编. -- 5 版. -- 北京：人民
卫生出版社，2024.11（2025.11重印）. --（高等职业
教育专科护理类专业教材）. -- ISBN 978-7-117-37094-3

Ⅰ. R151.4

中国国家版本馆 CIP 数据核字第 20242RP284 号

| 人卫智网 | www.ipmph.com | 医学教育、学术、考试、健康，购书智慧智能综合服务平台 |
| 人卫官网 | www.pmph.com | 人卫官方资讯发布平台 |

营养与膳食
Yingyang yu Shanshi
第 5 版

主　　编：林　杰
出版发行：人民卫生出版社（中继线 010-59780011）
地　　址：北京市朝阳区潘家园南里 19 号
邮　　编：100021
E - mail：pmph @ pmph.com
购书热线：010-59787592　010-59787584　010-65264830
印　　刷：人卫印务（北京）有限公司
经　　销：新华书店
开　　本：850×1168　1/16　　印张：10
字　　数：282 千字
版　　次：2019 年 1 月第 1 版　　2024 年 11 月第 5 版
印　　次：2025 年 11 月第 2 次印刷
标准书号：ISBN 978-7-117-37094-3
定　　价：45.00 元
打击盗版举报电话：010-59787491　E-mail：WQ @ pmph.com
质量问题联系电话：010-59787234　E-mail：zhiliang @ pmph.com
数字融合服务电话：4001118166　E-mail：zengzhi @ pmph.com

　　高等职业教育专科护理类专业教材是由原卫生部教材办公室依据原国家教育委员会"面向 21 世纪高等教育教学内容和课程体系改革"课题研究成果规划并组织全国高等医药院校专家编写的"面向 21 世纪课程教材"。本套教材是我国高等职业教育专科护理类专业的第一套规划教材,于 1999 年出版后,分别于 2005 年、2012 年和 2017 年进行了修订。

　　随着《国家职业教育改革实施方案》《关于深化现代职业教育体系建设改革的意见》《关于加快医学教育创新发展的指导意见》等文件的实施,我国卫生健康职业教育迈入高质量发展的新阶段。为更好地发挥教材作为新时代护理类专业技术技能人才培养的重要支撑作用,在全国卫生健康职业教育教学指导委员会指导下,经广泛调研启动了第五轮修订工作。

　　第五轮修订以习近平新时代中国特色社会主义思想为指导,全面落实党的二十大精神,紧紧围绕立德树人根本任务,以打造"培根铸魂、启智增慧"的精品教材为目标,满足服务健康中国和积极应对人口老龄化国家战略对高素质护理类专业技术技能人才的培养需求。本轮修订重点:

　　1. 强化全流程管理。履行"尺寸教材、国之大者"职责,成立由行业、院校等参与的第五届教材建设评审委员会,在加强顶层设计的同时,积极协同和发挥多方面力量。严格执行人民卫生出版社关于医学教材修订编写的系列管理规定,加强编写人员资质审核,强化编写人员培训和编写全流程管理。

　　2. 秉承三基五性。本轮修订秉承医学教材编写的优良传统,以专业教学标准等为依据,基于护理类专业学生需要掌握的基本理论、基本知识和基本技能精选素材,体现思想性、科学性、先进性、启发性和适用性,注重理论与实践相结合,适应"三教"改革的需要。各教材传承白求恩精神、红医精神、伟大抗疫精神等,弘扬"敬佑生命、救死扶伤、甘于奉献、大爱无疆"的崇高精神,契合以人的健康为中心的优质护理服务理念,强调团队合作和个性化服务,注重人文关怀。

　　3. 顺应数字化转型。进入数字时代,国家大力推进教育数字化转型,探索智慧教育。近年来,医学技术飞速发展,包括电子病历、远程监护、智能医疗设备等的普及,护理在技术、理念、模式等方面发生了显著的变化。本轮修订整合优质数字资源,形成更多可听、可视、可练、可互动的数字资源,通过教学课件、思维导图、线上练习等引导学生主动学习和思考,提升护理类专业师生的数字化技能和数字素养。

　　第五轮教材全部为新形态教材,探索开发了活页式教材《助产综合实训》,供高等职业教育专科护理类专业选用。

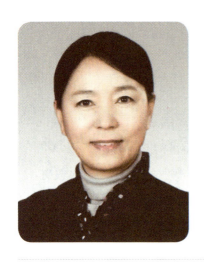

林 杰

二级教授

黑龙江护理高等专科学校校长助理、护理系主任，公共营养师，担任黑龙江省卫生职业教育与健康发展促进会会长，主持黑龙江省高水平骨干专业（护理）、康养康育专业群、省首批护理专业高本贯通试点等建设项目。主编教材 10 部；主持完成国家级课题 1 项、省级课题 5 项。荣获国家级教学成果奖二等奖 1 项，省级教学成果奖特等奖 1 项、一等奖 2 项、二等奖 1 项，全国卫生健康职业教育教学指导委员会教学成果奖二等奖 2 项等。

希望同学们珍惜青春好时光，努力学习、探索，增长智慧，将营养学知识与技能融入生活和护理实践，提升生活和护理服务质量，为建设健康中国作出贡献。

为认真落实党的二十大精神进教材相关要求，发挥教材对新时代高素质专业技术技能人才培养的支撑作用，我们组织全国高职院校的教师和行业专家对《营养与膳食（第4版）》进行了修订。

营养与膳食课程旨在培养学生树立预防为主、平衡适量的理念，在护理服务中能够运用营养学知识与技能开展营养评估、营养支持及营养教育，改善健康状况，促进疾病康复，并着重引导健康的饮食行为，始终牢记自己是健康第一责任人。本教材共六章，分别为绪论、膳食营养基础、平衡膳食、营养调查与评价、不同生理人群的膳食指导、常见疾病的膳食原则与预防。本次修订突出以下四个特点：第一，打破原有体系，整合教学模块。编写以护士营养工作任务为主线，对接职业标准、1＋X证书考核标准，按照"认知→实践→认知"螺旋发展的规律重新整合课程内容，满足项目学习、案例学习、模块化学习等不同学习方式要求，有利于教师开展模块化教学改革。第二，挖掘中华优秀传统文化育人功能，强化课程思政理念。引导学生走进、热爱、传承中华饮食文化，增强文化自信，培养学生科学严谨、服务健康的职业精神。第三，以实践为载体，着重引导学生健康饮食行为。实训学习与理论学习相结合，教、学、做、评融为一体，突出"做中学、学中做"的职业教育特色。实训内容突出心智技能的培养，使学生通过体验、模拟等训练，培养健康饮食行为、职业精神、实践能力、自学能力及宏观思维方法。第四，纸媒数媒融合，数字资源赋能课程建设。数字资源有助于线上线下教学互动，给学生带来更多的自学空间，有效激发学生学习兴趣和创新潜能。本教材可供高等职业教育专科护理、助产专业学生使用，也可作为相关专业学生及工作者的参考书。

教学大纲
（参考）

感谢参编人员的付出以及所在单位的大力支持，感谢上一版编者为本次修订打下的良好基础。对于书中存在的不足之处，恳请读者提出宝贵意见。

林 杰

2024 年 11 月

第一章

绪论 1

第一节 营养对健康的影响 1

一、营养学的基本概念 1

二、营养对健康的影响 4

第二节 健康的饮食行为 4

一、日常饮食行为 4

二、饮食行为的影响因素 5

三、健康饮食行为的培养 6

第三节 护士的营养工作内容 7

一、营养评估 7

二、营养支持 7

三、营养教育 7

第二章

膳食营养基础 10

第一节 营养素和能量 10

一、蛋白质 11

二、脂类 15

三、碳水化合物 17

四、膳食纤维 19

五、能量 20

六、矿物质 21

七、维生素 25

八、水及其他膳食成分 29

九、食物中的生物活性成分 29

第二节 食物的营养价值 29

一、谷类 30

二、薯类 31

三、豆类及其制品 31

四、蔬菜水果类 32

五、畜禽肉类 33

六、鱼虾类 34

七、蛋类及其制品 34

八、乳类及其制品 35

第三节 食物成分表的应用 36

一、食物成分表的构成 36

二、食物成分表的用途 37

实训1 能量过剩的营养指导 38

第三章

平衡膳食 40

第一节 平衡膳食基本理论 40

一、平衡膳食的概念 40

二、平衡膳食的基本要求 40

三、平衡膳食的组成 41

第二节 膳食结构与膳食指南 41

一、膳食结构 41

二、中国居民膳食指南 42

三、中国居民平衡膳食宝塔 43

第三节 膳食调配和食谱编制 44

一、膳食调配 44

二、食谱编制 45

实训2 食谱编制 48

第四章

营养调查与评价 51

第一节 膳食调查 51

一、询问法 51

二、食物频率法 52

三、膳食调查结果评价 52

第二节 体格测量 53

一、身高 53

二、体重 53

三、皮褶厚度 54

四、上臂围与上臂肌围 55

第三节 临床体征检查 55

第四节 生化免疫检验与评价 56

一、生化检验指标 56

二、免疫功能指标 57

三、氮平衡 57

第五节 营养风险筛查 57

一、营养风险筛查原则 57

二、营养风险筛查方法　58

实训3　膳食调查　59

实训4　体格测量　60

第五章

不同生理人群的膳食指导　62

第一节　备孕和孕期女性、乳母的膳食指导　62

一、备孕和孕期女性的膳食指导　62

二、乳母的膳食指导　66

第二节　婴幼儿的膳食指导　68

一、婴幼儿期生理特点　69

二、婴幼儿营养需要　69

三、婴幼儿期主要营养问题　71

四、婴幼儿喂养指导　71

第三节　儿童的膳食指导　75

一、学龄前儿童的膳食指导　75

二、学龄儿童的膳食指导　78

第四节　老年人的膳食指导　80

一、老年期生理特点　80

二、老年人营养需要　81

三、老年人主要营养问题　82

四、老年人的膳食指导　83

实训5　儿童营养教育　85

第六章

常见疾病的膳食原则与预防　87

第一节　医院膳食　87

一、基本膳食　87

二、治疗膳食　89

三、试验膳食　92

第二节　营养支持　93

一、肠内营养　93

二、肠外营养　97

第三节　心血管疾病的膳食原则与预防　100

一、高血压的膳食原则与预防　100

二、冠心病的膳食原则与预防　102

第四节　消化系统疾病的膳食原则与预防　105

一、消化性溃疡的膳食原则与预防　105

二、肝硬化的膳食原则与预防　106

三、胆囊炎的膳食原则与预防　109

四、胰腺炎的膳食原则与预防　110

第五节　泌尿系统疾病的膳食原则与预防　112

一、肾小球肾炎的膳食原则与预防　112

二、肾病综合征的膳食原则与预防　115

三、肾衰竭的膳食原则与预防　116

第六节　内分泌代谢疾病的膳食原则与预防　119

一、糖尿病的膳食原则与预防　119

二、痛风的膳食原则与预防　121

第七节　恶性肿瘤的膳食预防　123

一、营养相关因素　124

二、营养需要　126

三、膳食原则　126

实训6　匀浆膳制作　129

实训7　糖尿病患者食谱的编制　130

附录一　中国居民膳食营养素参考摄入量　135

附录二　食物成分表（100g 食部含量）　141

参考文献　150

中英文名词对照索引　151

第一章 | 绪 论

教学课件

思维导图

学习目标

1. 掌握：营养、营养素及膳食营养素参考摄入量的基本概念。
2. 熟悉：膳食营养素参考摄入量的应用；日常饮食行为及其影响因素。
3. 了解：营养与健康的关系；护士的营养工作内容。
4. 能够制订营养教育计划。
5. 具有健康的饮食观、严谨的科学态度。

民以食为天。食物（food）是人类赖以生存的基本条件，人体需要不断地从食物中获取营养成分，以保持人体与外界环境的能量平衡及其物质代谢的平衡，维持人体的健康状况。合理营养是人类维持生命、生长发育和健康的重要物质基础。

第一节 营养对健康的影响

情景导入

小华同学是某学校护理专业二年级学生。某日，他参加某小学一年级学生职业体验实践活动，在营养实训室为小学生进行营养教育。

请思考：

1. 指导小学生认知食物，说出自己经常吃的食物。
2. 向小学生讲解营养对健康的重要作用。

一、营养学的基本概念

（一）营养与营养素

营养（nutrition）是指机体从外界摄取食物，经过体内的消化、吸收和代谢，利用食物中对身体有益的物质作为构建组织器官的材料，满足生理功能和体力活动需要的必要的生物学过程。食物中有益的物质统称为营养素（nutrient）。营养素包括六大类，即蛋白质、脂肪、碳水化合物、矿物质、维生素和水。食物是营养素的载体，目前已知人体必需的营养素有 42 种。膳食中的营养素种类繁多，根据生理作用和健康功能的不同可分为必需营养素、条件必需营养素、其他膳食成分等。

1. 必需营养素 必需营养素是一类机体存活、正常生长和功能所必需，但不能由机体自身合成或合成不足，而必须从食物中获得的营养素，如必需氨基酸、必需脂肪酸、碳水化合物、常量元素、微量元素、维生素及水。

2. 条件必需营养素 条件必需营养素特指人体正常状态下不一定需要，但对于体内不能足量合成的人群是必须供给的营养素。如早产儿或基因原因导致的某些代谢缺陷者,因其自身合成的营养素不能满足需要,只能通过食物获取。

3. 其他膳食成分　植物性食物中的多种成分在维护人类生理功能以及预防某些疾病方面具有不可或缺的作用,如膳食纤维、番茄红素、植物固醇等。

(二)膳食

膳食(diet)即饭食或饮食,食物经过烹调加工搭配成日常食用的饭菜,以满足健康需求。合理膳食不仅能够满足食欲,适应饮食文化需求,更重要的是能够提供人体所需要的各种营养素和能量,并使各种营养素之间保持平衡。

(三)营养学

营养学(nutriology)是研究人体营养过程及影响因素的规律,以及改善生存质量的措施,探讨人类营养与健康关系的一门综合性学科。营养学涵盖了生理学、生物化学、生物学和食品科学等,主要研究四个方面的内容:①研究食物及其功能,研究食物在人类生命全过程中的作用;②研究营养和疾病的关系;③研究营养相关疾病的预防及基于营养的治疗;④研究公共营养和健康生活方式改善。

(四)膳食营养素参考摄入量

为了帮助人们安全地摄入各种营养素,防止因为某些营养素摄入过少或过量而影响健康,2000年我国制订了中国居民膳食营养素参考摄入量(dietary reference intakes,DRIs),并于2013年、2023年进行了修订。

1. DRIs 的内涵　DRIs 是一组每日平均膳食营养素摄入量的参考值,它是在推荐的营养素供给量的基础上发展起来的,既是衡量所摄入的营养素是否适宜的标准,又是帮助个体和人群制订膳食计划的重要依据。

DRIs 主要包括四项内容,即平均需要量、推荐摄入量、适宜摄入量和可耐受最高摄入量。

(1)**平均需要量**(estimated average requirement,EAR):是指群体中各个体需要量的平均值,即某一特定性别、年龄及生理状况的群体中 50% 的个体对某种营养素需要量的平均值。该摄入水平能满足群体中 50% 的成员对该营养素的需要,不能满足另外 50% 的个体对该营养素的需要。EAR 是制订推荐摄入量的基础。

(2)**推荐摄入量**(recommended nutrient intake,RNI):是指可以满足某一特定性别、年龄及生理状况的群体中绝大多数(97%~98%)个体需要的某种营养素摄入水平。长期摄入 RNI 水平,可以满足机体对该营养素的需要,保持健康和维持组织中有适当的营养素储备。RNI 的主要用途是作为个体每日摄入该营养素的目标值。RNI 是以 EAR 为基础制订的。

(3)**适宜摄入量**(adequate intake,AI):是指通过观察或实验获得的健康人群某种营养素的摄入量。例如,纯母乳喂养的足月产健康婴儿,从出生至 6 月龄,其营养素全部来自母乳,母乳中供给的营养素量就是这个阶段婴儿各种营养素的适宜摄入量(AI)值。AI 的主要用途是作为个体营养素摄入量的目标,制订 AI 时不仅考虑预防营养素缺乏的需要,同时也考虑减少某些疾病的患病风险。

AI 与 RNI 的相似之处在于,两者都用作个体摄入量目标,能够满足目标人群中几乎所有个体的需要。两者的区别在于,AI 的准确性不如 RNI,可能明显高于 RNI,使用时要特别小心。因此,在个体需要量的研究资料不足,没有办法计算出 EAR 而不能求得 RNI 时,可设定适宜摄入量(AI)代替 RNI。

(4)**可耐受最高摄入量**(tolerable upper intake level,UL):是指平均每日可摄入某营养素的最高限量。这一剂量在生物学上一般是可耐受的,对一般人群中几乎所有个体都不至于损害健康,但当摄入量超过 UL 且进一步增加时,损害健康的危险性会随之增大。对大多数营养素而言,健康个体摄入量超过 RNI 或 AI 水平不会有更多的益处。因此,UL 不是一个建议的摄入水平。许多营养素还没有足够的资料来制订 UL，故没有 UL 并不意味着摄入过量没有潜在的危害。

2. DRIs 在膳食质量评价中的应用 当群体平均摄入量达到 EAR 水平时，人群中有半数个体的需要量可以得到满足；当摄入量达到 RNI 时，几乎所有个体都没有发生缺乏的危险性，营养素含量在 RNI 和 UL 之间为安全摄入范围；摄入量超过 UL 水平且进一步增加时，产生不良反应的可能性会随之增加（表 1-1）。

表 1-1 应用 DRIs 评价个体和群体营养素摄入量

指标	针对个体	针对群体
EAR	检查日常摄入量不足的概率	估测群体中摄入不足个体所占的比例
RNI	日常摄入量达到或超过此水平则摄入不足的概率很低	不用于评价群体的摄入量
AI	日常摄入量达到或超过此水平则摄入不足的概率很低	平均摄入量达到或超过此水平表明该人群摄入不足的概率很低
UL	日常摄入量超过此水平可能面临健康风险	估测人群中面临过量摄入健康风险的人所占的比例

3. DRIs 在制订膳食计划中的应用 膳食计划包括个体食物选择与餐饮安排计划、群体食物购买与食谱安排计划，或者更大规模的计划，如政府部门制订地区性营养改善计划、食品援助计划、营养教育计划、指导食品加工和营养标签等。应用 DRIs 计划膳食见表 1-2。

表 1-2 应用 DRIs 计划膳食

指标	针对健康个体	针对健康群体
EAR	不作为计划个体的摄入量目标	作为摄入不足的切点计划群体膳食
RNI	计划摄入量达到或超过此水平则出现摄入不足的概率很低	不用于计划群体摄入量
AI	计划摄入量达到或超过此水平则出现摄入不足的概率很低	用以计划平均摄入量水平；平均摄入量达到或超过此水平则摄入不足者的比例很低
UL	计划日常摄入量低于此水平则避免摄入过量可能造成的危害	用作计划指标，减少人群中面临摄入过量风险的比例

应用 DRIs 计算膳食摄入量时，不仅需要参考制订膳食营养素的 DRIs 时所采用的标准和步骤，而且需要考虑影响营养素生物利用率的诸多因素，如膳食构成、营养素来源、消费者的生理状况及生活方式等。

知识拓展

膳食营养素参考摄入量的相关概念

1. 宏量营养素可接受范围（acceptable macronutrient distribution range，AMDR）是指脂肪、蛋白质和碳水化合物理想的摄入量范围，该范围可以提供人体对这些必需营养素的需要，并且有利于降低慢性病的发生风险，常用占能量摄入量的百分比表示。

2. 降低膳食相关慢性非传染性疾病风险的建议摄入量（proposed intakes for preventing non-communicable chronic diseases，PI-NCD）是指以膳食相关非传染性疾病一级预防为目标，提出的必需营养素每日摄入量（水平）。

3. 特定建议值（specific proposed level，SPL）是指以降低成年人膳食相关非传染性疾病风险为目标，提出的其他膳食成分的每日摄入量（水平）。

二、营养对健康的影响

国民营养与健康状况是反映一个国家或地区的经济与社会发展水平、卫生保健水平和人口素质的重要指标。合理营养是健康的物质基础，对于维护和促进健康、增进国民体质、提高机体的抗病能力和劳动效率、降低死亡率以及延年益寿均有重要作用。相反，营养失衡会危害健康甚至引发疾病，如营养过剩导致的肥胖、高脂血症、高血压、冠心病、糖尿病等，营养缺乏导致的蛋白质 - 能量营养不良、佝偻病、缺铁性贫血等。

对于手术患者，合理营养可以提高机体抗病、支持手术和术后康复的能力，并能减少并发症；对于代谢性疾病患者，合理营养可以起到调整代谢、治疗疾病的重要作用。中医学认为医食同源、药食同根，表明合理营养和药物对于治疗疾病有异曲同工之处。

（林　杰）

第二节　健康的饮食行为

情景导入

小华同学护理专业毕业后来到社区卫生服务中心工作，他需要对社区的不同人群开展营养宣传教育工作。

请思考：

1. 调查社区人群不良的饮食行为。
2. 向家长宣传如何培养孩子的健康饮食行为。

饮食行为（dietary behavior）是指受有关食物和健康观念支配的人类摄食活动，包括食物的选择与购买、进食的种类与数量、进食环境与进食方式等，受食物本身的特征、个体心理、生理及社会环境等因素的影响。饮食行为影响人们的膳食结构和营养素摄入，对营养和健康产生直接影响。

一、日常饮食行为

（一）正餐

我国居民的饮食频率大多数是一日三餐，在某些地区存在一日两餐的情况。

1. 早餐　早餐时间一般为 6:30—8:30，周末要晚一些。有少部分人把早餐和午餐合为一餐，称为早午餐。大多数人在家吃早餐，部分人在餐馆、路边摊位或工作单位吃早餐，也有的人边走边吃早餐。相当一部分人由于没有时间、早晨没有食欲、控制体重或认为早餐不重要而选择不吃早餐。

早餐的食物种类地区差异较大。例如，广东人比较重视早餐，称早餐为"早茶"，品种多、营养丰富，也常把早餐作为交流信息的途径；北方人的早餐相对简单。

2. 午餐　午餐时间一般为 11:30—13:30。有的人回家吃午餐；由于工作单位离家远、午餐时间短等原因，有的人在单位食堂、餐馆、快餐店等场所吃午餐。

3. 晚餐　晚餐时间一般为 18:00—20:00。大多数家庭的晚餐是全天中一家人共同进餐的唯一机会，一般比较丰富，用餐时间充足，但是每日身体所需的能量和营养素约 50% 由晚餐提供，超出了平衡膳食规定的能量占 30%~35% 的要求。

（二）零食

零食（snack）是指非正餐时间摄取的各种食物或饮料，不包括水。我国城市儿童、青少年普遍吃零食。随着社会发展、生活方式改变，零食不再是儿童、青少年的专属。调查显示，80% 的成年人喜欢吃零食。零食可以提供一定的能量和营养素，但零食所提供的能量和营养素不如正餐均衡、全面，不能代替正餐。

（三）饮酒

饮酒行为是社交的一部分。在中国古代社会，一般在婚礼、乔迁之喜或春节等重要节日才可饮酒。随着社会发展，饮酒变得非常普遍，生日、节假日、加薪、朋友聚会、工作交流等均可以饮酒。饮酒应适量。

中国的酒文化中，以白酒为主，其次是黄酒。受西方文化影响，啤酒、葡萄酒等相继在我国流行。

（四）在外就餐

在外就餐是指不在家中进行食物的制作、烹调，而在其他场所进食的就餐方式。随着经济发展、家庭收入增加、工作节奏加快，人们的生活方式不断发生变化，在外就餐成为许多人常见的就餐方式。

在外就餐机会增多，增加了疾病传播的风险。食源性疾病潜伏期短、发病快、症状典型，常以腹泻等形式出现，预后较好，但社会影响大。在外就餐引起的饮食模式变化是造成慢性非传染性疾病增加的因素之一。调查显示，在外就餐时脂类摄入明显增加，碳水化合物供给能量相对降低，膳食总能量摄入和膳食能量密度均高于在家就餐。餐馆就餐频率越高，体脂含量越高，心脑血管疾病、2 型糖尿病、高血压等慢性非传染病的患病风险越高。

（五）外卖食品

外卖已成为许多人的日常生活就餐方式。绝大多数外卖能量较高，如炸鸡、汉堡等碳水化合物占比过高，膳食纤维和维生素不足。因此，长期食用外卖食品对健康影响比较大。

外卖与合理膳食并不矛盾，要做到平衡膳食，点餐时可以多选蔬菜、水果，备注少油、少盐、少糖，还可以多点一些小份菜，摄入的食物种类多样化，达到合理膳食的要求。

二、饮食行为的影响因素

（一）食物的可获得性

食物的可获得性包括两个方面的含义：一是有无食物提供；二是文化层面是否可以接受。食物的可获得性取决于食物的生产，食物的生产受地理、气候等环境因素，耕种、收割、运输、保存、加工等技术，以及社会经济因素的影响。由于不同地区人们的饮食习惯等文化差异，人们对"可食性"食物的定义不同，选择食物的方式也有所区别。

（二）家庭购买力

家庭购买力反映一个家庭的经济状况，常用恩格尔系数表示，是指一个家庭的食品支出金额占总支出金额的比例。

$$恩格尔系数（\%）=\frac{食物支出金额}{总支出金额}\times100\%$$

恩格尔系数反映居民收入和食品支出之间的关系，用以说明经济发展、收入增加对生活消费的影响程度，国际上常用于衡量一个国家或地区的人民生活水平状况。根据联合国粮食及农业组织（FAO）提出的标准，恩格尔系数在 60% 以上为贫困，50%~60% 为温饱，40%~50% 为小康，30%~40% 为富裕，低于 30% 为最富裕。近年来随着经济和国民收入的快速增长，中国居民消费的恩格尔系数不断下降，2022 年为 30.5%，其中城镇 29.5%，农村 33.0%。

（三）食物喜好

食物喜好是指人们对某种食物喜好或不喜好的程度。在食物供应充足和购买力允许的前提下，食物喜好对食物的选择起决定性作用。

人们对食物的喜好受遗传因素影响，刚出生的新生儿就对甜味和苦味表现出不同的表情。随着对各种食物的体验不断增多，人们对食物的好恶逐渐形成。父母或照看人把食物当作奖励、惩罚或安慰，也可以影响儿童、青少年对食物的喜好。由于受食物的味道、气味、外观和对食物的熟悉程度等因素影响，人们的食物喜好也会不断改变。食物本身的色、香、味、形等感官性状与人们的饮食行为有密切联系。食物良好的感官性状可以通过人体感觉器官产生刺激作用，影响机体状况的改变，促进消化液分泌，从而引起食欲。

（四）营养的观念和知识

人们对于营养和健康的认识直接影响食物的选择、消费和烹调加工，从而影响营养素的摄入，对人体健康产生直接作用。因此，开展营养与食品安全知识咨询和营养教育是改变饮食习惯的有效途径。

（五）传播媒介

电视、电影、互联网、书籍等传播媒介对食物美味、功效的诱人描写会影响人们对食物的选择和消费，从而影响和改变人们的饮食行为和生活方式。

（六）家庭成员或同伴

儿童对食物的接受往往模仿父母或家中的其他成年人，因此父母等家庭成员或同伴的饮食行为会直接影响儿童、青少年。就餐时，父母或照看人口头提示或教育孩子吃什么，会改变孩子对食物的喜好，引起其饮食行为变化。父母在准备食物时应尽量考虑食物的多样性和均衡性，同时注意食物烹调，帮助孩子从小养成食用多种食物的良好习惯。

儿童对食物的喜好、选择和消费行为受同伴的影响很大，年龄越小，这种影响越大。父母可以利用这一特点，纠正孩子挑食、偏食的习惯。

（七）外界环境因素

就餐时间、环境对食物的选择、食物的摄入量等均有一定的影响。

（八）情绪因素

人的情绪可以影响食物的选择和消费。生气、紧张、孤独、忧郁时，人的食欲发生变化，这些情绪状态对食欲的影响存在个体差异。孩子就餐时受到批评教育，会导致食欲下降或消失，影响食物的正常摄入、消化和吸收。

（九）心理因素

研究表明，饮食习惯与抑郁症之间存在联系。例如，饮食中缺乏必需的营养物质，如维生素 D、B 族维生素、ω-3 脂肪酸等，可增加患抑郁症的风险。改善饮食结构并添加这些营养素，可以对抑郁症的治疗和预防产生积极影响。此外，饮食与焦虑之间也有关联。研究表明，摄入过多的咖啡因、糖类和高脂肪食物可增加焦虑症状的发作。健康饮食模式如地中海膳食富含水果、蔬菜、全谷物和健康脂肪，有助于减轻焦虑。

三、健康饮食行为的培养

饮食行为是从儿童、青少年时期发展形成的，且会持续一生。幼儿时期是饮食行为形成的关键时期，健康的饮食行为可以促进身体发育和智力发育，对一生的健康起到促进作用。因此，健康饮食行为的培养要从娃娃抓起。正确的认识是培养健康饮食行为的基础。营养教育是提高健康认识水平、培养健康饮食行为的有效手段。

（一）家庭教育

家长是孩子饮食行为培养的第一责任人，要以身作则，用健康的饮食行为给孩子树立榜样，如每天坚持吃早餐、不挑食、不偏食、不过度饮酒等。家长要主动让孩子尝试不同种类食物，避免孩子偏食；可以让孩子参与食物的选择、购买、加工烹调和分配，使孩子对这些过程产生感性认识，同时学习食物和营养的知识，树立健康的饮食观念，养成健康的饮食习惯。

（二）社会教育

随着社会经济发展，丰富的物质资源为人们维护和增进健康提供了物质基础，但是也出现一些不健康的饮食行为，需要动用全社会的力量开展营养知识宣传教育和营养咨询服务。学校在重视思想道德、文化知识教育的同时，也要重视对学生健康饮食行为的培养。

（刘东玮）

第三节　护士的营养工作内容

情景导入

小华同学在校学习《营养与膳食》课程后，参加学校组织的社区社会实践活动，来到某社区进行营养健康教育。

请思考：

1. 对该社区居民的营养状况进行问卷调查。
2. 设计一份健康教育计划。

营养工作是护理工作的重要任务之一。护士应具备丰富的营养学知识，熟悉医院的膳食种类，了解患者的营养状况，根据病情需要，及时准确地为患者提供营养支持；具有营养教育的能力，在临床护理、社区护理及养老护理等服务中发挥营养教育的作用。护士的营养工作概括起来包括以下三个方面。

一、营养评估

临床护理中，护士需要根据患者的营养需要制订护理方案，为患者及时提供适当的食物，保持和改善患者的食欲，协助患者进食，观察记录患者进食情况，与医生和营养师协调处理患者进食中存在的问题。护士参与住院患者以及消化内科、肿瘤科等重点科室门诊患者的营养筛查与评估工作，重点筛查对象包括老年患者、手术患者、恶性肿瘤患者、入住重症监护病房的患者、近一周正常饮食摄入不足的患者以及其他可能发生营养不良的患者。

在社区护理中，护士参与社区健康人群的营养调查与评价、慢性病患者的营养评估。在养老机构或健康管理机构中，护士参与老年人或健康管理服务对象的服务需求评估工作，其中包括营养评估。

二、营养支持

临床护理中，护士需要按照营养师或医师的要求完成患者营养支持过程的操作和管理。如实施营养护理计划，观察、记录病情变化，及时评价营养效果。

随着医疗服务质量的提高，一些医院增设了临床营养护士岗位。临床营养护士负责营养护理工作及饮食安全的控制，肠内、肠外营养制剂的制备与应用等。临床营养护士需要掌握的基本技能包括：①营养护理工作的内涵及流程，营养治疗医嘱的执行与结果评价。②临床营养科内的医院感染预防与控制。③肠内、肠外营养制剂的配制。④营养管路建立和维护、营养咨询、营养监测等。

三、营养教育

临床护士需要对患者及其家属进行营养知识宣传教育工作，在患者住院时或出院前进行正确指导。在协助患者进食时，观察了解患者的习惯和爱好、进食情况，发现问题及时解决；进行饮食指导,让患者了解营养需要及特定饮食,自愿接受为其安排的饮食。在患者出院前指导患者合理膳食,教会患者家属按要求准备膳食、了解营养对患者的康复具有重要作用。

社区护士要在社区卫生服务中开展营养教育,引导居民改变不良饮食习惯,参与营养调查、慢性病营养预防及合理膳食的指导工作。

营养教育是医务工作者改善患者或健康人群营养状况的重要手段,对提高广大群众的营养知识水平、改善膳食结构、形成健康的饮食习惯、预防营养相关性疾病、增强国民健康素质、实现健康中国目标具有重要意义。

(一)营养教育的概念

世界卫生组织(WHO)的定义为,营养教育是通过改变人们的饮食行为而达到改善营养目的的一种有计划的活动。由此可见,营养教育主要指通过营养信息交流和行为干预,帮助个体和群体获得食物与营养知识、培养健康生活方式的教育活动和过程,是健康教育的重要组成部分。

(二)营养教育的目的与意义

1. 营养教育的目的 对于健康人群,营养教育的目的是提高各类人群对营养与健康的认识,消除或减少不利于健康的膳食营养因素,改善营养状况,预防营养性疾病的发生。对于患者,营养教育的目的是让患者了解营养与疾病的关系、必要的营养治疗方法,纠正不良的饮食习惯,促进康复。

2. 营养教育的意义 营养教育可通过有计划、有组织、有系统和有评价的干预活动,提供人们改变不良饮食行为所必需的知识、技能和社会服务,普及营养与食品卫生知识,养成良好的膳食行为与生活方式,使人们在面临营养与食品卫生方面的问题时有能力做出有益于健康的选择。营养教育具有多途径、低成本和覆盖面广等特点,对提高广大群众的营养知识水平、合理调整膳食结构以及预防营养相关疾病切实有效,对于提高国民健康素质、推进健康中国建设具有重要意义。

(三)营养教育的基本内容

1. 健康人群的营养教育基本内容

(1)利用各种传播媒介广泛开展群众性营养教育活动,倡导合理的膳食模式和健康的生活方式,纠正不良饮食行为。

(2)有计划地对从事食品加工、餐饮、粮食、商业、社区保健服务等行业人员进行营养知识培训。

(3)将营养知识纳入中小学的教育内容和教育计划中,安排营养知识教育,使学生掌握平衡膳食原则,培养良好的饮食习惯,提高自我保健的能力。

(4)将营养知识融入所有健康政策与宣传,合理地利用当地的食物资源改善营养状况,提升居民健康水平。

2. 患者及其家属的营养教育基本内容 患者的营养教育贯穿于医疗、护理、营养治疗及康复的全过程,是护士在从事临床护理工作中实施健康教育的重要内容。营养教育可以让患者及其家属掌握以下内容:

(1)营养与疾病的关系以及营养对疾病预后的影响。

(2)饮食宜忌,学会自我评价,能正确选择食物和搭配膳食。

(3)在家中能完成营养支持及初步的营养监测。

(四)营养教育的方法和步骤

营养教育的步骤包括设计教育计划、选择教育途径和资料、准备预试验、实施教育计划。

1. 设计教育计划 为确保营养教育活动具有针对性并实现预期目标,必须制订一个利于实施的营养教育计划。通过调查、专题小组讨论等方式,了解教育对象的需要和接受能力,有针对性地设计营养教育计划。以大学生不吃早餐的问题为例,营养教育计划的设计包括以下五个方面:

(1)**确定教育对象**:部分大学生因入睡晚、起床迟,习惯不吃早餐。通过调查,发现这一问题较为普遍,因此确定教育对象大学生群体。

(2)确定教育目标：通过宣传营养知识，使大学生了解不吃早餐的危害，纠正不良的饮食行为，目标是使大学生的早餐就餐率达到95%以上。

　　(3)确定教育内容：教育对象应该了解的基本知识，包括营养需要量、营养与健康、合理的膳食结构和饮食行为等，掌握教育对象对这些知识的了解情况。

　　(4)确定项目效应评价指标：要求早餐就餐率达95%~100%。

　　(5)确定项目结局评价指标：如体重、身高、学习成绩的变化等。

　　2.选择教育途径和资料　根据计划选择合适的交流途径，制作有效的教育材料。需要考虑以下几个方面：①是否已有可直接应用的与不吃早餐相关的营养教育材料，也可以自行设计制作。②哪种传播途径更适合教育对象，如个体传播、面对面交流、讲座、大众传播等。③营养教育的内容适合采用哪种宣传材料，如宣传册、海报、视频等。

　　3.准备预试验　为使宣传材料内容准确、恰当，在大部分设计工作完成后还要将准备好的宣传材料进行预试验，获得反馈意见并修改完善。为此应做好以下工作：

　　(1)了解教育对象对这些资料的反映，如对内容、形式、评价等方面的修改意见和要求。

　　(2)了解教育对象对宣传信息的接受情况，可采用专题讨论或问卷调查。

　　(3)根据教育对象的反映，对教育资料进行修改完善。

　　4.实施教育计划　要遵循科学性、思想性、趣味性和保护性原则，包括：制订宣传材料和活动时间表；让每个宣教人员都清楚自己的任务，通过拟定好的传播途径把宣传的营养知识内容传播给教育对象。

（五）营养教育的评价

　　1.形成性评价　评价营养教育项目目标的合理性、指标恰当与否、执行人员完成该项目的能力、资料收集的可行性等。

　　2.过程评价　评价项目设计、组成、实施的每个环节。

　　3.效果评价　效果评价是评价的最主要内容，可通过近期、中期和远期效果评价说明营养教育的效果。①近期效果评价：包括目标人群的知识、态度、信息、服务的变化（如大学生是否认识到吃早餐的重要性等）。②中期效果评价：主要指行为和危险目标因素的变化（如大学生是否能自觉吃早餐等）。③远期效果评价：指目标人群营养状况和生活质量的变化。反映营养状况的指标有身高、体重变化，反映生活质量的指标有劳动生产力、智力、寿命、精神面貌的改善以及卫生保健、医疗费用的降低等（如大学生体重及学习成绩的变化等）。

（林　杰）

思考题

　　1.刘奶奶，75岁，平日省吃俭用，认为身体素质的好坏是遗传因素决定的，自己身体很好，所以在饮食上家里成员吃饱就行了，不用讲究营养。

　　请思考：你是否认可刘奶奶的观点？请阐述理由。

　　2.小华护士拟对某社区居民开展一次健康人群营养教育。

　　请思考：

　　(1)针对健康人群营养教育的基本内容有哪些？

　　(2)营养教育开展效果应从哪些方面进行评价？

微课

练习题

第二章 │ 膳食营养基础

教学课件

思维导图

学习目标

1. 掌握：必需氨基酸、氨基酸模式、蛋白质互补作用、必需脂肪酸、膳食纤维的概念；人体必需的各种营养素的营养学功能、缺乏症的表现及食物来源；产能营养素的能量系数和人体的能量消耗。

2. 熟悉：人体必需营养素和能量的营养学评价；碳水化合物、矿物质和维生素的分类；矿物质与维生素的特点；常见食物的营养价值。

3. 了解：人体必需营养素参考摄入量；水的营养学功能及需要量。

4. 能够对营养素的质量和体内营养状况进行评价；对营养缺乏性疾病进行早期识别判断，并依据中国居民膳食指南提出合理的意见与建议；运用所学营养学知识开展营养教育和膳食指导。

5. 具有严谨的科学态度，正确认识各种营养素对人体健康的影响。

人体为维持正常的生理生命活动，需要从外界摄取食物。食物是供给人体必需营养素的物质基础，不同的食物所含营养素的种类、数量与质量各不相同，不同营养素的营养学功能对人体健康的影响也不相同。

第一节 营养素和能量

情景导入

患者，女性，50岁。因血脂、胆固醇高，平日只吃素食（不食用禽畜肉类、乳类、蛋类、水产类等动物性食物），近来出现精神差、易疲乏、食欲减退、体重减轻等。

请思考：

1. 请分析该患者只吃素食存在的营养问题。

2. 请为该患者提供食物选择的建议。

营养素是指食物中含有正常机体生命活动所需的物质。来自食物的营养素种类繁多，人体必需的有42种，根据化学性质和生理作用可分为蛋白质、脂类、碳水化合物、矿物质、维生素、水六大类。营养素根据人体需要量或体内含量的多少分为宏量营养素和微量营养素，宏量营养素包括碳水化合物、脂类和蛋白质，微量营养素包括矿物质和维生素。研究证明，除了营养素之外，天然存在于蔬菜、水果、坚果、全谷物等食物中的其他膳食成分如膳食纤维等，对人体健康也具有重要作用。人体必需营养素和其他膳食成分见表2-1。

表 2-1　人体必需营养素和其他膳食成分

必需营养素	蛋白质	亮氨酸、异亮氨酸、赖氨酸、蛋氨酸（甲硫氨酸）、苯丙氨酸、苏氨酸、色氨酸、缬氨酸、组氨酸
	脂肪	亚油酸、α-亚麻酸
	碳水化合物	
	常量元素	钙、磷、钾、钠、镁、硫、氯
	微量元素	铁、碘、锌、硒、铜、铬、钼、钴等
	脂溶性维生素	维生素 A、维生素 D、维生素 E、维生素 K
	水溶性维生素	维生素 B_1、维生素 B_2、维生素 B_6、维生素 B_{12}、维生素 C、叶酸、烟酸、生物素、泛酸
	水	
其他膳食成分		膳食纤维、番茄红素、植物甾醇、原花青素、姜黄素、大豆异黄酮、叶黄素、花色苷、氨基葡萄糖等

一、蛋白质

蛋白质（protein）是一切生命的物质基础，是机体细胞、组织和器官的重要组成成分，为人体必需的产能宏量营养素。蛋白质是主要由碳、氢、氧、氮等元素组成的大分子有机化合物，有些蛋白质还含有硫、磷、铁、碘、铜等元素，人体内蛋白质含量约占体重的 16%。人体内蛋白质始终处于不断分解和不断合成的动态平衡之中。成人体内每日有 1%~3% 的蛋白质需要更新。

（一）蛋白质营养学功能

蛋白质的营养学功能简称蛋白质的功能，又称蛋白质的营养学意义、蛋白质的生理功能。蛋白质是细胞组分中含量最为丰富、功能最多的高分子物质，机体的生命活动离不开蛋白质。

1. 构成机体的重要成分　蛋白质是构成人体细胞、组织、器官结构的主要物质，人体细胞中除水分外，蛋白质约占细胞内物质的 80%。组织、器官的生长发育，机体各种损伤修补，消耗性疾病的恢复，以及人体内细胞和组织的更新，都需要合成大量的蛋白质。

蛋白质也是构成多种具有重要生理功能的物质，包括蛋白类酶、蛋白类激素、血红蛋白、肌球蛋白、肌钙蛋白、肌动蛋白、抗体和核蛋白及蛋白类细胞因子等。

2. 提供能量　蛋白质为机体提供能量并非其主要功能。当碳水化合物、脂肪提供的能量不能满足机体需要时，蛋白质可被代谢分解，释放出能量。1g 食物蛋白质在体内产生约 16.74kJ（4kcal）能量。

3. 维持生命活动和调节生理功能　蛋白质是酶、激素、抗体、核蛋白等生命活性物质的组成成分，而这些物质对维持生命、调节生理功能有重要的作用。此外，蛋白质对维持体内酸碱平衡和胶体渗透压、调节水分在体内的分布、遗传信息的传递、物质的转运也具有重要作用。

4. 提供必需氨基酸和氮源　氨基酸是组成蛋白质的基本单位，以肽键相连接并形成一定的空间结构。自然界中的氨基酸有 300 余种，构成人体蛋白质的氨基酸有 20 种（表 2-2）。

（1）**必需氨基酸**（essential amino acid，EAA）：是指人体不能合成或合成速度过慢不能满足需要，必须从食物中直接获得的氨基酸。

在成人体内有 8 种必需氨基酸：异亮氨酸、亮氨酸、赖氨酸、苯丙氨酸、蛋氨酸、苏氨酸、色氨酸和缬氨酸，婴儿还有组氨酸。

（2）**非必需氨基酸**（nonessential amino acid）：是指人体可以自身合成，不一定需要从食物中直接供给的氨基酸。非必需氨基酸并非机体不需要，其作用是为机体提供氮源。

表 2-2 构成人体蛋白质的氨基酸

必需氨基酸	非必需氨基酸	条件必需氨基酸
异亮氨酸	丙氨酸	半胱氨酸
亮氨酸	精氨酸	酪氨酸
赖氨酸	天冬氨酸	
蛋氨酸	天冬酰胺	
苯丙氨酸	谷氨酸	
苏氨酸	谷氨酰胺	
色氨酸	甘氨酸	
缬氨酸	脯氨酸	
组氨酸*	丝氨酸	

*：组氨酸为婴儿必需氨基酸，成人需要量相对较少。

（3）条件必需氨基酸（conditionally essential amino acid）：某些氨基酸在正常情况下能够在体内合成，为非必需氨基酸；但在某些特定条件下，由于合成能力有限或需要量增加，不能满足机体需要，必须从食物中获取，此时变成必需氨基酸，这类氨基酸称为条件必需氨基酸，又称半必需氨基酸（semi-essential amino acid）。半胱氨酸和酪氨酸在人体内可分别由蛋氨酸和苯丙氨酸转化而来，如果膳食中能足量提供蛋氨酸和苯丙氨酸，则人体对这两种氨基酸的需求量可减少 30% 和 50%；如果膳食中蛋氨酸和苯丙氨酸供给不足，半胱氨酸和酪氨酸就必须从食物中获取。

（二）食物蛋白质营养学评价

评价食物蛋白质的营养价值对食品品质的鉴定、食品新资源的开发和指导人群膳食等都是十分必要的。营养学主要从食物的蛋白质的含量、必需氨基酸的含量和比值、蛋白质消化率和蛋白质利用率等方面评价食物蛋白质的营养价值。

1. 蛋白质的含量 蛋白质的含量是食物蛋白质营养价值评价的基础指标。虽然食物中蛋白质的含量高不一定等于质量高，但如果含量不高，质量再好的蛋白质其营养价值也会受到限制。一般来说，食物中氮含量占蛋白质 16% 左右，因此常以食物中的氮含量计算蛋白质的含量。食物中蛋白质的含量测定一般使用凯氏定氮法，先测定食物中氮的含量，再乘以换算系数 6.25（100/16）。

食物中的蛋白质含量计算公式为：

食物中的蛋白质含量 = 被测定食物的含氮量 × 6.25

不同食物的蛋白质含量差异较大，动物性食物蛋白质含量一般较高，而除大豆以外的其他植物性食物蛋白质含量都较低，蔬菜、水果类蛋白质含量更低。

2. 必需氨基酸的含量和比值 该指标是评价食物蛋白质营养价值的指标。各种食物蛋白质在必需氨基酸的种类和含量上存在着差异，这种差异在营养学上用氨基酸模式表示。氨基酸模式是指蛋白质中各种必需氨基酸的构成比例，其计算是将该蛋白质中的色氨酸含量定为 1，分别计算出其他必需氨基酸的相应比值，这一系列的比值就是该种蛋白质的氨基酸模式。人体和几种常见食物蛋白质氨基酸模式见表 2-3。

食物蛋白质氨基酸模式与人体蛋白质氨基酸模式越接近，必需氨基酸被机体利用的程度就越高，食物蛋白质的营养价值也越高，该蛋白质则称为优质蛋白，如蛋、乳、鱼、肉类及大豆蛋白等。当食物中一种或几种必需氨基酸相对含量较低，导致其他必需氨基酸不能被充分利用而造成蛋白质营养价值降低，这类蛋白质称为半完全蛋白。大多数植物蛋白都是半完全蛋白。这些含量相对较低的必需氨基酸称为限制氨基酸，其中含量最低的称为第一限制氨基酸，其余以此类推。

表 2-3　人体和几种常见食物蛋白质氨基酸模式

氨基酸	人体	全鸡蛋	牛乳	牛肉	大豆	面粉	大米
异亮氨酸	5.0	3.2	3.4	4.4	4.3	3.8	4.0
亮氨酸	9.8	5.1	6.8	6.8	5.7	6.4	6.3
赖氨酸	7.5	4.1	5.6	7.2	4.9	1.8	2.3
蛋氨酸＋半胱氨酸	3.7	3.4	2.4	3.2	1.2	2.8	2.3
苯丙氨酸＋酪氨酸	6.3	5.5	7.3	6.2	3.2	7.2	3.8
苏氨酸	3.8	2.8	3.1	3.6	2.8	2.5	2.9
缬氨酸	6.5	3.9	4.6	4.6	3.2	3.8	4.8
色氨酸	1.0	1.0	1.0	1.0	1.0	1.0	1.0

为提高食物蛋白质的营养价值，将两种或两种以上的食物混合食用，其中所含的必需氨基酸可以取长补短、相互补充，从而提高蛋白质的营养价值，这种作用称为蛋白质互补作用（protein complementary action）。

3. 蛋白质消化率　食物蛋白质在机体内被消化酶分解和吸收的程度称为蛋白质消化率（protein digestibility）。在测定时，无论是以人还是以动物为实验对象，都必须检测试验期内摄入的食物氮、排出体外的粪氮和粪代谢氮。粪代谢氮是指肠道内源性氮，是在试验对象完全不摄入蛋白质时粪中的含氮量。蛋白质消化率在计算时用吸收氮量与摄入总氮量表示，根据是否考虑粪代谢氮，可分为表观消化率和真消化率。

$$蛋白质真消化率（\%）=\frac{摄入食物氮-（粪氮-粪代谢氮）}{摄入食物氮}\times100\%$$

$$蛋白质表观消化率（\%）=\frac{摄入食物氮-粪氮}{摄入食物氮}\times100\%$$

在评价蛋白质消化率时一般采用表观消化率。消化率越高，则被机体吸收利用的可能性越大，其营养价值也越高；反之，其营养价值越低。动物性食物蛋白质消化率一般高于植物性食物（表 2-4）。

表 2-4　几种食物蛋白质消化率

食物	真消化率/%	食物	真消化率/%	食物	真消化率/%
鸡蛋	97	大米	87	大豆粉	86
牛乳	95	面粉（精制）	96	菜豆	78
肉、鱼	94	燕麦	86	花生酱	95
玉米	85	小米	79	花生	94

4. 蛋白质利用率　衡量蛋白质利用率的指标很多，常用的评价指标如下。

（1）**生物价**（biological value，BV）：是反映食物蛋白质消化吸收后被机体利用程度的指标。BV越高，表明食物蛋白质被机体利用的程度越高。计算公式为：

$$BV（\%）=\frac{储留氮}{吸收氮}\times100\%$$

吸收氮＝摄入食物氮-（粪氮-粪代谢氮）

储留氮＝吸收氮-（尿氮-尿内源氮）

尿氮和尿内源氮的检测原理和方法与粪氮、粪代谢氮相同。

（2）**蛋白质净利用率**：是指食物中蛋白质实际被利用的程度，包括食物蛋白质消化和利用两个方面,因而评价更加全面。

$$蛋白质净利用率(\%)=消化率\times生物价=\frac{储留氮}{摄入氮}\times100\%$$

(3)**蛋白质功效比值**:是指摄入单位重量的蛋白质所增加的体重,反映蛋白质用于机体生长的效率。摄入质量相同的不同食物蛋白质时,体重增加越多者,蛋白质的营养价值越高。

(4)**氨基酸评分**:是指被测食物蛋白质的第一限制氨基酸与推荐的等量理想氨基酸或参考蛋白质同种氨基酸含量的比值,又称蛋白质化学评分。氨基酸评分是目前广泛应用的食物蛋白质营养价值评价方法,不仅适用于单一食物蛋白质的评价,还可用于混合食物蛋白质的评价。

常见食物蛋白质的利用指标见表2-5。

表2-5 常见食物蛋白质的利用指标

食物	生物价	蛋白质净利用率/%	蛋白质功效比值	氨基酸评分
全鸡蛋	94	84	3.29	1.06
全牛乳	87	82	3.09	0.98
鱼	83	81	4.55	1.00
牛肉	74	73	2.30	1.00
大豆	73	66	2.32	0.63
土豆	67	60	—	0.48
大米	63	63	2.16	0.59
精制面粉	52	51	0.60	0.34

(三)膳食蛋白质参考摄入量

膳食蛋白质参考摄入量是根据人体的营养状况和对蛋白质、氨基酸需要量进行确定的。测定人体蛋白质和氨基酸平均需要量的方法主要包括氮平衡法、要因加算法和稳定性放射性核素法。氮平衡法是研究蛋白质需要量最常用的方法。摄入蛋白质的量和排出蛋白质的量之间的关系称为氮平衡,关系式为:

$$B=I-(U+F+S)$$

式中:B 为氮平衡;I 为摄入量;U 为尿氮;F 为粪氮;S 为皮肤等氮损失。

人体的氮平衡分为三种:①零氮平衡,摄入氮 = 排出氮,即 B = 0;②正氮平衡,摄入氮 > 排出氮,即 B > 0;③负氮平衡,摄入氮 < 排出氮,即 B < 0。

蛋白质的 RNI 按性别、年龄、生理状况、劳动强度分别制定,中国营养学会 2023 年蛋白质推荐摄入量(RNI)与平均需要量(EAR):成年男性和女性每日蛋白质的 RNI 分别为 65g、55g,EAR 分别为 60g、50g;蛋白质供能占总能量的百分比为 10%~15%。

(四)蛋白质的食物来源

蛋白质广泛存在于动植物食物中。动物性蛋白质质量好、利用率高,但同时富含饱和脂肪酸和胆固醇,植物性蛋白质中大豆及其制品富含优质蛋白质,其余植物性蛋白质利用率较低。蛋类、乳类、肉类、豆类及其制品是人体优质蛋白质的重要食物来源,蛋类含蛋白质 11%~14%;乳类(牛乳)一般含蛋白质 3%~3.5%;肉类包括禽、畜和鱼的肌肉,新鲜鸡肉含蛋白质 15%~22%;大豆含蛋白质 35%~40%;谷类含蛋白质 8% 左右,但摄入量大,也是膳食蛋白质的主要来源。

(五)蛋白质的缺乏与过量

1. 蛋白质缺乏 长期摄入蛋白质不足、消化吸收不良和需要量增加会导致机体出现负氮平衡,引起组织细胞的分解、萎缩和凋亡,从而使器官结构和功能受到影响。蛋白质缺乏临床表现为疲倦、体重减轻、贫血、免疫和应激能力下降、血浆蛋白尤其是清蛋白含量下降并出现营养性水肿。蛋白质缺乏在成人和儿童中都有发生，但处于生长阶段的儿童更为敏感，易患蛋白质 - 能量营养不良（protein-energy malnutrition，PEM）。

PEM 是由于长期缺乏能量或蛋白质所致的一种以体重下降、能量代谢异常、血浆蛋白减少和免疫功能低下为特点的全身性消耗性疾病。依据临床表现的不同，PEM 分为消瘦型、水肿型和混合型三种类型。

2. 蛋白质过量　蛋白质尤其是动物性蛋白质摄入过多会对人体产生危害。蛋白质大量分解产生的氨基酸可引起氨基酸中毒；代谢产物中的含硫氨基酸过多会加速骨骼中钙的丢失，易产生骨质疏松；酸性代谢产物会增加肝、肾的负担。大量蛋白质堆积会导致机体脱水、脱钙、痛风，对水和矿物质代谢不利，引起泌尿系统结石和便秘。

二、脂类

脂类（lipid）是脂肪和类脂的总称，为人体必需的产能宏量营养素，是一类不溶于水而易溶于有机溶剂的化合物。人体脂类总量占体重的 10%~20%。脂肪由一分子甘油和三分子脂肪酸构成，故又称甘油三酯。类脂包括磷脂、糖脂、固醇类等。

知识拓展

反式脂肪酸

20 世纪 80 年代，由于担心动物油脂中的饱和脂肪酸会增加心脑血管病的发生，植物油又有不稳定及无法长时间储存等问题，科学家们利用氢化的过程，一方面提高脂肪的抗氧化作用，另一方面改变脂肪的空间结构，使得一些不饱和脂肪酸由顺式转化为反式，称为反式脂肪酸（trans fatty acid，TFA）。研究发现，反式脂肪酸能增高低密度脂蛋白胆固醇水平，降低高密度脂蛋白胆固醇水平，从而增加冠心病风险；反式脂肪酸与肥胖症、心脑血管疾病、糖尿病、肿瘤、痴呆等发病率均有一定关联。反式脂肪酸存在于人造黄油、奶油蛋糕、烘烤食物、冰淇淋、咖啡伴侣等。世界卫生组织建议，反式脂肪酸最大摄取量不超过总能量的 1%。

（一）脂类营养学功能

1. 构成机体的重要成分　脂类也是人体细胞的重要组成成分，对维持细胞结构和功能有重要作用。脂肪主要分布在皮下、腹腔大网膜及肠系膜处。磷脂是生物膜脂质双分子层的基本骨架，是脑和神经组织的结构脂；胆固醇是合成维生素、胆汁酸和固醇类激素的前体。

2. 提供和储存能量　脂肪是人体重要的能量来源，1g 脂肪在体内氧化可产生 37.66kJ（9kcal）的能量，是产能最高的营养素。能量摄入过多而不能及时被利用时就转变为脂肪储存于体内。

3. 维持体温和保护内脏器官等生理功能　脂肪是热的不良导体，可阻止体热的散发，维持体温正常和恒定。体脂也能防止和缓冲因震动而造成的对脏器、组织、关节的损害，发挥对器官的保护作用。磷脂有维持生物膜的功能，胆固醇能防止神经冲动扩散，胆固醇酯参与体内运输代谢等。

4. 提供必需脂肪酸　必需脂肪酸（essential fatty acid，EFA）是指人体不可缺少且自身不能合成，必须通过食物提供的脂肪酸。必需脂肪酸包括亚油酸和 α- 亚麻酸，前者可在体内转变为花生四烯酸，后者可在体内转变为二十碳五烯酸（eicosapentaenoic acid，EPA）和二十二碳六烯酸（docosahexoenoic acid，DHA）。EFA 主要有以下功能：

（1）构成磷脂的重要组成成分。磷脂是细胞膜的主要结构成分，必需脂肪酸缺乏导致线粒体肿胀、细胞膜结构和功能改变及膜的通透性和脆性增加。

（2）参与胆固醇代谢。胆固醇与亚油酸形成亚油酸胆固醇酯，然后被转运至肝脏，从而被代谢分解。

（3）合成前列腺素的前体，与动物精子形成有关，缺乏可导致组织合成前列腺素的能力减退及动物不育。

（4）必需脂肪酸对 X 射线引起的皮肤损伤有保护作用，对促进生长发育、提高智力和视力有一定作用。

5.促进脂溶性维生素的吸收　长期脂肪摄入不足或消化吸收功能障碍，可造成脂溶性维生素缺乏。

6.促进食欲，增加饱腹感　油脂烹调食物可以改变食物的感官性状和口感，促进食欲；脂肪进入十二指肠后刺激产生肠抑胃素，使胃的排空延迟，增加饱腹感。

（二）膳食脂肪营养学评价

膳食脂肪的营养价值主要取决于脂肪的消化率、必需脂肪酸的含量、提供的各种脂肪酸的比例及脂溶性维生素的含量等。

1.脂肪的消化率　膳食脂肪的消化率越高，其营养价值也越高。食物脂肪的消化率与其熔点密切相关，而熔点主要取决于脂肪酸碳链长度和饱和程度。含不饱和脂肪酸和短链脂肪酸越多的脂肪熔点越低，越容易消化。一般植物油的消化率高于动物脂肪。

2.必需脂肪酸的含量　膳食脂肪中的必需脂肪酸含量越高，其营养价值也越高。植物油中亚油酸和 α-亚麻酸含量高于动物脂肪。

3.提供的各种脂肪酸的比例　机体对饱和脂肪酸、单不饱和脂肪酸和多不饱和脂肪酸不仅有一定的需要量，而且各种脂肪酸之间还要有适当的比例，目前推荐的比值为 $1:1:1$，ω-3 与 ω-6 脂肪酸摄入比为 $1:(4\sim6)$。

4.脂溶性维生素的含量　食物脂肪是各类脂溶性维生素的食物来源，一般脂溶性维生素含量高的脂肪营养价值也高。植物油中富含维生素 E，动物肝脏含有丰富的维生素 A 和维生素 D。

（三）膳食脂类参考摄入量

中国营养学会推荐的脂肪摄入量：6 个月以内婴儿膳食脂肪提供的能量占每日摄入总能量的适宜摄入量（AI）为 48%；7~12 个月为 40%；1~3 岁为 35%；4 岁以上膳食脂肪提供的能量占每日摄入总能量的参考摄入量为 20%~30%；成人亦为 20%~30%。必需脂肪酸的摄入量每天应不少于总能量的 3%。

（四）脂类的食物来源

人类膳食脂肪主要来源于动物脂肪、肉类、植物种子及坚果。动物脂肪含饱和脂肪酸和单不饱和脂肪酸较多，植物油主要含多不饱和脂肪酸，亚麻酸在亚麻籽油、紫苏油和豆油中含量较多，亚油酸普遍存在于植物油中，鱼贝类含 EPA 和 DHA 较多。含磷脂较多的食物主要有蛋黄、肝脏、肾脏、瘦肉、大豆、麦胚、花生。胆固醇主要存在于脑、肝、肾、肠等动物内脏和皮，以及蛋类、鱼子、蟹子、蛤贝类。

知识拓展

EPA 和 DHA

研究发现，二十二碳五烯酸（EPA）和二十二碳六烯酸（DHA）在体内能充分发挥必需脂肪酸所具有的功效，是营养学上备受关注的脂肪酸。EPA 和 DHA 有两个来源，即由食物提供和由 α-亚麻酸转变而来，从食物中直接获得是最有效的途径，其中深海鱼含量最为丰富。其主要作用有：①降低炎症反应；②降压作用；③抑制血小板凝集，防止血栓形成，降低血脂，防治冠心病；④DHA 是视网膜光受体中最丰富的多不饱和脂肪酸，是维持视紫红质正常功能所必需的营养素，还具有促进胎儿大脑发育的作用。

（五）脂类的缺乏与过量

人体脂类营养状况可以通过体格测量（体重指数、腰围、体脂含量）和血脂测定等进行评价。

1. 缺乏的危害　主要是必需脂肪酸摄入不足的表现，可出现生长发育迟缓、生殖障碍、皮肤受损等，还可引起肝脏、肾脏和视觉功能障碍。

2. 过量的危害　脂肪摄入过多主要引起肥胖、冠心病、高血压、动脉粥样硬化、糖尿病和某些肿瘤的发生。

三、碳水化合物

碳水化合物（carbohydrate，CHO）又称糖类，是人体必需的产能宏量营养素，是由碳、氢、氧三种元素组成的有机化合物，因分子式中氢和氧的比例恰好与水相同而得名。碳水化合物是一个大家族，按照单糖分子聚合度、化学结构及生理作用分为糖（1~2 个单糖）、寡糖（3~9 个单糖）和多糖（≥10 个单糖），糖又可分为单糖、双糖和糖醇（表2-6）。

表 2-6　碳水化合物的分类和组成

分类（DP）	亚组	组成
糖（1~2 个单糖）	单糖	葡萄糖、果糖、半乳糖
	双糖	蔗糖、乳糖、麦芽糖
	糖醇	山梨醇、甘露醇、木糖醇
寡糖（3~9 个单糖）	异麦芽低聚寡糖	麦芽糊精
	其他寡糖	棉子糖、水苏糖、低聚果糖
多糖（≥10 个单糖）	淀粉	直链淀粉、支链淀粉、变性淀粉
	非淀粉多糖	纤维素、半纤维素、果胶、亲水胶质物

> **知识拓展**
>
> ### 直链淀粉和支链淀粉
>
> 直链淀粉是由数千个葡萄糖分子通过 α-1,4- 糖苷键线性连接而成，黏性差，遇碘呈蓝色，容易出现"老化"现象形成难以消化的抗性淀粉。支链淀粉除 α-1,4- 糖苷键连接的葡萄糖残基主链外，由 24~30 个葡萄糖残基组成的支链与主链以 α-1,6- 糖苷键连接，黏性大，遇碘产生棕色反应，容易"糊化"，消化率高。支链淀粉血糖指数较直链淀粉大。直链淀粉和支链淀粉的比例因谷类品种不同而有差异，直接影响谷类食物的风味及营养价值。例如，普通玉米淀粉约 26% 是直链淀粉，而糯玉米和糯米淀粉 99% 是支链淀粉。

（一）碳水化合物营养学功能

1. 构成机体组织结构及生理活性物质　碳水化合物是构成机体组织的重要物质，并参与细胞的组成和多种活动。如构成细胞膜的糖蛋白、结缔组织中的黏蛋白、脑和神经组织中的糖脂等，都是寡糖的复合物；DNA 和 RNA 是由核糖和脱氧核糖参与构成的。

2. 提供和储存能量　碳水化合物是自然界中最丰富的能量物质，是人体最经济和最主要的能量来源。1g 葡萄糖在体内氧化可以产生 16.74kJ（4kcal）的能量。维持人体健康所需的能量中的 50%~65% 由碳水化合物提供。糖原是肌肉和肝脏碳水化合物的储存形式，肝脏储存机体内约 1/3 的糖原。葡萄糖在体内释放能量较快，是大脑神经系统和心肌的主要能量来源，也是肌肉活动时的主要能量来源。

3. 节约蛋白质、抗生酮及解毒作用　机体摄入足量碳水化合物，则不需要分解蛋白质供能，从而减少蛋白质的消耗和体内氮的潴留，即碳水化合物具有节约蛋白质作用。脂肪在体内彻底代谢需要碳水化合物的协同作用，膳食中充足的碳水化合物可以避免脂肪不完全氧化而产生过量酮体，称为碳水化合物的抗生酮作用。肝脏中的葡萄糖醛酸是一种重要的解毒剂，能与细菌毒素、酒精、砷等有害物质结合并排出体外。

4. 提供膳食纤维　非淀粉多糖如纤维素、半纤维素、果胶等是不易消化的碳水化合物，能刺激肠道蠕动，选择性地刺激肠道中有益菌群的生长，对维持正常肠道功能、减少有毒物质与肠道黏膜的接触时间、保护机体免受有害菌的侵袭有重要作用。

（二）膳食碳水化合物营养学评价

膳食碳水化合物营养学评价主要采用食物血糖指数（glycemic index，GI）。GI 是反映食物引起人体血糖升高程度的指标，是人体进食后机体血糖生成的应答状况。

营养学上提倡进食的主食为低 GI 食物，可缓慢升高血糖，不至于使血糖波动太快，尤其对糖尿病患者、老年人、孕妇等。一般认为，GI>70 为高 GI 食物，55~70 为中 GI 食物，GI<55 为低 GI 食物。常见食物的血糖指数见表 2-7。

表 2-7　常见食物的血糖指数

食物名称	GI	食物名称	GI	食物名称	GI
馒头	88.1	马铃薯（煮）	66.4	可乐	40.3
白面包	87.9	大麦粉	66.0	扁豆	38.0
大米饭	83.2	菠萝	66.0	梨	36.0
面条	81.6	荞麦面条	59.3	苹果	36.0
烙饼	79.6	荞麦	54.0	苕粉	34.5
玉米片	78.5	甘薯（生）	54.0	藕粉	32.6
熟甘薯	76.7	香蕉	52.0	鲜桃	28.0
南瓜	75.0	猕猴桃	52.0	牛乳	27.6
油条	74.9	山药	51.0	绿豆	27.2
西瓜	72.0	酸奶	48.0	四季豆	27.0
胡萝卜	71.0	闲趣饼干	47.1	柚子	25.0
小米	71.0	葡萄	43.0	黄豆（浸泡，煮）	18.0
玉米面	68.0	柑橘	43.0	花生	14.0

混合膳食会影响食物消化的速度，从而降低食物升高血糖的能力，降低食物的 GI 值。混合膳食中有些食物 GI 并不高，但其消费量大，也可能影响血糖的高低，因此提出了血糖负荷（GL）的概念。

$$GL = 食物 GI × 摄入该食物的实际可利用碳水化合物含量（g）$$

$$混合膳食的 GL = \sum（GI × 该食物碳水化合物重量百分比[\%]）× 一餐碳水化合物总量（g）$$

GL 大于 20 为高血糖负荷，11~19 为中等血糖负荷，小于 10 为低血糖负荷。

（三）膳食碳水化合物参考摄入量

膳食碳水化合物参考摄入量的制定常用其提供能量占总能量的百分比表示。平衡膳食模式中碳水化合物供能占膳食总能量的 50%~65%，添加糖不超过总能量的 10%。

（四）碳水化合物的食物来源

碳水化合物主要来源于粮谷类、豆类和根茎类。小麦、稻米、玉米、小米、高粱米等粮谷类碳水化合物含量为 60%~80%；豆类含量为 40%~60%；甘薯、马铃薯、芋头等薯类含量为 15%~29%。

（五）碳水化合物的缺乏与过量

碳水化合物在体内可直接供能，也可转化为糖原短期储存，或转化为脂肪长期储存。目前碳水化合物的营养学评价仍然是基于膳食碳水化合物摄入量以及供能比的研究。碳水化合物可通过影响生理和代谢过程直接影响人类健康，缺乏或过量将对疾病及其进程产生影响。

1. 缺乏的危害 碳水化合物长期摄入不足可引起酮症酸中毒、呕吐、便秘和口臭等症状，导致后代高死亡率、低出生体重及其他营养素缺乏。

2. 过量的危害 碳水化合物过量摄入可引起碳水化合物氧化率增加，可促进糖尿病的发生和发展。过量的部分最终转化为脂肪并沉积在机体的脂肪组织中，导致肥胖。

四、膳食纤维

膳食纤维（dietary fiber, DF）是指在人体小肠内所有不被消化的多糖、木质素，包括不溶性纤维（纤维素、半纤维素、木质素）和可溶性纤维（果胶、树胶等）。膳食纤维按照化学结构应归属碳水化合物，但不能为人体提供任何营养物质，因具有持水性和增稠性、溶解性和黏性、发酵特性、吸附和交换作用，可降低血浆胆固醇、调节胃肠功能及胰岛素水平等。中国居民膳食指南把膳食纤维列为其他膳食成分。

（一）膳食纤维营养学功能

1. 预防肠道疾病 膳食纤维吸水膨胀为凝胶状，能增加食物黏滞性，软化粪便，刺激肠蠕动，促进排便，缓解便秘；具有肠道屏障功能和免疫性，促进益生菌生长，改变肠道菌群。

2. 预防肥胖 膳食纤维在胃中吸水膨胀，增加胃内容物的容积，延长胃排空时间，产生饱腹感，从而减少能量摄入，具有控制体重和预防肥胖作用。

3. 调节血糖 可溶性膳食纤维可减少小肠对糖的吸收，使血糖不致因进食而快速升高，也可减少胰岛素的释放，从而调节餐后血糖水平和胰岛素水平。提高膳食纤维的摄入量可减少 2 型糖尿病发生的风险。

4. 降低胆固醇 膳食纤维可吸附脂肪、胆固醇、胆汁酸，使其吸收率下降，降低对脂类的乳化和消化速度，从而降低血总胆固醇水平；可溶性纤维在大肠中可被肠道细菌分解为一些短链脂肪酸，后者被吸收后进入肝脏，可减弱肝中胆固醇合成，控制内源性胆固醇的合成。

5. 预防肠道癌症 膳食纤维可使粪便量增加，稀释肠内致癌物的浓度，减少致癌物与肠黏膜的接触时间；同时，膳食纤维在肠道内有一定的吸附包裹作用，可使一些致癌物随粪便一起排出。膳食纤维还可吸附金属离子，对抗化学药物和食品添加剂中的有害成分，减少有害物质的吸收。

（二）膳食纤维参考摄入量与食物来源

1. 参考摄入量 中国营养学会膳食纤维的适宜摄入量（AI）：4~6 岁为 10~15g/d，7~11 岁为 15~20g/d，12~14 岁为 20~25g/d，15 岁及以上为 25~30g/d。

2. 食物来源 膳食纤维广泛存在于植物性食物中，如谷类、薯类、豆类、水果和新鲜蔬菜等。食物成熟度越高，其膳食纤维含量就越高。但谷类加工越精细，膳食纤维丢失就越多。

五、能量

能量是维持生命活动的基础，人体通过摄取食物中的产能营养素获取能量，以维持机体的各种生理活动和生命活动。对健康人来说，能量代谢的最佳状态应为能量平衡。

（一）能量单位

能量的国际单位是焦（joule，J）、千焦（kilo joule，kJ）或兆焦（mega joule，MJ）。1J是指用1牛顿的力把1kg的物体移动1m所消耗的能量。营养学领域常使用的能量单位是卡（calorie，cal）或千卡（kilocalorie，kcal）。1kcal是指在1个标准大气压下1L纯水从15℃升高到16℃所需要的能量。

能量单位换算关系为：1kcal=4.184kJ，1kJ=0.239kcal。

（二）人体能量来源与能量系数

人体膳食能量主要来源于食物中的碳水化合物、脂肪和蛋白质，这三大营养素统称为产能营养素。在营养学上，每1g产能营养素在体内完全氧化分解产生的能量值称为能量系数（energy coefficient）或食物的热价（thermal equivalent of food）。由于食物中产能营养素在人体内的消化吸收各不相同，被氧化分解的程度也不同，故产能营养素在体外燃烧彻底氧化和体内氧化分解产生的能量不完全相同。

食物中的三大产能营养素在体外完全氧化的能量为：

1g碳水化合物	17.15kJ（4.10kcal）
1g脂肪	39.54kJ（9.45kcal）
1g蛋白质	23.64kJ（5.65kcal）

正常人体对碳水化合物的吸收率为98%、脂肪为95%、蛋白质为92%。1g蛋白质分解产生的尿素、肌酐、尿酸等含氮物质如果完全氧化，还可产生5.44kJ（1.3kcal）的能量。因此，食物中的碳水化合物、脂肪、蛋白质的净能量系数为：

1g碳水化合物	16.74kJ（4kcal）
1g脂肪	37.66kJ（9kcal）
1g蛋白质	16.74kJ（4kcal）

此外，乙醇也能提供较高的能量，其能量系数为29.29kJ（7kcal）。

（三）膳食能量参考摄入量

根据饮食习惯和合理营养的要求，平衡膳食模式中碳水化合物供能占膳食总能量的50%~65%，蛋白质为10%~15%，脂肪为20%~30%。

（四）人体的能量消耗

正常成人的能量消耗即能量支出，主要用于基础代谢、体力活动和食物热效应。对于一些特殊人群，如孕妇还要包括子宫、乳房、胎盘及胎儿等生长发育及母体体脂储备的能量需要，乳母还要包括合成和分泌乳汁的能量需要，婴幼儿、儿童、青少年还要包括生长发育的能量需要。

1. **基础代谢** 基础代谢（basal metabolism，BM）是指维持人体最基本生命活动所必需的最低能量消耗，是人体能量消耗的主要部分，占人体总能量消耗的45%~70%。世界卫生组织对基础代谢的定义为：人体在安静和恒温条件下（22~26℃）经过10~12h空腹和良好的睡眠，清醒静卧，无任何身体活动和紧张的思想活动，全身肌肉放松时所需的能量消耗。此时机体处于维持最基本的生命活动状态，能量消耗仅用于维持体温、心跳、呼吸、各器官组织和细胞功能等最基本的生命活动。

基础代谢的水平用基础代谢率（basal metabolic rate，BMR）表示。基础代谢率是指人体处于基础代谢状态下，每小时每平方米体表面积（或每千克体重）的能量消耗。基础代谢率在个体间的差异大于个体内差异，主要与机体的构成、内分泌和遗传等因素有关。影响人体基础代谢能量消耗的因素包括体型和机体构成、年龄、性别、内分泌和是否处于应激状态等。

2. 体力活动　　除基础代谢外,体力活动(physical activity)消耗的能量是影响人体总能量消耗的最重要部分,一般占总能量消耗的25%~50%。随着体力活动量的增加,能量消耗也大幅度增加。体力活动消耗能量的多少与三个因素有关:①肌肉越发达者,活动时消耗能量越多;②体重越重者,做相同的运动所消耗的能量也越多;③工作越不熟练者,消耗能量越多。

体力活动水平(physical activity level,PAL)直接影响机体对能量的需要量。

$$PAL = 总能量消耗量(TEE)/基础代谢率(BMR)$$

中国营养学会在制订DRIs时将体力活动水平分为三级:①PAL≤1.69为低强度体力活动水平,如休息、静态生活方式、坐位工作者。②PAL在1.70~1.99之间为中等强度体力活动水平,如司机、学生、销售人员、机械师等。③PAL≥2.0为高强度体力活动水平,如建筑工人、农民、矿工、运动员等。

3. 食物热效应　　食物热效应(thermic effect of food,TEF)又称食物特殊动力作用(specific dynamic action,SDA),是指因摄食而引起能量的额外消耗,是摄食后发生的一系列消化、吸收、利用、营养素代谢及其产物之间相互转化过程中所消耗的能量。食物热效应高低与食物营养成分、进食量和进食速度有关。进食富含蛋白质的食物,食物热效应最大,为本身产生能量的20%~30%,脂肪约消耗自身产生能量的0%~5%,碳水化合物为5%~10%,一般混合膳食的食物热效应约占基础代谢消耗能量的10%。

4. 特殊生理阶段的能量消化　　特殊生理阶段包括孕期、哺乳期、婴幼儿、儿童、青少年等阶段。孕期的胎儿和胎盘的增长、母体组织的增加需要额外的能量;哺乳期乳汁中含有能量,分泌乳汁也需要能量;婴幼儿、儿童、青少年的生长发育需要能量,主要包括合成新组织所需的能量和储存在新组织中的能量。生长发育所需要的能量在出生后前3个月约占总能量的35%,4~6个月时降为17.5%,至12个月时迅速降为3%,2岁时约为总能量需要量的2%,青少年期约为总能量需要量的1%。

（五）能量的营养学评价

合理评价各类人群或个人的能量代谢状况,对于指导人们改善膳食结构、维持能量平衡、提高健康水平是非常重要的。正常情况下,人体每天摄入的能量和消耗的能量应基本保持平衡,体重可维持在正常范围内,使机体保持健康。一旦能量的平衡被打破,就会带来一系列的健康问题,因此按人体需要供给能量就非常关键。

正常成人能量代谢的最佳状态是摄入量与消耗量大致相同。这种能量平衡对机体保持健康和胜任社会经济活动十分必要。衡量能量营养状态的常用指标是体重指数(body mass index,BMI),其计算公式如下:

$$BMI = 体重(kg)/[身高(m)]^2$$

我国成人BMI标准:BMI<18.5为消瘦,18.5~23.9为正常,24.0~27.9为超重,≥28.0为肥胖。

六、矿物质

在构成人体的各种元素中,除碳、氢、氧、氮主要是以有机化合物和水形式存在外,其余元素统称为矿物质(minerals)。矿物质根据体内的含量多少分为常量元素和微量元素两类。含量大于体重0.01%的称为常量元素(macroelement),包括钙、磷、钾、钠、镁、硫、氯;含量小于体重0.01%的称为微量元素(microelement),如铁、碘、锌、硒、铜、铬、钼、钴等。

矿物质具有以下特点:①在体内不能合成,也不会在代谢中消失,但每天有一定量随尿液、粪便、汗液、毛发、指甲及上皮细胞脱落等过程排出体外,必须从食物和水中摄取。②在体内分布不均匀,如钙、磷主要分布在骨骼和牙齿,碘主要集中在甲状腺等。③相互之间存在协同或拮抗作用。

矿物质是构成机体细胞、组织的成分,对参与、维持机体正常的生理功能具有重要作用,但不能为机体提供能量。我国人群中容易缺乏的是钙、铁和锌,在特殊地理环境或其他特殊条件下也可造成碘、硒的缺乏。有些元素可因摄入过量而发生中毒。

（一）钙

钙（calcium）是人体含量最多的矿物质元素，占成人体重的1.5%~2.0%。其中约99%的钙集中在骨骼和牙齿中；其余1%的钙分布于软组织、细胞外液和血液中，统称为混溶钙池（miscible calcium pool）。

1. 营养学功能

（1）**构成骨骼和牙齿的主要成分**：体内99%以上的钙存在于骨骼和牙齿中，钙占骨骼重量的25%。

（2）**参与和维持多种生理功能**：钙参与调节神经与肌肉活动，促进细胞信息传递，调节体内某些酶活性和维持细胞膜的稳定性等；还参与血液凝固、激素分泌、维持体液酸碱平衡等。

2. 影响钙吸收的因素　影响钙吸收的主要因素包括机体因素和膳食因素。机体因素方面，钙的吸收率受年龄影响，随年龄增长吸收率降低，但是在特殊生理时期如孕期和哺乳期钙的吸收率增加。膳食因素方面，促进机体钙吸收的因素有维生素D、某些氨基酸、乳糖、胃酸和胆汁的分泌等，抑制钙吸收的因素有草酸、植酸、脂肪酸、膳食纤维等。此外，一些抗生素如青霉素、氯霉素、新霉素有促进钙吸收的作用。

3. 参考摄入量　中国营养学会成人钙的推荐摄入量（RNI）为800mg/d；可耐受最高摄入量（UL）为2 000mg/d。

4. 食物来源　乳与乳制品是钙的良好食物来源，不仅含量高，吸收率也高，也是婴幼儿的最佳钙源。小虾皮、海带、芝麻酱、豆类及其制品也是钙的良好来源。

5. 缺乏与过量的危害

（1）**钙缺乏的主要危害**：①引起腓肠肌和其他部位肌肉痉挛。②骨骼钙化不良与骨质疏松。生长期儿童长期缺钙导致骨骼钙化不良，生长迟缓，严重者出现骨骼变形和佝偻病；成人钙缺乏可导致骨质疏松症和骨质软化。

（2）**钙过量的危害**：包括高钙血症、高钙尿症、血管组织钙化、肾结石、乳碱综合征、干扰铁等金属离子的吸收、引起便秘等。

（二）铁

铁（iron）是人体必需的微量元素之一，是人体中含量最多也是最容易缺乏的微量元素。人体内一般含量为3~5g，随年龄、性别、营养状况和健康状况等不同而存在个体差异。

1. 营养学功能

（1）**组织的组成成分**：铁是细胞的必需元素，参与合成血红蛋白与肌红蛋白、细胞色素a及某些呼吸酶。正常人体内65%~75%的铁存在于血红蛋白，3%存在于肌红蛋白，1%存在于含铁酶类、辅因子及运铁载体中，此类铁被称为功能铁；剩余的25%~30%为储存铁，主要以铁蛋白和血铁黄素蛋白形式存在于肝、脾和骨髓的单核巨噬细胞系统中。

（2）**参与和维持多种生理功能**：铁参与体内氧的运输和组织呼吸过程；维持正常的造血功能；参与维持正常的免疫功能；调节酶活性、线粒体呼吸作用、核糖体生物合成、辅因子生物合成、基因表达调节和核苷酸代谢；促进胶原合成及脂类的转运；促进β-胡萝卜素转化为维生素A。

2. 影响铁吸收的因素

（1）**机体因素**：机体铁营养状况、生理与病理改变都可以影响铁的吸收。如胃酸缺乏或过多服用抗酸药物，不利于铁离子的释出，从而阻碍铁的吸收；贫血、孕期、生长发育、钩虫感染等可使铁的需要量增加，从而促进铁的吸收。

（2）**膳食因素**：谷类和蔬菜中的植酸盐和草酸盐，茶叶和咖啡中的多酚类物质，碳酸盐、磷酸盐等，均可抑制铁的吸收。维生素C、乳糖、有机酸以及胱氨酸、赖氨酸、组氨酸等氨基酸可促进铁的吸收。

3. 参考摄入量 中国营养学会成人膳食铁的推荐摄入量（RNI）：成年男性为 12mg/d，女性为 18mg/d；孕早期为 18mg/d，孕中期为 25mg/d，孕晚期为 29mg/d，乳母为 24mg/d；老年男性为 12mg/d，女性为 10mg/d；成人可耐受最高摄入量（UL）为 42mg/d。

4. 食物来源 铁广泛存在于各类食物中。动物性食物是铁的良好来源，如肝脏、瘦肉、鸡蛋、动物全血、禽类、鱼类、蛏子、蚌肉等；海带、芝麻、豆类、油菜、芹菜、藕粉含铁量也较丰富。

5. 缺乏与过量的危害

（1）铁缺乏的危害： 长期膳食铁供给不足可引起体内铁缺乏，导致缺铁性贫血，多见于婴幼儿、孕妇及乳母。体内缺铁分为铁减少期、红细胞生成缺铁期、缺铁性贫血期三个阶段。铁缺乏可导致免疫功能障碍；2 岁以下婴幼儿缺铁可导致不可逆的神经发育损伤；孕早期贫血可导致早产、低体重儿及胎儿死亡等。

（2）铁过量的危害： 误服铁剂、慢性酒精中毒、门静脉高压肝硬化可致体内铁过量。铁过量可导致急性铁中毒和慢性铁中毒。急性铁中毒表现为恶心、呕吐和血性腹泻，并可发生严重低血压、休克、昏迷、凝血不良、代谢性酸中毒等。继发性铁过载可出现红细胞生成增加、肝纤维化和胰腺功能不足等。

（三）锌

锌（zinc）是人体重要的必需微量元素，正常成人男性体内锌的总量约为 2.5g，成年女性约为 1.5g。锌分布于人体所有组织、器官、体液及分泌物中。约 60% 存在于肌肉，30% 存在于骨骼。

1. 营养学功能

（1）体内多种酶的重要组成成分或酶的激活剂： 体内有超氧化物歧化酶、苹果酸脱氢酶、碱性磷酸酶、乳酸脱氢酶等多种含锌酶，这些酶在参与组织呼吸、能量代谢及抗氧化过程中发挥重要作用。锌是维持 RNA 聚合酶、DNA 聚合酶及反转录酶等活性所必需的微量元素。

（2）参与和维持多种生理功能： 锌具有催化、结构和调节功能，通过三大基本功能，对生长发育、免疫功能、物质代谢和生殖功能等均有重要作用。此外，锌在味觉、食欲、视力和皮肤创伤愈合等方面有着重要影响。

2. 参考摄入量 中国营养学会膳食锌的推荐摄入量（RNI）：成年男性为 12mg/d，成年女性为 8.5mg/d，孕妇为 10.5mg/d，乳母为 13mg/d；成人可耐受最高摄入量（UL）为 40mg/d。

3. 食物来源 锌的来源广泛，贝壳类海产品（如牡蛎、扇贝）、红色肉类及动物内脏均是锌的良好来源，干酪、虾、燕麦、花生、蛋类、豆类、干果类、谷类胚芽和麦麸等也富含锌。一般植物性食物含锌较低，过细的加工可导致大量锌丢失，如小麦加工成精面粉大约丢失 80% 的锌。

4. 缺乏与过量的危害

（1）锌缺乏的危害： 首先表现为生长发育迟缓、食欲减退、味觉减退或异食癖、第二性征发育不全、免疫功能降低、创伤不易愈合、易于感染等；儿童严重缺锌可导致侏儒症，成人缺锌可导致性功能减退、精子数减少、皮肤粗糙等，孕妇缺锌可能导致胎儿畸形。

（2）锌过量的危害： 盲目补锌或食用过量可引起锌中毒，过量的锌可干扰铜、铁和其他微量元素的吸收、利用，损害免疫功能。成人摄入 4~8g 锌后可观察到恶心、呕吐、腹泻、发热和嗜睡等中毒症状。

（四）硒

硒（selenium）是人体必需的微量元素，人体硒总量为 14~21mg，存在于所有细胞与组织器官中，在肝、胰、肾、心、脾、牙釉质及指甲中浓度较高，肌肉、骨骼和血液中次之，脂肪组织最低。

1. 营养学功能

（1）体内硒蛋白、谷胱甘肽过氧化物酶的组成成分。

（2）具有抗氧化功能，保护心血管和心肌的健康，增强免疫功能，对有毒重金属具有解毒作用；

还具有促进生长、抗肿瘤的作用。

2. 参考摄入量 中国营养学会膳食硒的推荐摄入量（RNI）：成人为 60μg/d，孕妇为 65μg/d，乳母为 78μg/d；成人可耐受最高摄入量（UL）为 400μg/d。

3. 食物来源 海产品和动物内脏都是硒的良好食物来源。动物性食物如猪肾、海参、牡蛎、蛤蜊、鳝鱼等含硒量较高。植物性食物的硒含量受当地水土中硒含量的影响很大。

4. 缺乏与过量的危害

（1）硒缺乏的危害：长期缺硒易发生克山病和大骨节病。克山病主要表现为心功能不全和心律失常。大骨节病是以发育中儿童四肢关节透明软骨的变性、坏死以及继发性骨关节病为主要病变特征的地方性、多发性、慢性变形性骨关节病。

（2）硒过量的危害：大剂量摄入硒可引起中毒，主要表现为毛发干燥、变脆、易断裂及脱落，指甲变形，肢端麻木，抽搐，甚至偏瘫，严重者可死亡。

（五）碘

成人体内含碘（iodine）15~20mg，其中 70%~80% 存在于甲状腺组织内，其余分布在骨骼肌、肺、肾、肝、卵巢、淋巴结和脑组织中。

1. 营养学功能

（1）参与甲状腺激素的合成。

（2）促进生物氧化，参与磷酸化过程，调节能量转换；促进蛋白质合成和神经系统发育；促进糖和脂肪代谢；激活体内许多重要的酶；调节组织中的水盐代谢；促进维生素的吸收和利用。

2. 参考摄入量 中国营养学会膳食碘的推荐摄入量（RNI）：成人为 120μg/d，孕妇为 230μg/d，乳母为 240μg/d；成人可耐受最高摄入量（UL）为 600μg/d。

3. 食物来源 人体需要的碘主要来自食物，占每日总摄入量的 80%~90%；其次来自饮水与含碘食盐。海产品碘含量高于陆地食物，其中含碘丰富的食物有海带、紫菜、发菜、鲜鱼、蛤干、干贝、虾、海参、海蜇等。蛋、乳类含碘量也较高，其次为肉类，水果和蔬菜等植物性食物含碘量低。

4. 缺乏与过量的危害

（1）碘缺乏的危害：成人缺碘可引起甲状腺肿，在胎儿期和新生儿期缺碘可引起克汀病。

（2）碘过量的危害：较长时间高碘摄入可导致高碘性甲状腺肿。

（六）钠

钠（sodium）是人体不可缺少的常量元素，是细胞外液的主要阳离子。钠约占体重的 0.15%，氯化钠是人体获得钠的主要来源。

1. 营养学功能 钠调节机体水分与渗透压，维持酸碱平衡，增强神经肌肉的兴奋性，维持血压正常。

2. 参考摄入量 中国营养学会膳食钠的适宜摄入量（AI）：成人、孕妇和乳母为 1 500mg/d，65 岁以上老年人为 1 400mg/d。研究发现，膳食钠的摄入与血压有关，为预防高血压，世界卫生组织建议每日钠的摄入量小于 2g。

3. 食物来源 钠普遍存在于各种食物中，但天然食物中钠的含量不高。人体钠的主要来源是食盐，其次是含盐的加工食物如酱油、腌制品、发酵豆制品或咸味膨化食品等。

4. 缺乏与过量的危害 一般情况下机体缺钠的情况较少，但在禁食、膳食限盐、过量出汗和某些疾病状态下可引起机体缺钠，出现低钠血症；缺钠还会影响细胞对氨基酸和葡萄糖的吸收，减少胃液的分泌。长期摄入较多的食盐可增加高血压、心脑血管疾病和肿瘤发生的危险性，还可导致水肿、血清胆固醇升高等。

（七）钾

钾（potassium）是人体必需的营养素，主要以离子状态存在于细胞内，正常人血浆中钾的浓度为 3.5~5.5mmol/L。

1. 营养学功能 钾参与糖和蛋白质的代谢,维持细胞正常的渗透压和酸碱平衡,维持神经肌肉的应激性,维持心肌的正常功能。

2. 参考摄入量 中国营养学会膳食钾的适宜摄入量(AI):15 岁以上为 2 000mg/d,孕妇 2 000mg/d,乳母为 2 400mg/d。

3. 食物来源 大部分食物都含有钾,但蔬菜和水果是钾最好的食物来源。

4. 缺乏与过量的危害 体内钾总量减少可引起低钾血症,可出现肌肉无力、心律失常及肾功能障碍等。血钾浓度达到 5.5mmol/L 时可出现高钾血症,表现为极度疲乏软弱、四肢无力、心率缓慢、心音减弱等。

七、维生素

维生素(vitamin)是维持机体生命活动过程所必需的一类微量、低分子有机化合物。维生素的共同特点是:①以其本身或可被机体利用的前体形式存在于天然食物中。②不是机体结构成分,也不提供能量,但常以辅酶或辅基形式担负着特殊的代谢功能。③机体需要量极少,但几乎不能储备。④绝大多数维生素不能在体内合成或合成数量很少,必须由食物供给。

维生素根据溶解性可分为两大类:一类是脂溶性维生素,是指不溶于水而溶于脂肪及有机溶剂的维生素,包括维生素 A、维生素 D、维生素 E 和维生素 K;另一类是水溶性维生素,是指可溶于水的维生素,包括 B 族维生素(维生素 B_1、维生素 B_2、维生素 PP、维生素 B_6、叶酸、维生素 B_{12} 等)和维生素 C。

脂溶性维生素的共同特点有:①不溶于水而溶于脂肪及有机溶剂。②在食物中与脂类共同存在,脂肪酸败时容易被破坏。③易储存于肝脏与脂肪组织而不易排出体外(维生素 K 除外)。④脂肪吸收不良时吸收明显减少,但大剂量摄入容易引起中毒。⑤缺乏时症状出现缓慢。⑥营养状况不能用维生素负荷试验评价。

水溶性维生素的共同特点有:①溶于水而不溶于脂肪及有机溶剂。②满足人体需要后,过多的可由尿液排出。③在体内仅有少量储存,缺乏时症状出现较快。④绝大多数以辅酶或辅基的形式参加各种酶系统,在营养物质的中间代谢中发挥重要作用。⑤营养状况可以通过维生素负荷试验进行评价。⑥毒性很小。

(一)维生素 A

维生素 A(vitamin A)又称视黄醇,是人体必需的一种脂溶性维生素,包括存在于动物性食物中的维生素 A 和植物性食物中的胡萝卜素。一般以视黄醇当量(retinol equivalent,RE)表示膳食或食物中全部具有视黄醇活性物质的总量。

维生素 A 对热和碱稳定,在含有磷脂、维生素 E、维生素 C 或其他抗氧化物质的食物中更为稳定;但对空气中的氧、紫外线较敏感而易被氧化破坏。

1. 营养学功能 维生素 A 参与视网膜内视紫红质的合成和再生,以维持正常的视觉功能;维持皮肤黏膜完整性,促进上皮的正常生长和分化;维持和促进免疫功能;促进生长发育和维持生殖功能;具有抗氧化、防癌和抗癌作用。

2. 参考摄入量 中国营养学会膳食维生素 A 的推荐摄入量(RNI):男性 18~50 岁为 770μgRE/d,50~65 岁为 750μgRE/d,65~75 岁为 730μgRE/d,75 岁以上为 710μgRE/d;女性 18~65 岁为 660μgRE/d,65~75 岁为 640μgRE/d,75 岁以上为 600μgRE/d;成人可耐受最高摄入量(UL)为 3 000μgRE/d。

3. 食物来源 含维生素 A 丰富的食物是动物肝脏、鱼肝油、鱼卵、全乳、奶油、蛋黄等。胡萝卜素主要存在于红黄色、深绿色蔬菜水果中,如菠菜、空心菜、胡萝卜、豌豆苗、辣椒、芒果、杏及柿子等。

4. 缺乏与过量的危害

（1）**缺乏的危害**：维生素 A 缺乏病的最早表现是暗适应能力下降与夜盲症；若不经治疗可发展至眼干燥症，患者眼结膜和角膜上皮组织变性，泪腺分泌减少、发炎、疼痛，典型者在球结膜上可出现银灰色的比奥斑（Bitot spots），最终可致失明；另外还表现为指甲出现凹陷线纹，皮肤瘙痒、脱皮、粗糙发干、脱发，血红蛋白合成代谢障碍，免疫功能低下，儿童生长发育迟缓等。

（2）**过量的危害**：摄入大剂量维生素 A 可引起急性或慢性中毒和胎儿畸形。

（二）维生素 D

维生素 D（vitamin D）以维生素 D_2 及维生素 D_3 最为常见。维生素 D_2 是由麦角固醇经紫外线照射后形成的产物，能被人体吸收。维生素 D_3 是由储存于皮下的 7-脱氢胆固醇在紫外线照射下转变而成。

维生素 D 化学性质比较稳定，在中性和碱性环境中耐热，不易被氧化破坏（如在 130℃下加热 90min 仍能保持其活性），但在酸性环境中则逐渐分解，脂肪酸败时其中的维生素 D 可被破坏。

1. 营养学功能　维生素 D 促进小肠对钙的吸收；促进肾小管对钙、磷的重吸收；对骨细胞呈现多种作用；通过内分泌系统调节血钙平衡，参与机体多种功能的调节。

2. 参考摄入量　中国营养学会膳食维生素 D 的推荐摄入量（RNI）：在钙、磷供给量充足的条件下，儿童、青少年、成人、孕妇、乳母均为 10μg/d，65 岁以上的老年人为 15μg/d。

3. 食物来源　维生素 D 的来源包括内源性和外源性两个方面。维生素 D 含量丰富的食物主要是动物性食物，包括海鱼、动物肝脏、蛋黄及鱼肝油制剂。牛乳和母乳中含量均不高，蔬菜、水果和谷物几乎不含维生素 D。

4. 缺乏与过量的危害

（1）**缺乏的危害**：维生素 D 缺乏或不足可致钙、磷代谢紊乱，血中钙、磷水平降低，使骨组织钙化发生障碍，在婴幼儿期出现佝偻病，成年人发生骨软化症和骨质疏松症，多见于孕妇、乳母和老年人。

（2）**过量的危害**：多见于长期大量给予浓缩的维生素 D 的儿童，可出现食欲缺乏、体重减轻、恶心、呕吐、腹泻、头痛等。

（三）维生素 E

维生素 E（vitamin E）又名生育酚，为黄色油状液体，对热、酸稳定，碱性环境中易被氧化，在酸败的油脂中维生素 E 多被破坏，一般的食物烹调方法影响不大。

1. 营养学功能　维生素 E 具有抗氧化作用，促进蛋白质更新，预防衰老，与动物生殖功能和精子生成有关，调节血小板黏附力和聚集作用。

2. 参考摄入量　中国营养学会膳食维生素 E 的适宜摄入量（AD）：成人（包括孕妇）为 14mg α-TE/d，乳母为 17mg α-TE/d；成人（包括孕妇、乳母）可耐受最高摄入量（UL）为 700mg α-TE/d。

3. 食物来源　维生素 E 在自然界中广泛存在，主要来源于植物油、麦胚、坚果、种子类、豆类、蛋黄等。绿叶植物中的维生素 E 含量高于黄色植物。肉类、鱼类等动物性食物及水果中维生素 E 含量很少。

4. 缺乏与过量的危害　维生素 E 缺乏可导致红细胞膜受损，出现溶血性贫血。维生素 E 过量可出现视物模糊、头痛、疲乏无力等中毒症状。

（四）维生素 B_1

维生素 B_1（vitamin B_1）又称硫胺素，为白色针状结晶，易溶于水，在酸性环境中稳定，比较耐热，在中性和碱性环境中不稳定，易被氧化和受热破坏。

1. 营养学功能　维生素 B_1 构成脱羧酶的辅酶，参与碳水化合物代谢，即与能量代谢有关；维持神经、肌肉特别是心肌正常功能；维持正常食欲和胃肠蠕动等。

2. **参考摄入量** 中国营养学会膳食维生素 B_1 的推荐摄入量（RNI）：成年男性为 1.4mg/d，女性为 1.2mg/d。

3. **食物来源** 维生素 B_1 广泛存在于各类食物中，动物内脏、瘦肉及全谷类、豆类、坚果及未加工的粮谷类含量丰富。谷类是我国传统饮食维生素 B_1 的主要来源。维生素 B_1 主要存在于谷物糊粉层和胚芽中，过度碾磨的精白米、精白面中维生素 B_1 大量丢失。

4. **缺乏与过量的危害**

(1)缺乏的危害：维生素 B_1 缺乏病又称脚气病，主要表现为神经、血管系统损伤。早期症状为食欲缺乏、便秘、恶心、抑郁、周围神经障碍、易兴奋及疲劳等。

(2)过量的危害：维生素 B_1 摄入过多时，多余的维生素 B_1 可以经尿液排出体外，因此维生素 B_1 中毒少见。但维生素 B_1 摄入量为 RNI 的 100 倍以上时可能出现头痛、惊厥和心律失常等。

（五）维生素 B_2

维生素 B_2（vitamin B_2）又称核黄素，为橙黄色针状结晶，有苦味，熔点高，水溶性较低，在酸性及中性环境中对热稳定，在碱性环境中易被热和紫外线破坏。

1. **营养学功能** 维生素 B_2 以黄素腺嘌呤二核苷酸和黄素单核苷酸形式参与许多代谢的氧化还原反应：参与体内生物氧化与能量代谢；参与烟酸和维生素 B_6 代谢；参与体内抗氧化防御系统，维持还原型谷胱甘肽的浓度；参与药物代谢；提高机体对环境应急适应能力等。

2. **参考摄入量** 中国营养学会膳食维生素 B_2 的适宜摄入量（AI）：成年男性为 1.4mg/d，女性为 1.2mg/d。

3. **食物来源** 维生素 B_2 广泛存在于动植物食物中，动物性食物较植物性食物高，动物肝、肾、心、蛋黄、乳类中尤为丰富。植物性食物以绿色蔬菜、豆类含量较高；谷类含量较少，尤其是研磨过于精细的粮谷类食物。

4. **缺乏与过量的危害** 维生素 B_2 是我国传统饮食最容易缺乏的营养素之一。维生素 B_2 缺乏病主要表现为口角炎、唇炎、舌炎、阴囊皮炎、脂溢性皮炎、眼部的睑缘炎以及角膜血管增生等。维生素 B_2 过量一般不会引起中毒症状，大量服用可使尿液呈黄色。

（六）维生素 PP

维生素 PP（vitamin PP）是烟酸、尼克酸的总称，为白色结晶，溶于水，性质稳定，在酸、碱、光、氧或加热条件下不易被破坏，通常食物加工烹调损失极少，但会随水流失。

1. **营养学功能** 维生素 PP 参与能量与氨基酸代谢，参与蛋白质等物质的转化，调节葡萄糖代谢。

2. **参考摄入量** 中国营养学会膳食烟酸的推荐摄入量（RNI）：成年男性为 15mgNE/d，女性为 12mgNE/d。

3. **食物来源** 维生素 PP 广泛存在于动植物食物中，植物性食物中存在的主要是烟酸，动物性食物中存在的是烟酰胺。维生素 PP 的良好来源是肝、肾、瘦肉、鱼、全谷、豆类等，乳类、绿叶蔬菜中也含量丰富。玉米中所含的维生素 PP 是结合型的，不能被人体直接吸收，长期以玉米为主食的地区，易出现维生素 PP 缺乏。

4. **缺乏与过量的危害** 维生素 PP 缺乏可导致糙皮病，主要损害皮肤、口、舌、胃肠黏膜及神经系统，典型症状是皮炎（dermatitis）、腹泻（diarrhea）和痴呆（dementia），即"三 D"症状。尚未见摄入维生素 PP 过量引起中毒的报道。

（七）叶酸

叶酸（folic acid）因最先从菠菜中分离出来而得名，为淡黄色结晶性粉末，不溶于冷水，稍溶于热水，其钠盐易溶解，不溶于乙醇、乙醚及其他有机溶剂，对热、光、酸性溶液均不稳定，在酸性溶液中温度超过 100℃即分解，在中性和碱性溶液中对热稳定。

1. **营养学功能** 叶酸参与核酸和蛋白质合成，参与 DNA 甲基化，参与同型半胱氨酸代谢。

2. 参考摄入量 叶酸摄入量通常以膳食叶酸当量（DFE）表示。DFE（μg）＝膳食叶酸（μg）＋1.7×叶酸补充剂（μg）。中国营养学会膳食叶酸的推荐摄入量（RNI）：15 岁以上者为 400μgDFE/d。

3. 食物来源 叶酸广泛存在于动植物食物中，其良好来源为动物的肝、肾、鸡蛋、豆类、酵母、绿叶蔬菜、水果及坚果等。

4. 缺乏与过量的危害 叶酸缺乏可导致巨幼细胞贫血；可使孕妇先兆子痫和胎盘早剥的发生率增高，胎盘发育不良，导致自发性流产；还可导致高同型半胱氨酸血症等。长期摄入大剂量合成叶酸，可能产生干扰抗惊厥药物的作用而诱发患者惊厥；干扰锌的吸收，导致锌缺乏；掩盖维生素 B_{12} 缺乏的症状，干扰其诊断；使胎儿发育迟缓，低体重儿增加等。

（八）维生素 C

维生素 C（vitamin C）又称抗坏血酸，是人体内重要的水溶性抗氧化营养素之一，溶于水，有酸味，性质不稳定，易被氧化破坏，遇空气、热、光、碱性物质、氧化酶及铜、铁等金属离子可促进其氧化进程。

1. 营养学功能 维生素 C 参与羟化反应，促进胶原蛋白的合成；具有抗氧化作用；促进类固醇代谢，预防动脉粥样硬化；提高机体免疫力和解毒作用；促进铁的吸收与储存，防止贫血；清除自由基，发挥抗衰老作用；参与合成神经递质，具有抗肿瘤作用。

2. 参考摄入量 中国营养学会膳食维生素 C 的推荐摄入量（RNI）：成人为 100mg/d，孕早期为 100mg/d，孕中期和孕晚期为 115mg/d，乳母为 150mg/d；婴儿适宜摄入量（AI）为 40mg/d。

3. 食物来源 维生素 C 主要来源是新鲜的蔬菜与水果，如辣椒、菠菜、韭菜、番茄、柑橘、山楂、猕猴桃、鲜枣、柚子、草莓等，野生的苜蓿、苋菜、刺梨、沙棘、酸枣等含量尤为丰富。

4. 缺乏与过量 维生素 C 严重摄入不足可导致维生素 C 缺乏病（坏血病）。临床症状早期表现为疲劳、倦怠，皮肤出现瘀点或瘀斑，毛囊过度角化，继而出现牙龈肿胀出血、球结膜出血、机体抵抗力下降、伤口愈合迟缓、关节疼痛及关节腔积液等。维生素 C 缺乏还引起胶原蛋白合成障碍，骨有机质形成不良而导致骨质疏松。

长期大剂量摄入维生素 C 也不利于健康，可引起胃肠道反应、肾和膀胱结石等。

其他维生素的主要功能、食物来源与缺乏症状及参考摄入量见表 2-8。

表 2-8　其他维生素的主要功能、食物来源与缺乏症状及参考摄入量

名称	生理功能	缺乏症状	食物来源	参考摄入量
维生素 K	参与凝血，在骨代谢中发挥重要作用	凝血过程障碍，凝血时间延长	绿色蔬菜、动物肝脏、鱼类、肉类、乳制品，肠道细菌合成	AI 成人为 80μg/d
维生素 B_6	作为辅酶参与蛋白质、脂肪和糖原的代谢	脂溢性皮炎	鸡肉、鱼肉、肝脏、谷类、豆类、坚果类、水果、蔬菜	RNI 18~50 岁为 1.4mg/d，50 岁以上为 1.6mg/d，孕妇为 2.2mg/d；乳母为 1.7mg/d
维生素 B_{12}	以辅酶的形式参与体内生化反应和代谢，提高叶酸的利用率，参与胆碱合成	巨幼细胞贫血、神经系统损害和高同型半胱氨酸血症	肉类、动物内脏、鱼、禽、贝壳类及蛋类	RNI 成人为 2.4μg/d，孕妇为 2.9μg/d，乳母为 3.2μg/d
生物素	在脂肪与糖代谢、蛋白质和核酸合成方面起重要作用，参与消化酶的合成	食欲不振、舌炎、皮屑性皮炎、脱毛等症状	牛乳、牛肝、蛋黄、酵母、水果、糙米、绿叶蔬菜，肠道细菌合成	AI 成人为 40μg/d

八、水及其他膳食成分

水（water）是人体中含量最多的成分，占健康成年人体重的 60%~70%。机体水含量随着年龄的增长而下降，男性大于女性。体内的水 2/3 分布于细胞内，1/3 分布在组织液、血浆、淋巴等细胞外。

（一）水的平衡

正常情况下，机体水的摄入量和水的排出量大致相等。成年人每日水的摄入量和排出量约 2 500ml。水的摄入主要通过饮水或食物获得，少量来源于营养素体内氧化形成的内生水。水的排出通过肾、皮肤、肺和胃肠道等组织器官。

（二）水的营养学功能

1. 构成人体细胞组织和体液。
2. 参与人体内新陈代谢。
3. 调节人体体温和润滑作用。
4. 维持体液正常渗透压及电解质平衡。

（三）水的需要量

水的实际需要量因年龄、性别、运动量和生理状况等不同而不同。中国营养学会建议：成年男性每日饮水量为 1 700ml，成年女性为 1 500ml。

九、食物中的生物活性成分

食物中除了含有多种营养素外，还含有其他许多对人体有益的物质，称为生物活性成分。食物中的生物活性成分包括主要来自植物性食物的植物化学物如黄酮类化合物、有机硫化物、皂苷、植酸、植物固醇和类胡萝卜素等，也包括来源于动物性食物的辅酶 Q、γ- 氨基丁酸、褪黑素及左旋肉碱等。常见植物化学物的种类、食物来源及生物活性见表 2-9。

表 2-9　常见植物化学物的种类、食物来源及生物活性

名称	代表化合物	食物来源	生物活性
多酚	原儿茶酸、绿原酸、白藜芦醇、黄酮类	各种植物性食物，尤其是深色水果、蔬菜和谷物	抗氧化、抗炎、抑制肿瘤、调节毛细血管功能
萜类化合物	单萜、倍半萜、二萜、三萜、四萜	柑橘类水果	杀菌、防腐、镇静、抑制肿瘤
类胡萝卜素	胡萝卜素、番茄红素、玉米黄素	玉米、绿色蔬菜、黄色蔬菜及水果	抗氧化、增强免疫功能、预防眼病
有机化合物	异硫氰酸盐、烯丙基硫化物	十字花科和葱蒜类蔬菜	杀菌、抗炎、抑制肿瘤
皂苷	甾体皂苷、三萜皂苷	酸枣、枇杷、豆类	抗菌、抗病毒、增强免疫功能
植物雌激素	异黄酮、木酚素	大豆、葛根、亚麻子	雌激素样作用
植酸	肌醇六磷酸	各种可食植物种子	抗氧化作用、抑制淀粉及脂肪的消化吸收
植物固醇	β- 谷固醇、豆固醇	豆类、坚果、植物油	抗炎、退热、抑制胆固醇吸收

（刘卫云）

第二节　食物的营养价值

食物是人类生存和健康的物质基础，是人体所需能量和各种营养素的主要来源。食物的种类繁多，所含营养素各具特色，根据来源可分为植物性食物及其制品和动物性食物及其制品两大类。

《中国居民膳食指南（2022）》将食物分为谷薯类、蔬菜水果类、动物性食物、大豆类和坚果类、纯能量食物五大类。

食物营养价值是指某种食物所含营养素和能量满足人体营养需要的程度。食物营养价值的高低取决于其含营养素种类、数量和相互比例及是否容易消化吸收等。食物的产地、品种、气候和烹调加工方法等均对营养价值有影响。

评价食物营养价值的方法很多，最基本的是从营养素种类、含量、质量及是否满足人体需要的程度等进行评价。食物中某营养素能满足人体营养需要的程度（营养素密度）与该食物能满足人体能量需要的程度（能量密度）的比值称为营养质量指数（index of nutrition quality，INQ）。INQ 是常用评价食物营养价值的指标，计算公式如下：

$$INQ =（某营养素密度 / 能量密度）× 100\%$$

INQ = 1，表示食物提供某营养素和提供能量的能力相当；INQ > 1，表示食物中某营养素的供给能力高于提供能量的能力；INQ < 1，表示食物中某营养素的供给能力低于提供能量的能力。一般认为，INQ > 1 和 INQ = 1 的食物营养价值高；INQ < 1 的食物营养价值低，长期食用此种食物，可能发生该营养素的不足或能量过剩。

每种食物各有其营养特点，除母乳是 4~6 个月的婴儿营养全面的食物外，没有一种食物能够满足人体对所有营养素的需要，因此食物多样、合理搭配才能达到平衡膳食。了解各类食物的营养价值是合理选择食物并搭配出平衡膳食的关键。

一、谷类

谷类主要包括大米、小麦、玉米、小米、荞麦、高粱等。谷类食物在我国居民膳食中占重要地位。

各种谷类种子外观形态大小不一，基本结构相似，都是由谷皮、糊粉层、胚乳、胚芽四个主要部分组成。谷皮是谷粒的外壳，主要由纤维素、半纤维素组成，含有较高的脂肪、维生素和一定量的蛋白质，占谷粒重量的 13%~15%。谷皮因不能被人体消化，故加工时被去掉。糊粉层介于谷皮和胚乳之间，占谷粒重量的 6%~7%，含有丰富的 B 族维生素及矿物质。另外，糊粉层还含有一定量的蛋白质和脂肪。谷物加工过于精细时，该部分容易与谷皮同时脱落混入糠麸中，使营养价值降低。胚乳占谷粒总量的 83%~87%，是谷类最主要部分，含有大量淀粉和一定量蛋白质及少量矿物质、维生素和脂肪。胚芽位于谷粒的一端，占谷粒重量的 2%~3%，富含脂肪、蛋白质、矿物质、B 族维生素、维生素 E 以及一些酶类。胚芽质地柔软，与胚乳结合松散，加工时易与胚乳分离而丢失。

（一）营养特点

1. **能量** 谷类是我国膳食中能量的主要来源，也是能量的最经济来源。

2. **蛋白质** 谷类蛋白质含量一般为 7.5%~15%，主要由谷蛋白、清蛋白、醇溶蛋白和球蛋白组成，氨基酸模式不合理，赖氨酸是第一限制氨基酸，苏氨酸、色氨酸、苯丙氨酸和蛋氨酸偏低。常利用蛋白质互补作用，将谷类与含丰富赖氨酸的豆类混合食用来提高营养价值。

3. **脂肪** 谷类普遍脂肪含量较低，为 1%~4%。但不饱和脂肪酸含量较高，质量较好。玉米胚芽中的不饱和脂肪酸含量达 80% 以上，主要为亚油酸和油酸，其中亚油酸占油脂总量的 50% 以上，具有降低血清胆固醇、防止动脉粥样硬化的作用。

4. **碳水化合物** 谷类碳水化合物含量高，多数含量在 70% 以上。主要形式为淀粉，其余为糊精、葡萄糖、果糖和膳食纤维等。

5. **矿物质** 谷类矿物质含量为 1.5%~3%，主要是钙和磷，多以植酸盐的形式存在，大部分集中在谷皮、糊粉层和胚芽，消化吸收率低，而且加工容易损失。

6. **维生素** 谷类维生素主要以 B 族维生素为主，其中维生素 B_1、维生素 B_2、烟酸和维生素 B_6 含量较多。玉米和小米中还含有较多的类胡萝卜素，小麦胚粉中含有丰富的维生素 E。加工方法与加工精度影响维生素的含量,加工精度越高,维生素损失越大。

(二) 合理利用

1. 储存 谷类长时间储存可能受到微生物污染而发生霉变。水分对微生物的繁殖与产毒具有重要作用。水分含量在 14% 以下,水分活度(表示食品中可被微生物利用的水)降至 0.7 以下,一般真菌较难生长。因此,谷类在储存过程中一定要保持干燥,在避光、通风、干燥、阴凉的环境条件下储存。

2. 加工 加工精度与谷类营养素的保留程度有着密切关系。加工精度越高,营养素损失越大,影响最大的是维生素和矿物质。为了保持良好感官性状和利于消化吸收,同时最大限度地保留各种营养素,就要进行合理加工。

3. 烹调 烹调过程会造成营养素的部分损失。例如,大米在淘洗过程中维生素 B_1 可损失 30%~60%,维生素 B_2 和烟酸可损失 20%~25%,矿物质损失 70%。因此,减少淘洗次数、浸泡时间,降低淘洗水温,可保留更多的营养素。米面在蒸煮过程中,B 族维生素会有不同程度的损失,加碱蒸煮、炸油条等方式则损失更大。

4. 搭配 谷类蛋白质生物价较低,赖氨酸含量普遍偏低,应与含赖氨酸多的豆类或动物性食物混合食用,以提高谷类的营养价值。

二、薯类

薯类包括马铃薯、甘薯、芋头、山药、木薯等,是既作为主食又当蔬菜的食品。薯类的营养成分非常丰富,有润肠、帮助胆固醇及脂类代谢的作用。

(一) 营养特点

1. 碳水化合物 淀粉是薯类碳水化合物的主要成分。薯类碳水化合物的含量高于谷类,且极易消化,尤其适合婴儿及虚弱者食用。

2. 膳食纤维 薯类所含的纤维素、半纤维素、果胶等膳食纤维是稻谷的 1~2 倍,有利于肠道蠕动、食物消化。

3. 维生素 每 100g 甘薯中胡萝卜素和维生素 C 的含量分别为 0.75mg 和 25mg,而谷类基本不含这类维生素。

4. 矿物质 薯类钙、铁的含量较高,每 100g 薯类钙含量为 100~200mg,铁为 10mg,分别为谷类的 5~10 倍。

5. 特殊的营养保健成分 薯类含有黏蛋白,可以预防脂肪沉积,保持动脉血管弹性,预防动脉粥样硬化,同时对减少眼干燥症的发生和预防癌症有重要作用。

(二) 合理利用

薯类中含有易使薯类褐变的多酚氧化酶、酪氨酸酶,去皮或切断食用时暴露于空气的切面易发生褐变。储藏不当时,马铃薯在芽眼或绿色皮部含有有毒的龙葵素,加工时需除去。如果烹饪方法不当,维生素会大量损失,尤其是油炸的加工方法会增加脂肪,提高食物能量。

三、豆类及其制品

豆类按食用部分的主要营养成分分为大豆类和杂豆类。大豆类包括黄豆、青豆、黑豆。大豆类蛋白质含量高,碳水化合物和脂肪较少。杂豆类包括蚕豆、豌豆、绿豆、芸豆、赤小豆等,富含碳水化合物,蛋白质和脂肪较少。豆制品是以大豆或绿豆等为原料制作的半成品食物,如豆芽、豆浆、豆腐等。豆类及其制品是膳食中优质蛋白质的重要来源。

(一) 营养特点

1. 蛋白质 大豆蛋白质含量较高,一般为 35%~40%,为优质蛋白质。赖氨酸含量较多,苯丙氨酸、蛋氨酸含量低，与谷类混合食用可较好地发挥蛋白质互补作用。

2.脂肪 大豆脂肪含量为15%~20%，以黄豆和黑豆较高；其他豆类较低，为1%左右。大豆油不饱和脂肪酸约占85%，其中亚油酸高达50%以上，亚麻酸占2%~10%，还含有较多的磷脂和维生素E，是高血压、动脉粥样硬化等疾病患者的理想食品。

3.碳水化合物 大豆碳水化合物含量为25%~30%，淀粉含量较少，含有不能被人体消化吸收的棉子糖和水苏糖，在肠道中经细菌作用可发酵产生二氧化碳和氨，引起腹部胀气。其他豆类碳水化合物含量为55%~60%，主要以淀粉形式存在。

4.矿物质 豆类含有丰富的钙、磷、钾、钠、铁，但由于膳食纤维等抗营养因子的影响，钙和铁的消化吸收率不高。

5.维生素 豆类含有丰富的维生素 B_1、维生素 B_2、维生素E。干豆几乎不含维生素C，但经发芽做成豆芽后，维生素C含量明显提高。

大豆中还含有抗营养因子，如蛋白酶抑制剂、植酸、植物血凝素、胀气因子等，可影响人体对某些营养素的消化吸收。

（二）合理利用

加工方式和烹调方法对豆类蛋白质消化率有明显的影响。整粒大豆的蛋白质消化率为65%，加工成豆浆可达85%，豆腐的消化率可提高到92%~96%。豆类经过加工烹调后，消除了抗营养因子，更有利于营养素的吸收利用。

发酵后的豆制品蛋白质部分分解，较易消化吸收，某些营养素（如微生物在发酵过程中合成的维生素 B_2）含量增加。豆芽除含原有的营养成分外，还含有较多的维生素C，因此当新鲜蔬菜缺乏时，豆芽是维生素C的良好来源。

四、蔬菜水果类

蔬菜、水果种类繁多，富含人体必需的维生素、矿物质、水和各种植物化学物以及膳食纤维，含一定量的碳水化合物，蛋白质、脂肪含量很少。

（一）蔬菜

蔬菜按结构及可食部分分为叶菜类、根茎类、瓜茄类、鲜豆类和菌藻类等，是维生素、矿物质、膳食纤维和植物化学物的重要来源。

1.营养特点

（1）**蛋白质和脂肪**：多数蔬菜含蛋白质和脂肪很少。鲜豇豆蛋白质含量为2.9%，金针菇为2.4%，苋菜为2.8%，鲜豆类、菌藻类的蛋白质含量较高，必需氨基酸含量占蛋白质总量的60%以上，氨基酸组成比较均衡且赖氨酸含量较高，可与谷类蛋白质互补。

（2）**碳水化合物**：大部分蔬菜的碳水化合物含量较低，一般为4%左右，包括可溶性糖、淀粉及膳食纤维。因种类不同，含量差异较大，含量较高的为根茎类和菌藻类，可达20%~35%。含膳食纤维为1%~3%，叶菜类和茎类蔬菜中含有较多的纤维素和半纤维素，胡萝卜、南瓜、番茄等含有一定量的果胶，菌藻类蔬菜中含有一定量的多糖类物质。

（3）**矿物质**：蔬菜含有丰富的钙、磷、钾、镁、钠、铜等矿物质，其中以钾含量最多。菌藻类食物中微量元素含量丰富，尤其是铁、锌和硒等，含量是其他食物的数倍甚至十余倍。海带、紫菜等菌藻类还含有丰富的碘，每100g干海带中碘含量可达36g。绿叶蔬菜钙、铁含量比较丰富，但由于含有草酸和膳食纤维而影响矿物质的吸收。

（4）**维生素**：蔬菜维生素含量与品种、鲜嫩程度和颜色有关，一般叶部含量比根部高，嫩叶含量比枯叶高，深色菜叶含量比浅色高。胡萝卜素在绿色、黄色或红色蔬菜如胡萝卜、苋菜、南瓜中含量较多。维生素 B_2 和叶酸在绿叶菜中含量较多。嫩茎、叶、花菜类蔬菜富含维生素C、胡萝卜素、

维生素 B_2。深色蔬菜中维生素的含量高于浅色蔬菜。

2. 合理利用　因蔬菜中的水溶性维生素和矿物质易溶于水而损失,故应先洗后切;为防止维生素发生氧化,洗切好的蔬菜不宜长时间存放,应急火快炒。

（二）水果

新鲜水果含水分多,蛋白质和脂肪含量很低,水果的营养价值与新鲜蔬菜相似,是人体维生素和矿物质的重要来源。

1. 营养特点

（1）**碳水化合物**:水果所含碳水化合物较蔬菜多,主要是葡萄糖、果糖、蔗糖,在不成熟的水果内还有淀粉。此外,许多水果还富含纤维素、半纤维素和果胶等。

（2）**维生素**:新鲜水果含较多的维生素 C,鲜枣、橘子中含量特别高,可高达 300~600mg/100g;山楂、柑橘、草莓中含量也比较高。一些黄色和红色水果如芒果、杏、枇杷中含有较多的类胡萝卜素。

（3）**矿物质**:水果也是人体获得矿物质的良好来源。

（4）**其他成分**:水果含有多种有机酸,以柠檬酸、苹果酸和酒石酸含量较多。有机酸可促进消化酶的分泌,增进食欲,有利于食物的消化吸收;使食物保持一定酸度,对维生素 C 有保护作用。许多水果都含有多种芳香物质和色素,使水果具有特殊的香味和颜色,赋予水果良好的感官性状。

2. 合理利用　新鲜水果因水分和糖分高,在储存过程中易发酵、腐烂。

> **知识拓展**
>
> ### 蔬菜、水果与癌症预防
>
> 新鲜蔬菜和水果已被公认是最佳的防癌食品。蔬菜、水果的防癌作用与它们所含的营养成分,如矿物质、胡萝卜素、维生素 C、类黄酮类化合物、异硫氰酸盐及有机硫化物等物质有关,这些物质可使 DNA 免受损伤、减少突变。另外,蔬菜、水果富含膳食纤维,能缩短食物残渣在肠道通过的时间,与潜在的致癌物、次级胆汁酸、短链脂肪酸结合并促进其排出。

五、畜禽肉类

畜禽肉包括畜肉和禽肉,畜肉指猪、牛、羊等的肌肉、内脏及其制品,禽肉包括鸡、鸭、鹅等的肌肉及其制品。畜禽肉类是膳食中蛋白质、脂肪和 B 族维生素的重要来源。

（一）营养特点

1. 蛋白质　畜禽肉类蛋白质含量一般为 10%~20%,氨基酸模式接近人体,属于优质蛋白质。猪肉蛋白质含量平均为 13.2%,牛肉高达 20%,羊肉介于猪肉与牛肉之间。在禽肉中,鸡肉和鹌鹑肉蛋白质含量约 20%,鸭肉约 16%,鹅肉约 18%。一般来说,心、肝、肾等内脏器官的蛋白质含量较高。

2. 脂肪　畜禽肉类脂肪含量因动物的品种、年龄、肥瘦程度、部位等不同而有较大差异。在畜肉中,猪肉脂肪含量最高,羊肉次之,牛肉最低。在禽肉中,鸡肉脂肪为 9%~14%,鸭肉和鹅肉为 20% 左右,鹌鹑肉较低。禽类脂肪所含必需脂肪酸的量高于畜类,因此禽类脂肪的营养价值高于畜类脂肪。畜肉内脏含有较高的胆固醇,脑中含量最高。

3. 维生素　畜禽肉类主要含有 B 族维生素和维生素 A。内脏含量高于肌肉,其中肝脏含量最为丰富,尤其富含维生素 A 和维生素 B_2。维生素 A 的含量以牛肝和羊肝为最高,维生素 B_2 的含量则以猪肝最为丰富。禽肉中还含有较多的维生素 E。

4. 矿物质　畜禽肉类含有多种矿物质,瘦肉中的含量高于肥肉,内脏高于瘦肉。肝脏中铁的含量丰富，以猪肝和鸭肝中最为丰富。畜禽肉中的铁主要以血红素铁形式存在，消化吸收率很高。内脏中还含有丰富的锌和硒，牛肾和猪肾的硒含量是其他食品的数十倍。此外，畜禽肉还含有较多的磷、硫、钾、钠、铜等。畜禽肉类钙的含量不高。

（二）合理利用

畜禽肉蛋白质含量高且富含赖氨酸，与谷类搭配食用能充分发挥蛋白质互补作用。畜肉的脂肪含量高且主要为饱和脂肪酸，同时含有较高的胆固醇，易导致肥胖、心脑血管疾病，不宜过多食用。

六、鱼虾类

鱼类按生活环境分为海水鱼和淡水鱼。广义的鱼类还包括虾、蟹、贝类等水产品。鱼虾类是蛋白质、矿物质和维生素的良好来源。

（一）营养特点

1. **蛋白质**　鱼类蛋白质含量为 15%~25%，平均为 18%。鱼类蛋白质的氨基酸组成与人体需要接近，利用率较高，生物价可达 85%~90%。除蛋白质外，鱼类还含有较多的其他含氮化合物，是鱼汤的呈味成分。鱼类肌肉纤维细短，间质蛋白少，组织软而细嫩，比畜禽肉更易消化。

2. **脂肪**　鱼类脂肪含量为 1%~10%，呈不均匀分布，主要存在于皮下和脏器周围，肌肉组织中含量较少。不同鱼种脂肪含量有较大差异，如鳕鱼脂肪含量低于 1%，而河鳗脂肪含量高达 10.8%。鱼类脂肪中的不饱和脂肪酸占 60% 以上，熔点较低，通常呈液态，消化率达 95% 左右。鱼类的胆固醇含量一般约为 100mg/100g，但鱼子中含量较高。部分海水鱼特别是深海鱼（沙丁鱼、金枪鱼等）含有较高的二十碳五烯酸（EPA）和二十二碳六烯酸（DHA），具有调节血脂、防治动脉粥样硬化、辅助抗肿瘤等作用。

3. **碳水化合物**　鱼类碳水化合物含量较低，约为 1.5%，主要以糖原形式存在。有些鱼不含碳水化合物，如鲳鱼、鲢鱼、银鱼等。

4. **矿物质**　鱼类矿物质含量为 1%~2%，含量最高的是磷，钙、钠、氯、钾、镁等含量也较多。海水鱼含碘丰富。此外，鱼类含锌、铁、硒也较丰富。

5. **维生素**　鱼类含有一定量的维生素 A、维生素 D、维生素 B_2、维生素 E、维生素 B_1、烟酸等，但维生素 C 含量很低。鱼肝油和鱼油是维生素 A、维生素 D 和维生素 E 的重要来源。

（二）合理利用

鱼类水分含量较高、营养丰富、结缔组织少，更容易腐败变质。鱼类脂肪因富含多不饱和脂肪酸而易氧化。

七、蛋类及其制品

蛋类及其制品包括鸡蛋、鸭蛋、鹅蛋、鹌鹑蛋、鸽蛋等及其加工制成的咸蛋、松花蛋等。蛋类的营养素含量丰富，质量也很好，是营养价值较高的食物。

（一）营养特点

1. **蛋白质**　蛋类蛋白质含量一般在 10% 以上，蛋清含量较低，蛋黄中较高，加工成咸蛋或松花蛋后略有提高。氨基酸模式与人体最为接近，生物价高，几乎能被人体完全吸收，是天然食物中最理想的蛋白质。蛋白质中赖氨酸和蛋氨酸含量较高，可与谷类和豆类混合食用，以弥补谷类和豆类赖氨酸或蛋氨酸的不足。

2. **脂肪**　蛋清中含脂肪极少，98% 的脂肪存在于蛋黄中，呈乳化状，分散成细小颗粒，易消化吸收。不饱和脂肪酸比例较高，磷脂和胆固醇含量也较丰富，主要集中在蛋黄中。

3. **碳水化合物**　蛋类碳水化合物含量较低，为 1%~3%，蛋黄略高于蛋清，加工成咸蛋或松花蛋后有所提高。

4. 矿物质 蛋类含钙、磷、铁、锌、硒等，为 1%~1.5%，蛋黄高于蛋清。蛋黄含铁量较高，但由于与蛋黄中的卵黄高磷蛋白结合而干扰吸收，故蛋黄中铁的生物利用率较低，仅为 3% 左右。

5. 维生素 蛋类含维生素较为齐全，包括所有的 B 族维生素、维生素 A、维生素 D、维生素 E、维生素 K 和微量的维生素 C。其中绝大部分维生素都存在于蛋黄中。此外，蛋中的维生素含量受到禽类品种、季节和饲料中维生素含量的影响。

（二）合理利用

生蛋蛋清中含有抗生物素蛋白和抗胰蛋白酶，可降低蛋白质的吸收，同时存在被沙门氏菌污染的可能，因此蛋类不宜生吃。不同的烹调方式对蛋类的营养价值有不同影响。

八、乳类及其制品

乳类包括牛乳、羊乳和马乳等，人们食用最多的是牛乳。乳类经浓缩、发酵等工艺可制成乳制品，如乳粉、酸奶、炼乳等。

（一）乳类的营养特点

乳类含有人体需要的所有营养素，除维生素 C 含量较低外，其他营养素含量都比较丰富。乳类的水分含量为 86%~90%。

1. 蛋白质 牛乳蛋白质含量为 3.0% 左右，羊乳为 1.5%，人乳约 1.2%。在牛乳蛋白质中，酪蛋白约占 80%，乳清蛋白占 11.5%。乳类蛋白质为优质蛋白质，生物价为 85%，容易被人体消化吸收。

2. 脂类 牛乳脂肪含量为 3%~5%，磷脂含量为 20~50mg/100ml，胆固醇含量为 13mg/100ml。随季节、饲料的不同，乳类脂肪的成分略有变化。乳类脂肪是脂溶性维生素的载体，对乳类的风味和口感有重要影响。

3. 碳水化合物 乳类中碳水化合物主要是乳糖，含量为 3.4%~7.4%，人乳含量最高，羊乳居中，牛乳最少。乳糖在人体消化道内经乳糖酶的作用，分解成葡萄糖和半乳糖，随后被人体吸收。有些人体内乳糖酶不足或活性低，摄入乳类后乳糖不能被分解吸收，而是进入肠道后端被肠道细菌发酵而产酸、产气，出现腹胀、腹痛和腹泻等症状，称为乳糖不耐受。

4. 矿物质 乳类富含钙、磷、钾等矿物质，钙的含量可达 110mg/100ml，且易消化吸收，是钙的良好来源。牛乳中铁含量很低，仅为 23mg/L，属贫铁食物。

5. 维生素 牛乳含有几乎所有的维生素，维生素含量与饲养方式和季节有关。

（二）乳制品的营养特点

乳制品因加工工艺不同，其营养成分有很大差异。

1. 巴氏杀菌乳 巴氏杀菌乳是以生牛（羊）乳为原料，经巴氏杀菌等工序制得的液态乳。将生乳 62~65℃加热 30min，为传统巴氏杀菌法；将生乳 72~75℃加热 15~16s，或于 80~85℃加热 10~15s，为高温短时巴氏杀菌法。巴氏杀菌的牛乳除维生素 B_1 和维生素 C 略有损失外，其营养价值与新鲜牛乳差别不大。

2. 发酵乳 发酵乳是以生牛（羊）乳或乳粉为原料，经杀菌、发酵后制成 pH 下降的产品。其中以生牛（羊）乳或乳粉为原料，经杀菌、接种嗜热链球菌和保加利亚乳杆菌发酵制成的产品称为酸乳。

生乳经乳酸菌发酵后，游离氨基酸和肽增加，脂肪不同程度水解，叶酸含量增加，更易消化吸收，营养价值更高。酸乳适合消化功能不良的儿童、老年人和乳糖不耐受者。

3. 乳粉 乳粉是鲜乳经消毒、浓缩、脱水干燥制成的。根据食用目的不同，乳粉可制成全脂乳粉、脱脂乳粉和配方乳粉等。全脂乳粉是将鲜乳浓缩除去 70%~80% 水分后，经喷雾干燥或热滚筒法脱水制成。脱脂乳粉是将鲜乳脱去脂肪，再经上述方法制成的乳粉。脱脂乳粉中脂肪含量仅为 1.3%，脱脂过程中脂溶性维生素损失较多，其他营养成分变化不大。脱脂乳粉一般供腹泻婴儿及需要低脂膳食的患者食用。配方乳粉以牛乳为基础，参照人乳组成的模式和特点进行营养素的调整和改善,以更适合婴儿的生理特点和需要。

4.炼乳 炼乳是一种浓缩乳,可分为淡炼乳和甜炼乳。鲜乳在低温真空条件下浓缩,除去约2/3水分,再经灭菌制成淡炼乳。因加工过程中维生素受到一定的破坏,因此常强化维生素。淡炼乳按适当的比例冲稀后,其营养价值与鲜乳相同,适合婴儿和对鲜乳过敏者食用。甜炼乳是在鲜乳中加入约15%的蔗糖后,再按上述工艺制成的。甜炼乳糖含量可达45%,不宜供婴儿食用。

(刘卫云　贺　生)

第三节　食物成分表的应用

食物成分表是描述食物成分及其含量数据的表格。中国食物成分表是中国食物成分公共数据库的主要构成部分,广泛应用于营养调查和监测、食谱编制、膳食治疗、营养干预以及国家政策制定、食品加工生产等多个领域。

一、食物成分表的构成

1.食物名称 食物名称由中文学名和别名组成,为便于识别和区分,对一些食物的颜色、形状、质地、加工方法、地区来源等进行描述。

2.食物分类 采用"食物类和亚类"的双级分类方法:将所有食物分为若干个食物类;对于一个食物类中的食物,根据某一属性的不同又分为不同的亚类,对那些难以分配到某一具体亚类的食物,一律归入到相应食物类中的名字为"其他"的亚类中。

3.食物编码 食物成分表按食物分类的规则和方法对食物进行编码,采用6位数字编码的方法,前2位数字是食物类别编码,第3位数字是食物亚类编码,最后3位数字是食物在亚类中的排列序号。

例如,编码为"082104"的牛肉(后腿),即

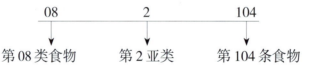

一条食物成分数据的编码在食物成分表中具有唯一性。

4.食物的可食部 很多食物具有不可食部分。从市场上采集来的食物称为样品(即"市品"),按照通常的加工、烹调方法和饮食习惯去掉不可食用的部分后,剩余的即为食物的可食部分。中国食物成分表中"食部"栏中的系数表示某一种食物中可食用部分占市品或样品的百分比,用于计算食物可食部分的重量。食物成分表上的营养素含量均指可食部分的含量。

5.食物成分的定义

(1)**能量**:为计算值,采用各供能营养素(蛋白质、脂肪、碳水化合物、酒精)含量乘以相应的能量折算系数,再求和得到。能量的单位为千卡(kcal)和千焦(kJ)。

(2)**蛋白质**:实为粗蛋白,计量采用凯氏微量定氮法测定食物总氮量,再乘以相应的蛋白质折算系数而得到。

(3)**脂肪**:食物脂肪的数值代表粗脂肪。因其中除脂肪外,尚有游离脂肪酸、磷脂、固醇、色素等脂溶性物质。

(4)**碳水化合物**:使用减差法计算总碳水化合物,其中包括了膳食纤维部分。计算公式为:

$$碳水化合物 = 100 - (水分 + 蛋白质 + 脂肪 + 灰分)$$

或:

$$碳水化合物 = 淀粉 + 单糖$$

（5）**维生素**：很多维生素有多种化学形式，测定完成后常需要转化成一种或总的形式来表达数据。

6. 食物成分备注栏说明

（1）"备注"一栏中标注了食物或数据的来源。地区名称是指样品的采集地或产地。

（2）食物条目后的"（ ）"是对食物的补充说明，食物条目后的"［ ］"是别名或俗名。

（3）数据符号及缩写说明见表2-10。

表2-10　数据表达中所涉及的符号意义

符号	意义	符号	意义
—	未测定，理论上该食物应该含有一定量该种成分	un	不能计算
…或 Tr	未检出，或低于方法检测限值，含量极微	A※	中性洗涤剂法
$\bar{x}$	该条数据为几种相同食物数据的均值	b※	粗纤维测定法
※ 或( )	估计值，参考相似食物的给出值	c※	无原始数据，通过换算系数 4.184 进行能量值换算而得
（0）	估计零值，理论上为零值或不存在		

为便于查阅和应用，常略去食物编码、备注等内容。常用食物成分表见附录二。

二、食物成分表的用途

食物成分表是一个国家了解人群营养状况、评价膳食营养质量、设计和实施营养改善计划必需的基础资料，也是农业、商业、食品工业等部门发展食物生产及加工、优化和改进国民食物结构的重要依据。

1. 编制食谱　食物成分表是食谱设计、膳食调整、食物交换等工作不可缺少的工具，尤其是在幼儿园、临床营养和个体健康管理方面。

2. 膳食调查　膳食营养素摄入量计算是食物成分表应用的延伸，集食物成分数据和营养计算评价于一体。

3. 教学科研　食物成分表是营养学教学中认识食物和营养科学研究的工具。

4. 制定政策　食物成分表是在制定营养规划、行动指南和膳食指南时不可缺少的技术支撑。

5. 营养教育　食物成分表是营养科学普及教育的重要技术数据，广泛应用于科普图书和讲座。

6. 食品加工　食物成分表是食品加工配料选择和制作食品营养标签的依据。

（刘卫云　贺　生）

> **思考题**

1. 小王是一名大学二年级学生，她的体重超出理想体重较多。最近她从一本杂志上读到通过低碳水化合物饮食减轻体重的文章，准备尝试一下。依据文章内容，她可以不受限制地摄入瘦肉、鱼肉、禽肉和禽蛋，但应限制蔬菜、水果、米面类食物。最初 2 周时间内，她惊喜地发现体重有所下降。但是随后小王的体重不再下降，并且出现疲倦、轻微头痛的症状，朋友反映她在说话时口中有烂苹果的味道。小王于是向营养师咨询。通过膳食评价，营养师发现小王开始减重饮食后每天只摄入 1 000kcal 能量，其中包括碳水化合物 25g，蛋白质 130g，脂肪 45g，每天只喝 3 杯水。

请思考：

（1）小王为什么会出现头疼以及口中有烂苹果的味道？

（2）小王的减重饮食有什么问题？

2. 现有一市售饼干，营养标签显示：每100g饼干含能量466kcal，蛋白质8.3g，脂肪17g，碳水化合物70g，钙365mg。

请思考：

（1）请计算该饼干的能量密度、营养素密度及营养质量指数。

（2）对健康成年男子，请根据INQ对该饼干的营养价值进行评价。

微课

练习题

实训1 能量过剩的营养指导

【任务描述】

某18岁女性，身高160cm，体重72kg，无肥胖家族史。小学时学习成绩优异，开朗爱笑，备受家人、老师和同学们的喜爱。随着年龄的增长和进入高中后学习压力的增大，她腹背部和大腿脂肪积聚越来越明显，以臀部最为显著，活动时常感气短、疲劳，食欲旺盛，喜食油炸、辛辣刺激性食物，酷爱奶茶类饮品，不爱运动。

【任务目标】

对该女性给出减肥的营养改进建议。

【任务准备】

1. **物品** 记录笔、DRIs表、中国食物成分表、计算器。
2. **器械** 身高体重计。
3. **环境** 干净、整洁、安静。

【任务学时】

2学时。

【解决路径/方法】

1. 通过测量身高、体重，计算体重指数（BMI），判断该女性属于肥胖。
2. 依据减肥原则，提出合理的膳食改进建议。

【任务结果】

1. 该女性BMI为28.125，判断为肥胖。

2. **膳食改进建议**

（1）改进挑食、偏食的不良习惯。

（2）依据中国居民膳食指南对青少年的指导意见安排膳食。

（3）合理安排吃零食的时间和数量，饭前或饭后不喝饮料，尤其是奶茶和高碳水化合物的碳酸饮料等，培养定时定量吃饭的习惯。

3. **运动建议** 对于青少年肥胖而言，并不是运动强度越大就越有效。减肥应选择长时间、中小强度的运动，运动的时间要足够长，一般每次运动的持续时间为30~60min。每周运动4~5次或坚持每天运动，形成运动习惯，可以选择跑步、骑自行车、爬山、游泳、健美操、跆拳道、球类活动等。

4. 对青少年进行健康教育和心理疏导，对减肥树立信心，增强毅力，乐观对待。

5.必要时在医师指导下实施减肥计划。

【任务讨论】

1.青少年肥胖是由于营养过剩和缺乏运动,引起体内脂肪细胞数量增加、脂肪细胞体积增大所致。如果不加以控制,可以持续终身,增加很多疾病的发病风险。18岁正值青春发育关键期,在关注青少年饮食的同时,还要关注他们的心理变化,父母、学校的老师要给予他们更多的关心和帮助,营造关爱健康的氛围,树立预防为主、健康生活的理念。

2.世界卫生组织提出健康减肥三原则,即不腹泻、不节食、不乏力。我们要充分认识肥胖对人体的危害,养成良好的饮食和生活规律,并坚持体育锻炼,有效控制体重。

3.针对青少年肥胖的问题,进行模仿训练,提出合理的营养指导建议。

(吴亚飞)

第三章 | 平衡膳食

教学课件

思维导图

学习目标

1. 掌握：平衡膳食的概念和基本要求，中国居民膳食指南平衡膳食准则和中国居民平衡膳食宝塔。
2. 熟悉：平衡膳食的组成、食谱编制的理论依据和原则。
3. 了解：膳食结构的种类及特点。
4. 能够应用平衡膳食的理论与准则，指导各类健康人群合理膳食。
5. 具有"大食物观"和为人民健康服务的职业精神。

人体所需要的能量和营养素主要是从食物中获取。自然界的食物种类繁多、各具特色，其营养价值各不相同。膳食中营养不足或过量都可造成各种健康问题。因此，要具有科学的膳食结构，良好的饮食习惯，平衡膳食，从而达到合理营养、促进健康、预防疾病的目的。

第一节　平衡膳食基本理论

一、平衡膳食的概念

平衡膳食又称合理膳食，是指膳食中所含的营养素种类齐全、数量充足、比例合适，并且与机体的需要保持平衡。平衡膳食是合理营养的物质基础，是达到合理营养的唯一手段。合理营养是通过正确选择与搭配食物，采用科学的加工与烹调、合理的膳食制度，以利于各种营养素的消化、吸收和利用，使人体获得的能量和营养素能够满足在不同生理阶段、不同生活环境及不同劳动条件下的需要，避免出现某些营养素的缺乏或过多，促进人体正常的生长发育，确保各组织器官结构和功能的正常，提高机体的抗病能力，使机体处于良好的健康状态。

二、平衡膳食的基本要求

1. **提供数量充足的能量和各种营养素**　膳食中各种营养素和能量应能保证满足食用者的要求，以达到 DRIs 为宜。

2. **保证各种营养素之间比例合适**　膳食中的各种营养素之间应保证平衡，以充分发挥各种营养素的功能，保证人体处在良好的健康状态。需要注意的是以下七个方面的平衡：①三大产能营养素供能比例的平衡；②能量与维生素之间的平衡；③必需氨基酸的平衡；④饱和脂肪酸、单不饱和脂肪酸、多不饱和脂肪酸的平衡；⑤矿物质之间的平衡；⑥维生素之间的平衡；⑦矿物质与维生素之间的平衡。

3. **食物对人体无毒无害**　食物如果被有毒有害物质或致病微生物污染，可对人体产生危害或引起食物中毒，因此合理膳食应由符合国家食品卫生标准的安全、无毒、无害的食物构成。

4. 科学的加工烹调　科学的加工烹调可避免或尽量减少营养素的损失，并使食物保持良好的色、香、味、形等感官性状，促进食欲，提高食物的消化吸收率。

5. 合理的膳食制度和良好的饮食习惯　膳食制度是指把全天的食物定时、定质、定量地分配给食用者的一种制度。制定膳食制度时要考虑食用者的工作性质、年龄、生理状况以及季节、气候等因素。我国居民的饮食习惯为一日三餐，三餐能量的合理分配是：早餐占 25%~30%，午餐占 30%~40%，晚餐占 30%~35%。

三、平衡膳食的组成

1. 食物品种多样、数量充足　平衡膳食必须包括五大类食物，即粮豆类、动物性食物类、乳类、水果蔬菜类和烹调油类。同类食物中的品种要经常更换，每日食物种类达到 12 种以上，每周达到 25 种以上。

2. 能量来源比例合理　一方面，要求供能食物来源构成合理。一般认为，粮谷类占 60%~70%，薯类占 5%~10%，豆类占 5%，动物类占 20%~25%。另一方面，要求三大供能营养素的比例合理，碳水化合物、蛋白质、脂肪的供能各占供能总量的 50%~65%、10%~15%、20%~30%。

3. 蛋白质来源搭配合理　膳食中优质蛋白质（动物蛋白和大豆蛋白）摄入比例应大于 1/3，对于老年人、儿童及病人等人群要求达到 1/2。

4. 脂肪来源组成合理　膳食中植物性脂肪与动物性脂肪的比例分别为 60%、40%，以保证必需脂肪酸的需要量。饱和脂肪酸不应超过总能量的 10%。

5. 其他营养素的来源与摄入量要合理　其他营养素的摄入以营养素参考摄入量的标准为宜。铁、钙等矿物质还应注意其来源和吸收率。维生素 A 至少应有 1/3 来自动物性食物。维生素 A、维生素 B_2 等营养素容易发生缺乏，应适当补充。

第二节　膳食结构与膳食指南

> **情景导入**
>
> 某社区卫生服务中心向本社区居民开展营养健康教育，指导居民合理膳食。
> **请思考：**
> 1. 介绍《中国居民膳食指南（2022）》的八条准则。
> 2. 解读谷类食物每天摄入的具体要求。

一、膳食结构

（一）膳食结构的概念

膳食结构是指居民消费的食物种类及数量的相对构成，又称膳食模式。一个国家或地区居民的膳食结构必须与其居民的经济收入、身体素质、饮食习惯及食用作物的生产相协调。因此，膳食结构是衡量一个国家或地区经济发展水平、社会文明程度和膳食质量的主要标志。

（二）膳食结构的类型

根据动物性食物和植物性食物在膳食中所占比重以及能量、蛋白质、脂肪和碳水化合物的摄入量，可将世界各国人群的膳食结构分为以下四种类型：

1. 以植物性食物为主的膳食结构　大多数发展中国家属于此类型。该膳食结构以植物性食物为主、动物性食物为辅，蛋白质、脂肪摄入不足，能量基本满足需要。这种膳食结构容易导致蛋白

质 - 能量营养不良、缺铁性贫血、维生素 A 缺乏症等营养缺乏病。

2. 以动物性食物为主的膳食结构 多数欧美发达国家属于此类型。该膳食结构的特点是以动物性食物为主，提供高能量、高脂肪、高蛋白、低膳食纤维即"三高一低"的膳食模式。这种膳食结构可导致肥胖症、冠心病、糖尿病等慢性病的发病率升高。

3. 动植物食物平衡的膳食结构 该膳食结构以日本为代表，特点是：膳食中动物性食物和植物性食物的比例较合适；能量、蛋白质、脂肪、碳水化合物摄入量基本符合营养要求，膳食结构比较合理。这种膳食结构有利于避免营养缺乏病和营养过剩性疾病。

4. 地中海膳食结构 该膳食结构是居住在地中海地区的居民所特有的，特点是膳食能量能满足人体需要，饱和脂肪酸摄入量低，膳食含大量复合碳水化合物，蔬菜、水果的摄入量较高，心脑血管疾病的发病率很低。

二、中国居民膳食指南

中国居民膳食指南是根据营养学原理，结合中国居民膳食消费和营养状况的实际情况制定的。中国居民膳食指南是教育居民采用平衡膳食、获取合理营养、促进身体健康的指导性意见。

我国第一个膳食指南是 1989 年制定的，1997 年、2007 年、2016 年和 2022 年进行了四次修订。《中国居民膳食指南（2022）》由 2 岁以上大众膳食指南、特定人群膳食指南、平衡膳食模式和膳食指南编写说明三部分组成。

（一）一般人群膳食指南

一般人群膳食指南适用于 2 岁以上的健康人群。根据该人群的生理特点和营养需要，并结合我国居民的膳食结构特点，制定了 8 条准则，以期达到平衡膳食、合理营养、保证健康的目的。

准则一：食物多样，合理搭配

食物多样是平衡膳食模式的基本原则，谷类为主是平衡膳食模式的重要特征。多样的食物应包括谷薯类、蔬菜水果类、畜禽鱼蛋奶类和大豆坚果类等。建议每天摄入 12 种以上食物，每周 25 种以上，合理搭配。每天摄入谷类食物 200~300g，其中包含全谷物和杂豆类 50~150g；薯类 50~100g。

准则二：吃动平衡，健康体重

各年龄段人群都应天天进行身体活动，食不过量，能量平衡，保持健康体重。坚持日常身体活动，每周至少进行 5 天中等强度身体活动，累计 150min 以上。主动身体活动最好每天走 6 000 步。鼓励适当进行高强度有氧运动，加强抗阻运动，每周 2~3 天。减少久坐时间，每小时起来动一动。

准则三：多吃蔬果、奶类、全谷、大豆

蔬菜水果、全谷物和奶制品是平衡膳食的重要组成部分。餐餐有蔬菜，每天摄入不少于 300g 的新鲜蔬菜，深色蔬菜应占 1/2。天天吃水果，保证每天摄入 200~350g 新鲜水果，果汁不能代替鲜果。吃各种各样的奶制品，摄入量相当于每天 300ml 以上的液态奶。经常吃全谷物、大豆制品，适量吃坚果。

准则四：适量吃鱼、禽、蛋、瘦肉

鱼、禽、蛋类和瘦肉摄入要适量，平均每天摄入 120~200g。每周最好吃鱼 2 次或 300~500g，蛋类 300~350g，畜禽肉 300~500g。少吃深加工肉制品。鸡蛋营养丰富，吃鸡蛋不弃蛋黄。优先选择鱼，少吃肥肉、烟熏和腌制肉制品。

准则五：少盐少油，控糖限酒

培养清淡饮食习惯，少吃高盐和油炸食品。成年人每天摄入食盐不超过 5g，烹调油 25~30g。控制添加糖的摄入量，每天不超过 50g，最好控制在 25g 以下。反式脂肪酸每天摄入量不超过 2g。不喝或少喝含糖饮料。儿童青少年、孕妇、乳母以及慢性病患者不应饮酒。成年人如饮酒，一天饮用的酒精量不超过 15g。

准则六：规律进餐，足量饮水

合理安排一日三餐，定时定量，不漏餐，每天吃早餐。规律进餐，饮食适度，不暴饮暴食，不偏食挑食，不过度节食。足量饮水，少量多次。在温和气候条件下，低强度体力活动水平成年男性每天喝水 1 700ml，成年女性每天喝水 1 500ml。推荐喝白水或茶水，少喝或不喝含糖饮料，不用饮料代替白水。

准则七：会烹会选，会看标签

在生命的各个阶段都应做好健康膳食规划。认识食物，选择新鲜的、营养素密度高的食物。学会阅读食品标签，合理选择预包装食品。学习烹饪，传承传统饮食，享受食物天然美味。在外就餐不忘适量与平衡。

准则八：公筷分餐，杜绝浪费

选择新鲜卫生的食物，不食用野生动物。食物制备生熟分开，熟食二次加热要热透。讲究卫生，从分餐公筷做起。珍惜食物，按需备餐，提倡分餐不浪费。做可持续食物系统发展的践行者。

（二）特定人群膳食指南

特定人群包括孕妇、乳母、婴幼儿、儿童、老年人及素食人群，除一般人群膳食指南外，考虑到这些人群生理和营养需要的特殊性，中国营养学会也制定了相应的膳食指南（详见第五章）。

三、中国居民平衡膳食宝塔

中国居民平衡膳食宝塔（图 3-1）是根据《中国居民膳食指南（2022）》的核心内容，结合中国居民膳食结构特点提出的理想膳食模式。它按平衡膳食的原则推荐了各类食物的适宜消费量，并以直观的宝塔形式表现出来，便于人们理解和在日常生活中实行。

1. **平衡膳食宝塔的说明** 平衡膳食宝塔共分五层，包含我们每天应吃的主要食物种类。平衡膳食宝塔各层位置和面积不同，在一定程度上反映出各类食物在膳食中的地位和应占的比重。宝塔图增加了水和身体活动的图像，强调足量饮水和增加身体活动的重要性。平衡膳食宝塔建议的各类食物摄入量都是指食物可食部分的生重。各类食物的重量不是指某一种具体食物的重量，而是一类食物的总量，因此在选择具体食物时实际重量可以在互换表中查询。应用平衡膳食宝塔可把营养与美味结合起来，按照同类互换、多种多样的原则调配一日三餐。同类互换就是以粮换粮、以豆换豆、以肉换肉。多种多样就是选用品种、形态、颜色、口感多样的食物和变换烹调方法。

2. **平衡膳食宝塔的应用**

(1) **根据个体的能量水平确定食物需要**：平衡膳食宝塔建议的每人每日各类食物适宜摄入量适用于一般健康成年人，在实际应用时要根据个人的年龄、性别、身高、体重、劳动强度、季节等因素适当调整。

每个人可根据平衡膳食宝塔的建议，结合自己的实际情况确定自己的食物需要量。例如，劳动强度大的年轻人需要能量高，应适当多吃主食；活动少的老年人需要能量少，可少吃主食。此外，平衡膳食宝塔建议的各类食物摄入量是一个平均值和比例，每日膳食中应当包含宝塔中的各类食物，各类食物的比例也应基本与平衡膳食宝塔一致。

(2) **食物同类互换，调配丰富多样的膳食**：人们吃多种多样的食物不仅是为了获得均衡的营养，也是为了使饮食更加丰富多彩以满足人们的口味享受。宝塔包含的每一类食物中都有许多的品种，虽然每种食物都与另一种不完全相同，但同一类中各种食物所含营养成分往往大体上近似，在膳食中可以互相替换。同时，选用品种、形态、颜色、口感多样的食物，变换烹调方法以保持膳食的多种多样。

(3) **要因地制宜充分利用当地资源**：我国幅员辽阔，各地的饮食习惯及物产不尽相同，只有因地制宜充分利用当地资源，才能有效地应用平衡膳食宝塔。例如，牧区乳类资源丰富，可适当提高乳类摄取量；渔区可适当提高鱼及其他水产品摄取量；山区则可利用山羊乳以及花生、瓜子、核桃

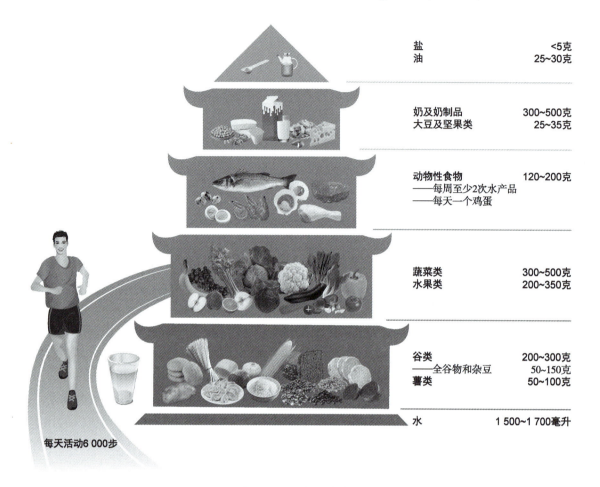

中国居民平衡膳食宝塔（2022）
Chinese Food Guide Pagoda（2022）

盐	<5克
油	25~30克
奶及奶制品	300~500克
大豆及坚果类	25~35克
动物性食物	120~200克
——每周至少2次水产品	
——每天一个鸡蛋	
蔬菜类	300~500克
水果类	200~350克
谷类	200~300克
——全谷物和杂豆	50~150克
薯类	50~100克
水	1 500~1 700毫升

每天活动6 000步

图 3-1　中国居民平衡膳食宝塔（2022）

等资源。在某些情况下，由于地域、经济或物产所限，无法采用同类互换时，也可以暂用豆类代替乳类、肉类，或用蛋类代替鱼、肉。

（4）**要养成习惯，长期坚持**：膳食对健康的影响是长期的结果。应用于平衡膳食宝塔需要自幼养成习惯并坚持不懈，才能充分体现其对健康的重大促进作用。

第三节　膳食调配和食谱编制

一、膳食调配

　　膳食调配就是通过对食物的品种和用量进行调整，使烹调加工后的膳食美味可口、易消化，以利于营养素的吸收、利用，营养素摄入量和营养素之间的比例均满足人体需要的水平。

　　各种食物的营养成分均有其特点和相应的营养价值，将各种食物进行合理的调配才能符合人体的需要。因此，合理膳食首先要处理好各种食物的配比关系。

（一）膳食调配的影响因素

　　1.进餐者情况　居民以及个人的饮食习惯是在长期适应一定生活条件下形成的。选用喜欢的食物品种，并按照习惯的方法进行烹调，才能使这些食物被充分消化、吸收和利用。但对于不良饮食习惯,如暴饮暴食、偏食等,则应加强宣传教育,逐步予以纠正。对因社会历史条件形成的偏食习惯,除宣传教育外,还应采取措施保证供应多种多样的食物,逐步习惯于食用各种有益的膳食。

2. 季节气候的变化　人的食欲、对食物口味的要求受到季节、气候变化以及一天中的不同餐次影响而有所不同,但从营养的角度来看,膳食中能量和营养素的供给必须达到 DRIs。为了适应居民的口味,可根据食物同类互换方法所列举的食物品种进行调换,品种虽然有所变化,但所含的营养素基本不变。

3. 膳食的色、香、味、形和多样化　应注意膳食的感官品质,使膳食尽量多样化。食物的色、香、味、形等感官性状是食物对人体感官的刺激因素,可形成条件反射,影响食欲,故膳食应色彩调和、香气扑鼻、滋味鲜美;同时也应不断调换食物品种,改变烹调方法,尽量做到多样化,这样可以保持大脑皮质的适度兴奋,促进食欲,有利于食物的消化吸收。

4. 市场供应情况　随着季节的不同,市场上提供的食物品种有很大的变化,可根据食物同类互换方法及市场供应情况调换品种,以保证能量和营养素的供给。

(二) 膳食调配的原则

合理膳食首先要处理好各种食物的配比关系。各种食物均有其特点和相应的营养价值,人们组织膳食时必须将各种食物进行合理调配才能符合人体的需要。

1. 主副食之间的调配　我国居民的能量和营养素来源主要是由粮食制作的主食,其选择就在一定程度上决定了营养水平。虽然通过粗细搭配可以提高膳食营养价值,但某些营养素尚需依赖副食提供。

副食主要分为动物性食物和植物性食物两大类,在营养价值及感官性状上各有特点。副食随地区、季节及个人爱好等不同而不同,总的原则是食物品种和搭配应经常调换,并加工为不同形式的膳食。色、香、味能刺激食欲,给人以美的享受,可以增强消化、吸收和利用,提高食物的营养价值。

2. 粗细粮之间的调配　细粮是指稻米和面粉,粗粮是指除稻米和面粉外的其他粮食。因粮食的品种不同,营养素含量各有特点。每天膳食中粮食供给的蛋白质约占需要量的 50% 以上,是我国居民蛋白质的主要来源。我国居民膳食中消耗量最大的是稻米和面粉,其蛋白质中赖氨酸的含量比较贫乏,但某些粗粮(杂粮)中则比较丰富,如大麦、青稞、莜麦和荞麦等赖氨酸含量均较多,各种豆类的赖氨酸含量甚至可达到稻米或面粉的 5~10 倍。因此,粗细粮的搭配食用可以改进膳食中营养成分的比例,从而大大提高食物蛋白质的利用率。粗粮膳食纤维含量较高,与细粮搭配可以提高人体膳食纤维的摄入量。

3. 荤素之间的调配　荤食是指动物性食物及其制品,富含蛋白质和脂肪,含有多种维生素和矿物质,特别是肝脏含有大量的维生素 A,还有利用率较高的二价铁。素食主要是指植物性食物及其制品,提供的营养素主要是碳水化合物、脂肪、矿物质和维生素,还有千变万化的风味物质,如各种天然色素、有机酸、芳香物质和植物化学物。荤素之间的合理调配不但能获得比较全面的营养成分,还可做成不同外形、色调、口味的饭菜,通过人的感觉器官兴奋消化系统,增强食欲。

4. 质地调配　根据食物的性味、质地做到软配软、脆配脆、韧配韧、嫩配嫩。

5. 色泽调配　主料与配料的色泽搭配有顺色搭配和异色搭配,色泽协调可促进食欲。

二、食谱编制

食谱是根据就餐者的营养需要量、饮食习惯、食物的供应状况等,将一天或一周各餐主、副食的食物原料、品种、数量、各种食物的烹调方法和进餐时间等进行详细计划。根据就餐的对象不同,食谱可分为个体食谱和群体食谱,如机构、军队、学校、幼儿园等膳食计划;根据时间的长短,食谱有日食谱、周食谱、十日食谱、半月食谱和月食谱等,更短或更长的膳食安排营养学意义不大,没有操作的实用性。

(一）食谱编制目的

1.将各类人群的膳食营养素参考摄入量具体落实到用餐者的每日膳食中,使他们能按照营养需要摄入足够的能量和各种营养素。

2.可根据不同人群对各种营养素的需要,结合当地食物的品种、种植季节、经济条件和烹饪水平,合理选择各类食物,以达到平衡膳食。

3.通过食谱编制,指导食堂、家庭人员有计划地管理膳食,有利于成本核算。

(二）食谱编制的理论依据

1.平衡膳食基本理论　食谱的编制需要符合平衡膳食的五大基本要求。

2.DRIs　DRIs是营养配餐中能量和主要营养素需要量的确定依据。DRIs中的RNI是个体适宜营养素摄入水平的参考值,是健康个体膳食摄入营养素的目标。编制食谱时,首先需要以各营养素的RNI为依据确定需要量,一般以能量需要量为基础。制定出食谱后,还需要以各营养素的RNI为参考,评价食谱的制定是否合理。如果能量与RNI相差10%以内,营养素达到RNI的80%以上,说明编制的食谱合理可用,否则需要加以调整。

3.中国居民膳食指南和平衡膳食宝塔　膳食指南的原则就是食谱设计的原则,食谱的制定需要根据膳食指南考虑食物种类、数量的合理搭配。平衡膳食宝塔则是膳食指南量化和形象化的表达,是人们在日常生活中贯彻膳食指南的工具。宝塔建议的各类食物的数量既以人群的膳食实践为基础,又兼顾食物生产和供给的发展,具有实际指导意义。同时,平衡膳食宝塔还提出了实际应用时的具体建议,如同类食物互换的方法,对制定营养食谱具有实际指导作用。根据平衡膳食宝塔,我们可以很方便地制订出营养合理、搭配适宜的食谱。

4.食物成分表　食物成分表是食谱编制的工具。通过食物成分表才能将营养素的需要量转换为食物的需要量,从而确定食物的品种和数量。在评价食谱所含营养素摄入量是否满足需要时,同样需要参考食物成分表中各种食物的营养成分数据。

(三）食谱编制的原则

1.掌握编制对象的年龄、性别、劳动强度、经济状况、饮食习惯等。

2.要以食物为基础,不要以营养素为基础。

3.当家庭和集体进餐人员非单一构成时,要将进餐人折成标准人。一般规定为轻体力18岁至不满30岁成年男子为1.0个标准人,对照标准人的能量可计算出标准人系数,即营养需要系数。不同人群标准人系数见表3-1。

表3-1　不同人群的标准系数

人群类别/岁	标准系数		人群类别/岁	标准系数	
	男	女		男	女
6~	0.65	0.60	15~	1.21	0.98
7~	0.70	0.63	18~	1.00	0.79
8~	0.74	0.67	30~	0.95	0.79
9~	0.79	0.72	50~	0.91	0.74
10~	0.84	0.77	65~	0.88	0.72
11~	0.88	0.81	75~	0.84	0.70
12~	1.07	0.91			

(四）食谱编制的步骤

常用的食谱编制方法有营养成分计算法和食品交换份法。下面介绍营养成分计算法。

1.确定用餐者全日能量需要量　根据个体的性别、年龄、体力活动水平、生理特征等情况,确定个体的能量和各种营养素的需要量。能量需要量的确定可以根据中国居民膳食营养素参考摄入量确定，也可以根据活动量确定每千克标准体重应该摄入的能量。

一般将体力活动水平分为低强度、中等强度、高强度三个档次，其能量供给分别为每千克标准体重 30、35、40kcal。这样可以根据标准体重和相应的体力活动水平的能量需要量确定能量的供给量。

根据世界卫生组织的标准体重计算公式：

$$男性标准体重（kg）=[身高（cm）-80]×70\%$$
$$女性标准体重（kg）=[身高（cm）-70]×60\%$$

此公式所得的结果上下浮动 10% 均为正常。也可以用简单公式计算标准体重：

$$标准体重（kg）=身高（cm）-105$$

2. 计算蛋白质、脂肪、碳水化合物供给量　一般来讲，健康成年人蛋白质、脂肪、碳水化合物三者的供能比分别为 10%~15%、20%~30%、50%~65%。根据三者的供能系数 4kcal/g、9kcal/g、4kcal/g，计算三者的供给量：

$$蛋白质供给量（g）=能量×（10\%~15\%）÷4$$
$$脂肪供给量（g）=能量×（20\%~30\%）÷9$$
$$碳水化合物供给量（g）=能量×（50\%~65\%）÷4$$

3. 参考平衡膳食宝塔的食物用量比例，初步确定常用食物的用量　盐 <5g，油 25~30g；奶及奶制品 300~500g；大豆及坚果类 25~35g；动物性食物 120~200g；蔬菜类 300~500g；水果类 200~350g；谷类 200~300g，包括全谷物和杂豆 50~150g，薯类 50~100g；水 1 500~1 700ml。

4. 计算主副食提供的各种营养素的量，并校正主副食的用量　根据各类食物中三大营养素的参考含量、食部（%）、各类食物的用量，分别计算各类食物所提供的三大营养素的量。

(1) 主食用量的校正：根据步骤 2 中计算出的碳水化合物的量，减去由其他类别食物所提供的碳水化合物的量，为主要由谷类食物提供的碳水化合物的量。由此计算出的碳水化合物的量除以谷类食物中碳水化合物含量（75%），即为谷类食物的用量。

(2) 肉类食物用量的校正：根据步骤 2 中计算出的蛋白质的量，减去由其他类别食物所提供的蛋白质的量，为主要由肉类食物提供的蛋白质的量。由此计算出的蛋白质的量除以肉类食物中蛋白质含量（20%），即为肉类食物的用量。

(3) 油脂类食物用量的校正：根据步骤 2 中计算出的脂肪的量，减去由其他类别食物所提供的脂肪的量，为主要由油脂类食物提供的脂肪的量。由此计算出的脂肪的量除以油脂类食物中脂肪含量（99%），即为油脂类食物的用量。

5. 初配食谱　根据上一步骤中确定的各类食物的用量，挑选食物。根据日常饮食习惯安排烹调方法，初步配成食谱。

平衡膳食设计中关键的问题之一是食物原料品种的选择和数量的确定。根据我国居民目前的饮食情况，在选择食物原料时应注意以下问题：

(1) 所提供食物的品种力求多样化：建议每天摄入 12 种以上的食物，每周摄入 25 种以上的食物，以更好地满足各种营养素的需要量。

(2) 粮食类食物的供给十分重要：对一个成年人来说，每天要提供 3 个种类，摄入量在 200~300g，其中全谷物和杂豆 50~150g。不要长期食用过于精细的大米和白面，应经常食用糙米和某种杂粮，以增加 B 族维生素和其他营养素的供给。

(3) 动物性食物的比例不能太低：动物蛋白与大豆蛋白的供给量应占蛋白质总供给量的 1/3~1/2，动物蛋白要占优质蛋白的 1/2 以上。但动物性食物的比例也不能太高，否则会摄入过多的动物脂肪和胆固醇。

(4) 每天要摄取 25~30g 优质植物油：动物脂肪要严格控制，否则会摄入过多的饱和脂肪酸、甘油三酯和胆固醇，严重时有发生心脑血管疾病的危险。

6. 调整食谱 根据初配食谱中选用的各种具体食物的用量，结合食物成分表中关于食物的各种营养成分含量，计算这些食物提供能量及各种营养素的总量，并与用餐者的能量和各种营养素参考摄入量进行比较。如果能量超过或低于参考摄入量的10%、某个或某些营养素的含量超过或低于参考摄入量的20%，应对个别食物的种类和用量进行调整，直至符合要求为止。最后根据用餐者的用餐习惯确定烹调方法，将所有食物安排到一日三餐中。早、午、晚三餐提供能量和各种营养素的比例以25%~30%、30%~40%、30%~35%为宜。

7. 编排一周食谱 当一日的食谱确定以后，根据用餐者的饮食习惯和经济状况、市场供应情况等因素，按照同类互换的原则，在同一类食物中更换食物的品种和烹调方法，编制成一周的食谱。

（吴亚飞）

思考题

1.《中国居民膳食指南（2022）》是指导我国居民实践平衡膳食，获得合理营养的科学文件。

请思考：

（1）《中国居民膳食指南（2022）》由哪几部分组成？

（2）一般人群的膳食指南的内容有哪些？

（3）根据中国居民平衡膳食宝塔结构，如何指导健康人群的膳食？

2. 刘女士，32岁，身高163cm，体重55kg，身体健康。请为她编制一日食谱。

微课

练习题

实训2　食谱编制

【任务描述】

某21岁男性，大学三年级学生，身高185cm，体重77kg，平时喜欢利用课外活动时间打乒乓球，无既往病史。

【任务目标】

请为该男性编制一日三餐食谱。

【任务准备】

记录笔、DRIs表、中国食物成分表、计算器或营养计算软件。

【任务学时】

2学时。

【解决路径/方法】

一、掌握食谱编制原则

1. 保证营养平衡

（1）满足每日膳食营养素及能量的供给。

(2) 各营养素之间比例适当。

(3) 食物要多样,搭配要合理,包括主副食搭配、粗细搭配、荤素搭配、颜色搭配、质地搭配等。

2. 制定合理的饮食制度 一般以每天三餐为宜;在三餐分配上,一般早餐占全天总能量25%~30%,午餐占30%~40%,晚餐占30%~35%,特殊情况下可根据具体情况进行合理安排。

3. 饮食制度制定原则

(1) 适当安排两餐的间隔时间,一般为4~6h。

(2) 能满足生理和活动需要,以适应生活和工作学习。

4. 选择合适的食物烹调方法 需要权衡食物加工烹调的各种影响,结合个人的饮食习惯选择合适的烹调方式。烹调方法不能一成不变。

5. 尊重饮食习惯,注意饭菜的口味 在制订食谱的过程中,在不违反营养学原则的前提下,尽量照顾用餐者的饮食习惯。

二、食谱编制步骤

1. 首先根据用餐者的具体情况(性别、年龄、生理状况、劳动强度)和膳食营养素参考摄入量,确定三大产热营养素的需要量。

2. 按照中国居民膳食指南和平衡膳食宝塔的食物分配,选择一定量的主食和副食,再按照三餐的饮食习惯进行分配(食物成分表和食品交换份法)。

3. 按照选择的食物情况制成一日食谱。

4. 根据初步编制的食谱,计算能量与各种营养素的摄入情况(利用食物成分表),然后与膳食营养素参考摄入量进行比较并调整,使实际能量摄入量与参考摄入量之间的差异不超过10%,营养素的差异不超过20%。

5. 编制完成一日食谱后,可以根据食品交换份法进行同类互换,编制一周食谱。

6. 对食谱进行评价,内容包括:

(1) 品种是否齐全,各类食物的量是否充足。

(2) 能量与营养素摄入量是否适宜。

(3) 三餐能量分配是否合理。

(4) 三大营养素供能比例是否合适。

(5) 优质蛋白比例是否恰当。

7. 根据评价对食谱进行适当调整。

三、编制一日三餐食谱

该男性为21岁中等体力活动,制订一日三餐带量食谱如下。

1. 查膳食能量需要量,18岁至不满30岁中等体力活动男性每日膳食能量需要量为2 550kcal。

2. 计算蛋白质、脂肪、碳水化合物供给量:以蛋白质供能占比为15%、脂肪为25%、碳水化合物为60%计算。

$$蛋白质 = 2\ 550 \times 15\% \div 4 = 96g$$

$$脂肪 = 2\ 550 \times 25\% \div 9 = 71g$$

$$碳水化合物 = 2\ 550 \times 60\% \div 4 = 383g$$

3. 计算三种产能营养素每餐需要量。

早餐:　　蛋白质 $= 96g \times 30\% = 29g$

　　　　　脂肪 $= 71g \times 30\% = 21g$

　　　　　碳水化合物 $= 383g \times 30\% = 115g$

午餐:　　蛋白质 $= 96g \times 40\% = 38g$

　　　　　脂肪 $= 71g \times 40\% = 28g$

$$碳水化合物 = 383g × 40\% = 153g$$

晚餐：　蛋白质 $= 96g × 30\% = 29g$

脂肪 $= 71g × 30\% = 21g$

碳水化合物 $= 383g × 30\% = 115g$

4. 分别计算三餐的主副食用量，以早餐为例：

(1)**主食**：早餐中应含有碳水化合物 115g，查食物成分表，谷类中碳水化合物的平均含量为 75%，因此早餐所需主食重量为 $115g ÷ 75\% = 153g$。

主食的品种主要根据用餐者的饮食习惯确定，北方人习惯以面食为主，南方人则以大米居多。根据上一步的计算结果，如以小米粥和馒头为主食，则可安排小米粥（小米 50g）、馒头（面粉 100g）。

(2)**副食**：品种、数量的确定应在已确定主食用量的基础上，依据副食应提供的蛋白质量确定。早餐副食计算步骤如下：

1）计算主食中含有的蛋白质量：

$$小米（50g × 9\%）+ 面粉（100g × 10.4\%）= 15g$$

2）早餐蛋白质量减去主食中蛋白质量，即为副食应提供的蛋白质量：

$$29g - 15g = 14g$$

3）安排鸡蛋 1 个（60g），其他由豆制品提供。

4）计算豆制品需要量。鸡蛋中含蛋白质：

$$60g × 88\% × 13.3\% = 7g$$

需豆制品提供蛋白质量：

$$14g - 7g = 7g$$

如选择豆腐卷，则：

$$7g ÷ 17.9\% = 39g$$

5）选择蔬菜的品种和数量。根据不同季节的市场供应情况，以及考虑与动物性食物和豆制品配菜的需要确定。例如，该早餐可选择芹菜或韭菜 100g 炒豆腐卷。

6）确定纯能量食物的量。油脂的摄入以植物油为主，因此以植物油作为纯能量食物的来源。由食物成分表可知每日摄入各类食物提供的脂肪含量，用需摄入的脂肪量减去各类食物提供的脂肪量即为每日植物油供应量：

$$21 - 60 × 87\% × 9\% - 50 × 3.6\% = 14.5g$$

即由油脂提供 14.5g 脂肪。

5. 同样方法计算午餐、晚餐。

食谱编制还可以采取标准人法：一个标准人相当于 18 岁至不满 30 岁轻体力活动男性，每天的食物种类及数量为中国居民平衡膳食宝塔食物构成，按照食物多样化、三餐分配比例等原则进行食谱编制。

【任务结果】

完成实训报告，包括用餐对象的基本情况、一日食谱的营养摄入统计、一日实际摄入量与参考摄入量的对比以及总体评价，并提出食谱改进建议。

（吴亚飞）

第四章 | 营养调查与评价

ER-4-1 教学课件
ER-4-2 思维导图

学习目标

1. 掌握：营养调查内容及体格测量常用指标。
2. 熟悉：膳食调查询问法及调查结果评价。
3. 了解：营养缺乏症的临床体征、营养状况的生化检验指标、营养风险筛查方法及综合营养评定指标。
4. 能够熟练掌握体格测量方法，学会初步评价人体营养状况。
5. 具有严谨的科学态度及良好的人文关怀。

营养调查是指应用调查检验手段准确了解社会某一人群（以至个体）某一时间断面的营养状况及其连续的动态变化。营养调查目的是发现营养方面存在的问题，找出原因，并提出改进措施。全面的营养调查一般包括膳食调查、体格测量、营养缺乏病的临床体征检查和生化免疫检验与评价。

第一节 膳食调查

情景导入

小华同学到校医院接受营养调查，护士在与他沟通后，先测量身高、体重、上臂围，然后进行其他项目的检查及问卷调查。

请思考：
请为小华同学测量标准体重、体重指数及上臂肌围。

膳食调查是营养调查的重要组成部分，目的是了解在一定时期内人群膳食摄入的状况，并与DRIs比较，以此来评定营养需要得到满足的程度。单独膳食调查的结果可作为对调查对象进行营养咨询、营养改善和膳食指导的依据。住院病人中某些病种或疾病的某个阶段需要膳食调查，此调查得到的数据信息可用于个体化分析、营养需要量的确定及整体营养评估。

常用的膳食调查方法有称重法、询问法、食物频率法、化学分析法等，每种方法各有其特点和不足，在膳食调查时需要正确选择调查方法，通常需要多种方法结合使用。

一、询问法

询问法是指通过问答方式回顾性地了解被调查者每日膳食情况，并对食物摄入量进行计算和评价的一种方法。此方法适合于个体调查和特种人群调查，如散居儿童、老年人和患者等，通常包括膳食回顾法和膳食史法。

（一）膳食回顾法

膳食回顾法是目前最常用的膳食调查方法，由被调查对象提供 24 小时内膳食组成及消耗情况。在实际工作中，常选用 3 天的 24 小时膳食回顾，即每天对调查对象进行询问，回顾 24 小时进餐情况，连续 3 天。此法可用于单独就餐的个体，常用于门诊或住院患者的膳食调查。该法不适于 7 岁以下儿童或 75 岁以上老年人。

（二）膳食史法

当食物消耗种类多、随季节变化大时，可采用膳食史法。膳食史法用于评估个体每日食物摄入量、一般膳食方式及长期膳食习惯。通常覆盖过去 1 个月、6 个月或 1 年及以上的时段。具体方法是要求调查对象保存 3 天的膳食记录，从中了解饮食习惯，据此估计常吃食物的量。

询问法的结果不够准确，一般在无法采用称重法或记账法的情况下才使用。但经验丰富的调查人员能较容易发现膳食营养的明确缺陷，用以估算营养水平。应用此方法还能了解患者有无挑食、偏食和不良饮食习惯等，以便进行膳食指导。

二、食物频率法

食物频率法是估计调查对象在一定时期内摄入某种食物的频率的方法。该法多以问卷形式进行，问卷内容包括食物名单和进食频率（在一定时期内所食某种食物的次数）。该法在实际应用中可分为定性和定量食物频率法两种。

食物频率法可以迅速得到被调查者平时摄入食物的种类和数量，反映长期膳食模式，可作为研究慢性疾病与膳食模式关系的依据以及对居民开展膳食指导宣传教育的参考。该法缺点是需要对过去的食物进行回忆，当前的饮食模式也可能影响被调查者对过去膳食的回顾，从而产生偏倚，准确性较差。

三、膳食调查结果评价

无论采用哪种膳食调查方法，都要对得到的资料进行整理，计算平均每人每日各种营养素摄入量，所得结果与中国居民膳食营养素参考摄入量（DRIs）比较，作出评价。

（一）膳食调查结果计算

1.平均每人每日各种营养素摄入量　根据平均每人每日各种食物的摄入量，查食物成分表，即可求出平均每人每日各种营养素摄入量。

2.平均每人每日各种营养素摄入量占推荐摄入量标准的百分比　若用餐者年龄、性别、劳动强度等条件一致时，可直接从 DRIs 中查出该人群推荐摄入量（RNI）或适宜摄入量（AI），作为平均摄入量标准；若不一致，则要查出各组人群的 RNI 或 AI，乘以该组人群的人日数（一个人一日吃早、中、晚三餐为一个人日数），即为各组人群营养素需要量总和。将各组营养素需要量总和相加除以各组人群的总人日数之和，得出平均营养素摄入量标准。公式为：

$$平均摄入量标准 = \frac{R_1 \times T_1 + R_2 \times T_2 + \cdots\cdots + R_n \times T_n}{T_1 + T_2 + \cdots\cdots + T_n} = \frac{\sum(R_i \times T_i)}{\sum T_i}$$

式中，R_i 为某人群推荐摄入量（RNI）或适宜摄入量（AI），T_i 为该组人群的总人日数。

营养素摄入量占推荐摄入量的百分比 = 平均每人每日各种营养素摄入量 / 平均摄入量标准 × 100%。

（二）膳食评价

1.膳食构成评价　依据我国居民的膳食以植物性食物为主、动物性食物为辅的特点，要求膳食构成尽可能做到品种丰富、比例适当、搭配合理，以满足各类人群的需要。

2.能量及各种营养素满足程度评价　我国居民膳食中营养素推荐摄入量（RNI）是衡量膳食质量的主要依据。正常时能量及各种营养素摄入量应为推荐量标准的 90% 以上。低于标准的 80%

为供给不足，长期如此可导致营养不良；低于60%，则认为是严重不足或缺乏，容易引起缺乏症。但高于标准的110%以上，表明能量及营养素摄入过多，损害健康的危险性增加。评价时还应注意某些营养素的质量，如要求优质蛋白质占总蛋白质1/3以上，同时注意发挥蛋白质互补作用；维生素A的来源应有1/3来自动物性食物；动物性铁来源达到1/4以上可认为铁供给质量较好，低于1/10则认为较差。

3. 能量来源及分配评价　成人能量来源的适当比例为：蛋白质占10%~15%，脂肪占20%~30%，碳水化合物占50%~65%。三餐的能量分配以早餐占25%~30%、中餐占30%~40%、晚餐占30%~35%为宜。

膳食调查不仅要得到准确的数据和资料，而且要查找出食物在选购搭配、储存、加工烹调等过程中存在的问题，发现不良膳食习惯等，并提出改进措施。

知识拓展

膳食综合质量评价方法

中国膳食平衡指数（diet balance index，DBI）是以食物及食物种类为基础的膳食指数的代表。DBI包含谷类、蔬菜水果类、乳类和豆类、动物性食物、酒精和调味品、食物种类、饮水量7项。DBI评分体系中可计算DBI总分、负端分、正端分和膳食质量距，几种分值一起使用能够同时反映某种膳食中存在的营养素摄入不足和摄入过量问题。各项分值越接近于0，即摄入量越接近于膳食指南推荐量，膳食质量越好。

第二节　体格测量

体格测量的数据是评价人体营养状况的重要依据，体格的大小和生长速度也是反映儿童营养状况的灵敏指标。学龄前儿童的体格测量结果常用于评价一个地区人群的营养状况。体格测量的指标有身高、体重、皮褶厚度、坐高、上臂围、小腿围、头围、胸围等，其中身高、体重、皮褶厚度是WHO规定的必测项目。

一、身高

身高与遗传有密切关系，一定程度上受营养状况的影响，是评价个体及群体营养状况的必测指标。

（一）测量方法

被测量者赤脚，"立正"姿势站在身高计的底板上，上肢自然下垂，足跟并拢，足尖分开约成60°，脚跟、骶骨部及两肩胛骨（三点）紧靠身高计的立柱。测量者站在被测量者一侧，移动身高计的水平板至被测量者的头顶，使其松紧度适当，即可测量出身高。测量者读数时双眼应与压板水平面（两点）等高。

（二）年龄别身高

长期慢性营养不良可导致儿童生长发育迟缓，表现为身高较同年龄儿童矮小。年龄别身高可反映儿童较长期的营养状况。

二、体重

体重是反映和衡量一个人健康状况的重要标志之一，可以反映一定时间内营养状况的变化。过胖和过瘦都不利于健康。

（一）标准体重

标准体重又称理想体重，应用于成年人，一般用来衡量实际测量的体重是否在适宜范围内。标准体重常用计算公式为：

$$标准体重（kg）=身高（cm）-105$$

测量方法：被测量者赤足，男性受试者身着短裤，女性受试者身着短裤、短袖衫，站在秤台中央。测试者读数以千克为单位，精确到小数点后两位。记录员复诵后将读数记录。测试误差不超过0.1kg。

评价标准：实际体重在标准体重±10%内为正常，±（10%~20%）为超重或瘦弱，±20%以上为肥胖或极瘦。

（二）身高别体重

身高别体重是判断相同身高体重情况的指标，常用于儿童。如果达不到相同身高儿童应有的体重标准，则为消瘦。该指标主要反映当前营养状况，对区别急性营养不良和慢性营养不良有意义。

儿童测量值与标准值比较时的评价方法如下：

1. 离差法 按待评对象数值与参考数值（均值 $\overline{X}$）相差几个标准差（S）进行评价，可分为5个等级：待评对象体重在 $\overline{X}\pm1S$ 以内，为正常；在 $\overline{X}+1S$，为稍重；在 $\overline{X}+2S$，为过重；在 $\overline{X}-1S$，为稍轻；在 $\overline{X}-2S$，为过轻。

2. 百分位数法 P50相当于均值，待评对象数值在P5以下或P95以上，通常认为不正常。

（三）体重指数

体重指数（body mass index, BMI）是目前评价机体营养状况及肥胖度最常用的指标。计算公式为：

$$BMI=体重（kg）/[身高（m）]^2$$

中国、亚洲和WHO成人BMI的划分标准见表4-1。

表4-1 成人体重指数（BMI）的划分标准

分类	中国	亚洲	WHO
消瘦	<18.5	<18.5	<18.5
正常	18.5~	18.5~	18.5~
超重	24~	23~	25~
肥胖	28~	25~	30~

三、皮褶厚度

皮褶厚度主要是指皮下脂肪的厚度。WHO推荐选用三个测量点：①肩胛下部，即左肩胛下方2cm处；②肱三头肌部，即左上臂背侧中点上约2cm处；③脐旁，即脐左侧1cm处。在被测部位用左手拇指和示指将皮肤连同皮下脂肪轻轻捏起，再用皮褶厚度计测拇指下方1cm左右的皮褶厚度，在2s内读数，读数记录至0.5mm。皮褶厚度计压力要求10g/mm²，测量时不要用力加压，同时应注意皮褶厚度计与被测部位保持垂直，每个部位测量3次，取平均值。

三头肌皮褶厚度（triceps skinfold thickness, TSF）评价标准：男性正常值为8.3cm，女性为15.3cm。测量值为正常值的90%以上为正常，80%~90%为轻度营养不良，60%~80%为中度营养不良，60%以下为重度营养不良。

临床上以三头肌皮褶厚度与肩胛下皮褶厚度（subscapular skinfold thickness, SSF）之和判断营养状况：男性10~40mm、女性20~50mm为正常，男性>40mm、女性>50mm为肥胖，男性<10mm、女性<20mm为消瘦。

四、上臂围与上臂肌围

（一）上臂围

上臂围（mid-arm circumference，MAC）是指上臂外侧肩峰至尺骨鹰嘴连线中点的臂围长。测量时要求被测量者左臂自然下垂，用软尺测量上臂外侧肩峰至尺骨鹰嘴连线中点的臂围长。我国男性平均为 27.5cm，女性为 25.8cm。测量值为正常值的 90% 以上为正常，80%~90% 为轻度营养不良，60%~80% 为中度营养不良，60% 以下为重度营养不良。1~5 岁儿童参考值：上臂围 > 13.5cm 为营养良好，12.5~13.5cm 为营养中等，< 12.5cm 为营养不良。

（二）上臂肌围

上臂肌围（mid-arm muscle circumference，MAMC）是反映人体肌肉蛋白营养状况的指标，是根据上臂围及三头肌皮褶厚度推算出来的。该指标能够间接反映体内蛋白质的储存水平，与血清白蛋白含量有密切关系，可作为患者营养状况好转或恶化的指标。当血清白蛋白 < 28g/L 时，87% 患者出现上臂肌围减少。上臂肌围计算公式为：

$$上臂肌围（cm）= 上臂围（cm）- 3.14 \times 三头肌皮褶厚度（cm）$$

我国男性正常值为 25.3cm，女性正常值为 23.2cm。测量值为正常值的 90% 以上为正常，80%~90% 为轻度营养不良，60%~80% 为中度营养不良，60% 以下为重度营养不良。

第三节　临床体征检查

临床体征检查包括询问病史、主诉症状以及寻找与营养状况改变有关的体征。检查时注意头发、面色、眼、唇、舌、齿、龈、皮肤、指甲、心血管系统、消化系统、神经系统等。临床检查的项目、症状、体征及相应缺乏的营养素见表 4-2。

表 4-2　营养缺乏的症状、体征

部位	症状、体征	缺乏的营养素
全身	消瘦或水肿、发育不良	能量、蛋白质、维生素、锌
	贫血	蛋白质、铁、叶酸、维生素 B_2、维生素 B_6、维生素 B_{12}、维生素 C
皮肤	干燥、毛囊角化	维生素 A
	毛囊四周出血点	维生素 C
	糙皮病皮炎	烟酸
	阴囊炎、脂溢性皮炎	维生素 B_2
头发	稀少、失去光泽	蛋白质、维生素 A
眼睛	比奥斑、角膜干燥、夜盲	维生素 A
唇	口角炎、唇炎	维生素 B_2
口腔	牙龈炎、牙龈出血、牙龈松肿	维生素 C
	舌炎、舌猩红、舌肉红	维生素 B_2、烟酸
	地图舌	维生素 B_2、烟酸、锌
指甲	反甲	铁
骨骼	鸡胸、串珠肋、方颅、膝内翻、膝外翻、骨软化症、骨膜下出血	维生素 C、维生素 D
神经	肌无力、四肢末端蚁行感、下肢肌肉疼痛	维生素 B_1
循环系统	水肿	维生素 B_1、蛋白质
	右心肥大	维生素 B_1
其他	甲状腺肿	碘

第四节　生化免疫检验与评价

生化免疫检验结果可提供客观的营养评价依据，以确定营养素的缺乏或过量的种类和程度，反映组织蛋白储备的情况，对早期发现营养素的缺乏具有重要意义。

一、生化检验指标

营养生化指标检测是借助生化、生理实验手段，发现临床营养不足、营养储备低下或营养过剩，以掌握营养失调的早期变化，以便采取必要的预防措施。膳食调查只能了解营养素的膳食供给量，但机体实际营养状况受烹调方法、消化、吸收和代谢等多种因素的影响，所以营养生化指标检测对于营养失调的早期发现和及时防治具有重要意义。常用的人体营养水平鉴定生化检验参考指标及临界值见表4-3。这些指标常受民族、体质、环境因素等多方面的影响，因此是相对的。

表4-3　人体营养水平鉴定生化检验参考指标及临界值

检验项目	生化指标及参考值	
蛋白质	1. 血清总蛋白	65~85g/L
	2. 血清白蛋白（ALB）	40~55g/L
	3. 血清球蛋白	20~40g/L
	4. 白/球（A/G）	（1.2~2.4）:1
	5. 每日必然丢失氮（ONL）	男性58mg/kg，女性55mg/kg
血脂	1. 总脂	4.5~7.0g/L
	2. 甘油三酯	0.56~1.70mmol/L
	3. 胆固醇（其中胆固醇酯）	2.80~5.70mmol/L（70%~75%）
钙、磷、维生素D	1. 血清总钙	2.11~2.52mmol/L
	2. 血清无机磷	0.85~1.51mmol/L
	3. 血清钙磷乘积	>30~40
	4. 血清碱性磷酸酶	儿童<500U/L，成年男性45~125U/L，女性（20~49岁）35~100U/L，（50~79岁）50~135U/L
	5. 血浆25-（OH）-D_3 1,25（OH）$_2$-D_3	36~150nmol/L 62~156pmol/L
铁	1. 全血血红蛋白浓度	成年男性>130g/L，女性、儿童>120g/L，6岁以下小儿及孕妇>110g/L
	2. 红细胞游离原卟啉	<70mg/L RBC
	3. 血清铁	男性10.6~36.7μmol/L，女性7.8~32.2μmol/L
	4. 平均红细胞体积（MCV）	80~90μm³
	5. 平均红细胞血红蛋白量（MCH）	26~32μg
	6. 平均红细胞血红蛋白浓度（MCHC）	32%~36%
锌	1. 发锌	125~250μg/ml（临界缺乏<110μg/ml，绝对缺乏<70μg/ml）
	2. 血浆锌	800~1 100μg/L
	3. 红细胞锌	800~1 100μg/L
	4. 血清碱性磷酸酶活性	儿童<500U/L，成年男性45~125U/L，女性（20~49岁）35~100U/L，（50~79岁）50~135U/L

检验项目	生化指标及参考值	
维生素A	1. 血清视黄醇	儿童 >300μg/L，成人 >400μg/L
	2. 血清β-胡萝卜素	>800μg/L

	24h 尿	4h 负荷尿	任意一次尿	血
维生素B$_1$	>100μg	>200μg（5mg 负荷）	>66μg	RBC 转羟乙醛酶活力 TPP 效应 <16%
维生素B$_2$	>120μg	>800μg（5mg 负荷）	>80μg	RBC 内谷胱甘肽还原酶活力系数≤1.2
烟酸	>1.5mg	3.5~3.9mg（5mg 负荷）	>1.6mg	
维生素C	>10mg	5~13mg（500mg 负荷）	男性 >9mg，女性 >15mg	3mg/L 血浆
叶酸				3~16μg/L 血浆 130~628μg/L RBC
其他	尿糖（－）；尿蛋白（－）；尿肌酐 0.7~1.5g/24h 尿；尿肌酐系数：男 23mg/（kg·bw），女 17mg/（kg·bw）；全血丙酮酸 4~12.3mg/L			

二、免疫功能指标

细胞免疫功能在人体抗感染中具有重要作用，蛋白质-能量营养不良常伴有细胞免疫功能损害，继而增加患者术后的感染率和死亡率。临床上用于评价组织蛋白储备的指标可间接评定机体营养状况。细胞免疫功能检测常采用：①总淋巴细胞计数是评定细胞免疫功能的简易方法。临床上应结合其他指标进行评价。②皮肤迟发型超敏反应是评价细胞免疫功能的重要指标。

三、氮平衡

氮平衡是评价蛋白质营养状况的常用指标，可反映摄入的蛋白质能否满足机体需要，有助于判断体内蛋白质合成与分解代谢程度。氮平衡公式为：

$$氮平衡（g/d）=24h 摄入氮量 - 24h 排出氮量$$

一般认为，成人每日经肾脏排出非尿素氮 2g，粪氮丢失约 1g，皮肤排出氮约 0.5g，合计 3.5g。故上式可写作：

$$氮平衡（g/d）=24h 摄入氮量 - [24h 尿素氮（g/d）+3.5（g/d）]。$$

创伤或某些严重疾病时，尿中尿素氮和非尿素氮的排出量明显改变。此时应先测尿总氮排出量，再计算氮平衡。

（林 杰 刘东玮）

第五节 营养风险筛查

营养风险筛查（nutritional risk screening，NRS）是应用快速、简便的方法判定患者是否存在营养风险的方法。它并不是指发生营养不良的风险，而是指现存的或潜在的营养和代谢状况对疾病或手术有关的不良临床结局的影响。营养风险筛查是营养咨询和评价的实施步骤，有助于判断是否给予营养支持以及调整营养治疗方案。

一、营养风险筛查原则

1. 对住院患者进行营养风险筛查，根据筛查结果采取相应措施，制订营养支持治疗计划。

2. 对存在营养风险的患者给予营养支持治疗后，有可能改善临床结局，包括减少并发症的发生率、缩短住院时间和降低住院费用等。

二、营养风险筛查方法

第一步：首次营养筛查。从表 4-4 所列的 4 个项目评定住院患者是否存在营养风险及程度如何，是否有营养支持的适应证以及预后如何。

表 4-4　首次营养风险筛查项目

	筛查项目	是	否
1	患者的 BMI 是否 < 20.5?		
2	患者在过去 3 个月内体重是否下降?		
3	患者在过去 1 周内饭量减少了吗?		
4	患者有严重疾病吗?		

如果上述任何一个项目的回答为是，进入第二步；回答为否，则每周复查一次。

第二步：最终筛查项目。筛查内容包括营养状况受损情况、疾病严重程度及年龄，分值为 0~7 分（表 4-5）。

表 4-5　最终筛查项目评定标准

	筛查项目	评定标准
营养状况受损情况	营养状况正常	0 分
	3 个月内体重下降超过 5%，或前 1 周食物摄入量为正常量的 50%~75%	1 分（轻度）
	2 个月内体重下降超过 5%，或 BMI 为 18.5~20.5，或前 1 周食物摄入量为正常量的 25%~50%	2 分（中度）
	1 个月内体重下降超过 5%，或 BMI < 18.5，或血清白蛋白 < 30g/L，或前 1 周食物摄入量为正常量的 0%~25%	3 分（重度）
疾病严重程度	营养需求正常	0 分
	慢性疾病急性加重，慢性疾病并发骨折、糖尿病、肿瘤、肝硬化、血液透析、慢性阻塞性肺疾病（COPD）	1 分（轻度）
	腹部大手术、脑卒中、严重肺炎、恶性血液肿瘤	2 分（中度）
	颅脑损伤、骨髓移植、急性生理学和慢性健康状况评价（APACHE）> 10 分的重症监护患者	3 分（重度）
年龄	< 70 岁	0 分
	≥70 岁	1 分
总分 = 营养状况受损分值 + 疾病严重程度分值 + 年龄分值		

总分≥3 分，患者存在营养风险，需进行营养会诊，根据具体情况给予营养支持治疗，以改善临床结局；总分 < 3 分，患者不存在营养风险。随着治疗措施的变化，住院期间应每周进行营养风险筛查，期间如果分值≥3 分，及时给予营养支持治疗。

利用单一指标评定营养状况有局限性，且误差较大。为了提高营养评价的灵敏性和特异性，可采用综合营养评定方法，如微型营养评定、主观全面评定、营养评定指数、营养危险指数、预后营养指数、住院患者预后指数等。

（金如燕）

思考题

2002 年中国居民营养与健康状况调查中,膳食调查采用了下列方法对我国居民平均食物摄入量、营养素摄入量及膳食结构进行了分析。①24h 回顾法:对全部膳食调查户 2 岁及以上家庭成员进行连续 3 天个人食物摄入量调查。②食物频率法:收集 15 岁及以上调查对象过去 1 年内各种食物消费频率及消费量。③称重法:对部分膳食调查户采用称重法收集住户 3 天内详细的食物及调味品消费数据。

请思考:

(1) 为什么选择三种方法相结合进行调查,而不是选择单一方法?

(2) 评价居民营养状况还需要结合哪些检查内容?

微课

综合营养评定
及营养不良
三级诊断

练习题

实训 3 膳食调查

【任务描述】

利用 24 小时膳食回顾法,对部分学生进行膳食调查。

【任务目标】

1. 掌握膳食回顾法调查表的设计方法。
2. 掌握膳食回顾法的适用范围与技巧。
3. 通过填写和整理调查表,计算分析营养素指标,进行膳食评价。

【任务准备】

1. **物品** 食物成分表或营养计算软件、食物模型、图谱、标准容器,24 小时膳食回顾调查表。
2. **器械** 计算器、计算机。
3. **环境** 干净、整洁、安静。

【任务学时】

2 学时。

【解决路径 / 方法】

1. **设计 24 小时膳食回顾调查表** 调查表的基本信息包括用餐时间、场所、食物名、食物原料名、食物原料重量、食物原料编码等。此外,还可根据调查对象的不同可以加入被调查者的基本信息(姓名、性别、年龄、身高、体重、联系方式等)。

2. **膳食调查** 准备好自制的调查表和图谱、标准容器等辅助工具后,同学之间模拟调查双方互相进行 24 小时膳食回顾法调查。调查过程中要注意以下几点:

(1) 24 小时膳食回顾法的特点为调查前无预告,为使调查能够顺利进行,调查者应选择安静、明亮的地点,与被调查者建立良好的沟通气氛,并说明调查仅供研究使用,不会泄露个人信息。

(2) 调查者应先按照时间顺序引导被调查者回忆之前 24 小时食用的所有食品,重点提醒有无零食、饮料等易忽略的食品，最后再询问每种食品的配料、食品或原料的重量、烹调方法等信息。

（3）如果被调查者食用了面包、牛乳、零食等可以明确商品信息的食品时，需详细记录食品的品牌、名称与容量规格，便于后期复查时准确核实食品摄入量。

（4）填写完成常规餐食调查后，应询问被调查者是否有单独服用维生素或微量元素类营养品、蛋白质饮料、减肥药、功能性饮料、其他药品等。

3. 对完成的调查表进行分析　调查表完成之后，调查者需要查阅食物成分表，或使用教师确认过的营养计算软件，计算每种营养素的平均摄入量，并计算以下数据：

（1）总能量及能量在三餐中的分配比例。

（2）各类营养素的摄入量。

（3）三大营养素提供的能量占总能量的比例。

（4）优质蛋白比例与动物性脂肪百分比。

【任务结果】

1. 设计并完成 24 小时膳食回顾调查表。

2. 对调查表进行分析评价。

3. 对被调查者给出膳食评价结果，并提出合理膳食建议。

【任务讨论】

集体讨论膳食调查过程中遇到的问题与获得的经验。

实训 4　体格测量

【任务描述】

协助医护人员对进行体格测量。

【任务目标】

学会体格测量的方法，能够评价被测群体或个体的营养状况，为改善群体或个体的营养状况提供依据。

【任务准备】

1. **物品**　记录笔、登记本、计算器。

2. **器械**　身高体重仪、软尺、皮褶厚度计。

3. **环境**　干净、整洁、安静。

【任务学时】

2 学时。

【解决路径 / 方法】

1. **体重**　测量前检查仪器是否符合标准，调整零点。确认仪器准确无误后开始测量。

被测者在测量前 1h 内禁食，排空大小便，测量时只穿着背心（或短袖衫）和短裤，稳定站于秤盘中央。读数以 kg 为单位，记录至小数点后两位。

2. **身高**　测量时被测者应脱去鞋袜、帽子，仅穿单衣、单裤，立于仪器上，取立正姿势，两眼平视前方，下颌微后收，胸部稍挺起，小腹微后收，两臂自然下垂，手指自然弯曲，两足跟靠拢，脚尖向外张开约60°。脚跟、臀部、两肩胛骨同时接触立柱，使脊柱的投影正好重叠在测高的标尺上。压板与颅顶点接触，读出标高，以 cm 为单位，记录至小数点后一位。

3. **上臂围**　被测者右臂自然下垂，用软尺先测出上臂中点，然后测上臂中点的臂围，以 cm 为单位，记录至小数点后一位。

4. **皮褶厚度**　首先将皮褶厚度计圆盘内的指针调整到零位，然后将皮褶厚度计两个接点间的压力调节到 $10g/mm^2$。

测定时，被测者充分暴露被测部位。测量人员右手握皮褶厚度计，使两半弓形测试臂张开，左手拇指和示指将被测者所测部位的皮肤捏紧提起，同时拇指、示指间应保持适当的距离，这样捏紧提起的部位既包括皮肤，也包括皮下组织，但不应包括所在部位的肌肉。为检查是否将肌肉也提起，可令被测者主动收缩该部位的肌肉，此时肌肉即滑脱。然后将张开的皮褶厚度计距离手指捏起部位 1cm 处钳入，右手指将皮褶厚度计的把柄放开 2s 即读指针的数值（mm）。读数以 mm 为单位，记录至小数点后一位。每个部位应重复测 3 次。常用的测量部位如下：

（1）**肱三头肌部**：上臂背侧中点（肩峰至尺骨鹰嘴连线之中点）上约 2cm 处，即肱三头肌肌腹部位。被测者上肢自然下垂，测量时应注意皮褶厚度计与上臂垂直。

（2）**肩胛下部**：肩胛角下方约 2cm 处。被测者肩、腕不要用力，上肢自然下垂，测量方法同上。皮褶厚度计与水平线成 45° 测量。

（3）**脐部**：距脐左侧或右侧 1cm 处。被测者取立位，使用皮褶厚度计沿正中线平行方向测量。

皮褶厚度计所测得的数值是皮肤和皮下脂肪组织双倍之和，因此应将所测数据的均值除以 2 才是所测部位的皮褶厚度（mm）。

【任务结果】

依据各项测量数据计算以下指标，并作出评价：①标准体重；②体重指数；③上臂肌围；④皮褶厚度。

【任务讨论】

了解测量的准确性以及测量过程中应注意的细节。

（林　杰）

第五章 | 不同生理人群的膳食指导

教学课件

思维导图

ER-5-1　　ER-5-2

学习目标

1. 掌握：婴幼儿的膳食指导要点。
2. 熟悉：孕妇、学龄前及学龄儿童、老年人的膳食指导要点。
3. 了解：乳母的膳食指导要点。
4. 能够开展儿童营养指导工作。
5. 具有尊老爱幼的传统美德，关爱特殊生理人群。

生命全周期是指人类从出生到死亡经历的生命全过程。除成年人按一般人群进行膳食指导外，孕妇、乳母、婴幼儿、儿童、老年人的生理和营养需要具有一定的特殊性。在一般人群膳食指南的基础上，根据不同人群的生理特点和营养需要进行膳食指导，以免这些人群发生常见的营养问题，保证营养素的合理摄入，增强身体素质，减少疾病发生，提高他们的健康水平和生命质量。

第一节　备孕和孕期女性、乳母的膳食指导

情景导入

某28岁女性，妊娠第9周，食欲缺乏，厌油腻，时有恶心、呕吐。

请思考：
1. 请对该女性进行营养状况初步评价。
2. 请对该女性进行膳食指导。

孕期和哺乳期是女性特殊的生理阶段，人体生理状态及代谢发生较大的适应性改变。孕期和哺乳期还是构成生命早期1000天机遇窗口期的两个重要阶段，此阶段不仅要满足胎儿的生长发育，还要满足女性自身的营养需求。可见，孕期和哺乳期的营养与健康至关重要，直接影响到孕妇、胎儿、婴幼儿甚至人一生的健康。

一、备孕和孕期女性的膳食指导

（一）孕期的生理特点

1. 内分泌系统　妊娠期母体为满足胎儿生长发育的需要，内分泌系统会发生一系列生理变化。受精卵形成及着床后，人绒毛膜促性腺激素（hCG）分泌逐渐增多，在妊娠8~9周达到峰值，这有助于刺激母体孕酮分泌和防止母体对胎体的排斥反应。孕激素刺激垂体分泌更多的促肾上腺皮质激素和皮质醇，有助于孕妇的代谢调节、免疫功能和胎儿器官发育。

2. 循环系统　孕妇的血容量于妊娠6~8周开始增加，32~34周达高峰，共增加40%~45%，约

1 450ml，血浆量的增加多于红细胞的增加，出现生理性血液稀释，易导致生理性贫血。在怀孕早期，孕妇的血压可能稍微降低，然后逐渐恢复到孕前水平，妊娠 24~26 周后血压轻度升高。

3. 泌尿系统　尿中葡萄糖、氨基酸和水溶性维生素（维生素 B_2、叶酸、烟酸等）的代谢终产物排出量增加。受孕激素的影响，孕妇的肾盂和输尿管发生生理性扩张，加之子宫的压迫，孕妇易患急性肾盂肾炎。由于增大的子宫对腹腔脏器的挤压，妊娠期间易出现尿频甚至尿失禁。

4. 消化系统　孕激素如孕酮等会使消化系统的肌肉松弛，消化液分泌减少，胃排空及食物在肠道停留的时间延长，易出现消化不良、上腹部饱胀感和便秘。胃贲门括约肌松弛，胃内酸性内容物可反流至食管下部，产生"烧灼感"或引起恶心、呕吐等早孕反应。

5. 体重　体重增加是妊娠期最明显的变化之一。妊娠期体重的适宜增长对保护母体健康和保证胎儿正常生长发育有重要意义。妊娠期体重增加包括妊娠产物和母体组织增长两部分，其中胎儿、胎盘、羊水、增加的血浆容量及增大的乳腺和子宫被称为必要性体重增加。我国不限制进食的健康初孕女性体重平均增长约 12.5kg，经产妇约低 0.9kg。妊娠早期体重变化不大，妊娠中期增加明显，妊娠中晚期每月增长 1.5~2.0kg。孕前低体重会导致胎儿生长发育受限，增加早产儿和低体重儿风险。孕前肥胖会增加妊娠并发症的发生率。因此，备孕女性需调整体重至适宜水平，避免消瘦或肥胖。

（二）孕期的营养需要

1. 能量　能量为满足孕妇基础代谢与活动负荷增加、胎儿生长与母体组织增长及胎儿与母体营养储备所需，可根据孕期女性不同体力活动水平摄入能量。表 5-1 为孕期女性不同体力活动水平能量需要量（EER），通过观察 1~2 周孕妇的体重增长情况判定能量的摄入是否适宜。

表 5-1　孕期女性不同体力活动水平能量需要量（EER）

单位：kJ/d（kcal/d）

体力活动水平	孕早期能量推荐	孕中期能量推荐	孕晚期能量推荐
低强度	7 110（1 700）	8 160（1 950）	8 780（2 100）
中等强度	8 790（2 100）	9 840（2 350）	10 460（2 500）
高强度	10 250（2 450）	11 300（2 700）	11 920（2 850）

2. 蛋白质　蛋白质用于构成胎儿和母体组织，摄入不足可使胎儿体重下降，细胞减少，各脏器重量降低、功能下降。蛋白质推荐摄入量（RNI）：孕中、晚期每日增加值分别为 15g、30g，优质蛋白质应占一半以上。

3. 脂类　脂类是胎儿神经系统的重要成分。孕妇需要储存脂肪用于胎儿生长发育和产后泌乳。孕妇摄入膳食脂肪应占总能量 20%~30%，饱和脂肪酸占总能量不超过 8%，单不饱和脂肪酸应占脂肪总量的 1/3 以上，DHA 至少达到 200mg/d。

4. 碳水化合物　胎儿耗用母体葡萄糖较多。母体摄入碳水化合物不足时将氧化脂肪及蛋白质供能，容易引起酮体蓄积，酮体对胎儿早期神经系统发育有不良影响。孕妇每日碳水化合物摄入量应不低于 130g，膳食纤维摄入量应达到 25~30g。

5. 矿物质　孕妇对矿物质的需要量增加（表 5-2）。

6. 维生素　孕妇对各种维生素的需要量增加（表 5-3）。

（三）孕期主要营养问题

1. 妊娠性呕吐　半数孕妇在妊娠 6 周左右会出现食欲缺乏、恶心、呕吐、挑食、喜酸味、厌油腻等早孕反应。大部分孕妇常于晨起空腹状态及饭后发生呕吐，但也有部分孕妇呕吐反复发作，进食即吐，甚至不能进食，导致体液平衡失调及新陈代谢紊乱，严重影响营养素的摄入。

表 5-2　孕妇膳食矿物质的用途与推荐摄入量（RNI）

矿物质	主要用途	RNI			
		非孕	早	中	晚
钙/（mg·d⁻¹）	促进胎儿骨骼、牙齿发育；满足母体自身储备，降低母体发生骨软化症、妊娠高血压综合征和先兆子痫的危险	800	800	800	800
铁/（mg·d⁻¹）	满足胎儿造血及储备的需要；满足母体自身储备，补偿分娩损失	18	18	25	29
锌/（mg·d⁻¹）	促进胎儿生长发育；预防胎儿先天畸形	8.5	10.5	10.5	10.5
碘/（μg·d⁻¹）	合成甲状腺激素；预防因缺碘导致的克汀病；增强母体的新陈代谢	120	230	230	230

表 5-3　孕妇膳食维生素的主要用途与推荐摄入量（RNI）

维生素	主要用途	RNI			
		非孕	早	中	晚
维生素 A/（μgRAE·d⁻¹）	促进胎儿生长发育，缺乏时可致早产、胎儿生长受限及婴儿低出生体重；过多、过少均可致畸	660	660	730	730
维生素 D/（μg·d⁻¹）	促进母体和胎儿的钙代谢，预防新生儿低钙血症、手足搐搦、婴儿牙釉质发育不良以及母体骨软化症；过量可导致婴儿高钙血症	10	10	10	10
叶酸/（μgDFE·d⁻¹）	预防孕妇巨幼细胞贫血；降低胎儿神经管缺陷、婴儿低出生体重的发生率	400	600	600	600
维生素 C/（mg·d⁻¹）	增强孕妇抵抗力及胎儿活力，缺乏易致早产、流产、胎膜早破、死胎	100	100	115	115
维生素 B₁/（mg·d⁻¹）	促进胎儿生长发育，预防婴儿急性脚气病	1.2	1.2	1.4	1.5
维生素 B₂/（mg·d⁻¹）	促进胎儿生长发育，缺乏可致胎儿生长发育迟缓	1.2	1.2	1.3	1.4
维生素 B₆/（mg·d⁻¹）	辅助治疗早孕反应，预防妊娠高血压综合征	1.4	2.2	2.2	2.2
维生素 B₁₂/（μg·d⁻¹）	预防妊娠高血压综合征，缺乏易引发贫血和早产	2.4	2.9	2.9	2.9

2. 营养性贫血　由于妊娠期需要更多的铁来满足胎儿和胎盘的需求，如得不到足够的铁就会发生营养性贫血。维生素 B₁₂、叶酸和维生素 C 缺乏也可对贫血产生影响，表现为疲乏、无力、头晕、心悸、呼吸困难、头痛、食欲不振等症状，严重时可出现皮肤苍白、口唇发白等贫血征象。

3. 骨软化症　维生素 D 及钙磷缺乏会导致孕妇骨骼疼痛、肌肉无力、关节疼痛等症状，易发生骨折。这些症状通常在妊娠中晚期出现，可持续到分娩后。其中骨盆变形尤为显著，常引起难产。

4. 妊娠高血压综合征　妊娠高血压综合征导致血压升高、头痛、视力模糊、恶心、呕吐、上腹疼痛、水肿等症状，严重时可出现抽搐、意识丧失，甚至发生孕妇器官功能损害、产后出血、心血管事件，以及胎儿生长受限、早产、胎盘功能不全等。

5. 妊娠糖尿病　妊娠期发生或发现的糖尿病称为妊娠糖尿病，通常是由于孕期激素变化和胎盘产生的激素影响，导致胰岛素分泌减少或胰岛素抵抗增加，使得孕妇身体无法正常利用血液中的葡萄糖。

（四）备孕和孕期女性膳食指导

1. 孕前调至正常体重，孕期体重增长适宜 体重处于正常范围即体重指数（BMI）为18.5~23.9的女性最适宜备孕。对于体重过轻或肥胖的备孕女性，可以通过合理饮食和适量运动逐步调整体重，并保持相对稳定。

（1）低体重（BMI<18.5）的备孕女性，可适当增加食物量和规律运动，每天可加餐1~2次，增加牛乳100~200ml，坚果10~20g。

（2）超重（BMI为24~28）或肥胖（BMI≥28.0）的备孕女性，应纠正不健康的饮食习惯，减缓进食速度，减少高能量、高脂肪、高碳水化合物的食物摄入。同时，选择膳食纤维、蛋白质和微量营养素密度高的食物，在控制总能量的前提下满足身体的营养需求。此外，每天主动进行30~90min中等强度及以上的运动，以消耗多余的身体脂肪。

在备孕期开始时监测和管理体重，建议每周至少称重一次，确保整个孕期的体重按计划适宜增长。根据不同孕前BMI调控孕期体重增长范围，推荐增重速率参考值见表5-4。

表5-4 孕期女性体重增长范围和增重速率推荐值

孕前BMI	总增重范围/kg	妊娠早期增重范围/kg	孕中晚期增重速率/（kg·w⁻¹）
低体重（<18.5）	11.0~16.0	0~2.0	0.46（0.37~0.56）
正常体重（18.5~23.9）	8.0~14.0	0~2.0	0.37（0.26~0.48）
超重（24.0~27.9）	7.0~11.0	0~2.0	0.30（0.22~0.37）
肥胖（≥28.0）	5.0~9.0	0~2.0	0.22（0.15~0.30）

2. 选用碘盐，合理补充铁、叶酸和维生素D

（1）备孕和孕期除食用碘盐外，还需每周食用1~2次富含碘的海产品，如海带、紫菜和贻贝（淡菜），以满足碘的营养需求。孕妇缺碘可导致胎儿患克汀病。

（2）选择富含铁的食物，如动物血、肝脏和红肉。每天摄入瘦畜肉50~100g，每周食用1~2次动物血或肝脏20~50g，以满足机体对铁的需要。同时，增加摄入富含维生素C的蔬菜和水果，有助于提高膳食铁的吸收利用率。

（3）孕前3个月每天补充400μg叶酸，持续整个孕期，可有效预防胎儿神经管缺陷。

（4）天然食物中维生素D的含量较低，人体皮肤通过日光照射可以合成维生素D。对于无法通过日光照射获得足够维生素D的女性，可以每天服用10μg维生素D补充剂。

3. 妊娠性呕吐严重者，可以采用少食多餐的方式，确保摄入必要的碳水化合物 每天至少需要摄取130g富含碳水化合物、易消化的食物，如米饭、面条、面包、馒头等。如果无法满足基本进食目标，应寻求医生的帮助。

4. 孕中晚期适量增加乳、鱼、禽、蛋、瘦肉的摄入 为满足对优质蛋白质、钙、铁的需要，孕中晚期应适当增加乳、鱼、禽、蛋、瘦肉的摄入。低至中等强度体力活动水平女性备孕和孕期一日食物推荐量见表5-5。

5. 经常进行户外活动，禁烟酒，保持健康生活方式 建议孕中晚期每天进行30min中等强度的身体活动。常见的中等强度运动包括快走、游泳、打球、跳舞、孕妇瑜伽、各种家务劳动等。应根据自身状况和孕前的运动习惯，结合个人感受选择适合的运动，量力而行。

6. 保持身心愉悦，积极准备母乳喂养 母乳喂养是婴儿和乳母的最佳选择，任何代乳品都无法替代母乳。成功进行母乳喂养不仅需要健康的身体，还要有积极的心理准备。孕妇应尽早了解母乳喂养的好处，增强母乳喂养的意愿，学习母乳喂养的技巧和方法，为进行母乳喂养做好充分的准备。

表 5-5   女性备孕和孕期一日食物推荐量（低至中等强度体力活动水平）

食物种类	建议量 /(g·d⁻¹)		
	备孕、孕早期	孕中期	孕晚期
粮谷类	200~250	200~250	225~275
薯类	50	75	75
蔬菜类	300~500	400~500	400~500
水果类	200~300	200~300	200~350
鱼、禽、蛋、肉（含动物内脏）	130~180	150~200	175~225
乳	300	300~500	300~500
大豆	15	20	20
坚果	10	10	10
烹饪油	25	25	25
加碘食盐	5	5	5

二、乳母的膳食指导

（一）乳母的生理特点

乳母对营养的需求主要源于两个方面，除满足母体恢复健康的需求外，更重要的是为泌乳提供物质基础。

1. 乳房的结构   人类女性的乳房是一个大的分泌腺，随着年龄的增长逐渐发育成熟。乳房主要由皮肤、纤维组织、脂肪组织和乳腺组成。乳腺是乳房中最重要的部分，负责合成和分泌乳汁，以哺育婴儿。每个乳腺被结缔组织分隔为 15~20 个乳腺叶，每个乳腺叶又分为若干乳腺小叶。每个乳腺小叶有一个输乳管，末端开口于乳头。乳腺叶和输乳管以乳头为中心呈放射状排列，乳房脓肿切开引流时应做放射状切口，以免损伤输乳管。

2. 泌乳   泌乳是指乳腺的腺泡细胞合成乳汁并分泌到腺泡腔内，这个过程中催乳素起主要作用。在妊娠和哺乳期，由于胎盘分泌大量雌激素和脑垂体分泌催乳素的影响，乳腺明显增生，逐步具有分泌乳汁的结构和能力。催乳素主要是通过婴儿对乳头的吸吮反射引起分泌。吸吮乳头越早、次数越多，分泌的乳量就越充足。正常情况下，哺乳的最初 6 个月平均每天泌乳量为 750ml。泌乳量受多种因素影响，婴儿对乳头反复吸吮可刺激催乳素分泌，环境、心理因素也会影响乳汁分泌。乳母的营养状况直接影响乳汁中营养素的含量，进而影响婴儿的健康状况。

（二）乳母的营养需要

乳母必须获得足够的能量、优质蛋白质、脂肪、矿物质、维生素以及充足的水分，才能满足分泌乳汁的需要，从而促进乳母和婴儿的健康。

1. 能量   乳母因分泌乳汁、哺育婴儿、产后康复等需要，对能量的需求增高。由母体能量转变为乳汁能量的转换率只有 80%，按平均每日泌乳 850ml 计算，即每日需多消耗 800kcal 的能量。中国营养学会乳母每日能量需要量（EER）应在非孕基础上增加 400kcal，其余的 400kcal 来自孕期的脂肪储备。

2. 蛋白质   母乳蛋白质含量平均为 1.2g/100ml，乳母每日通过乳汁向婴儿提供 9~15g 蛋白质。中国营养学会乳母蛋白质推荐摄入量（RNI）为在非孕基础上增加 25g 蛋白质，即 80g/d。

3. 脂类   乳汁中脂肪含量与乳母膳食脂肪的摄入量密切相关。脂类有利于神经系统发育及脂溶性维生素的吸收，必需脂肪酸有增加乳汁分泌的作用。乳母膳食脂肪供能占总能量的 20%~30%，应少喝油腻的汤水，DHA 应至少达到 200mg/d。

4. 矿物质 乳母对钙、铁等矿物质的需求增加（表 5-6）。

表 5-6 乳母膳食矿物质的推荐摄入量（RNI）

营养素	钙/(mg·d⁻¹)	镁/(mg·d⁻¹)	铁/(mg·d⁻¹)	碘/(μg·d⁻¹)	锌/(mg·d⁻¹)	硒/(μg·d⁻¹)	铜/(mg·d⁻¹)	钼/(μg·d⁻¹)
RNI	800	330	24	240	13	78	1.5	30

5. 维生素 乳母对维生素的需要量增加（表 5-7）。

表 5-7 乳母膳食维生素参考摄入量

营养素	维生素 A/(μgRAE·d⁻¹)	维生素 D/(μg·d⁻¹)	维生素 E/(mgα-TE·d⁻¹)	维生素 K/(μg·d⁻¹)	维生素 B₁/(mg·d⁻¹)	维生素 B₂/(mg·d⁻¹)	维生素 B₆/(mg·d⁻¹)	维生素 B₁₂/(μg·d⁻¹)	叶酸/(μg·d⁻¹)	维生素 C/(mg·d⁻¹)
RNI 或 AI	1 260	10	17	85	1.5	1.7	1.7	3.2	550	150

6. 水 乳母每日摄入水量与乳汁分泌量有密切关系，水分摄入不足时乳汁分泌明显减少。

（三）乳母主要营养问题

我国乳母普遍存在的膳食问题是动物性食物过多，蔬菜、水果等植物性食物摄入不足，导致能量过多，维生素、矿物质摄入不足，从而影响乳母自身的健康和婴儿的正常发育。

1. 微量营养素摄入不足

（1）**骨软化症和骨质疏松症**：乳母膳食中钙摄入不足时，将动用母体骨骼中的钙以维持乳汁中钙量的稳定，导致母体骨钙减少，出现腰酸腿痛、牙齿受损等，严重者可出现骨软化症和骨质疏松症。

（2）**维生素 C 与膳食纤维摄入不足**：过多摄入鸡、肉、鱼、蛋等动物性食物，忽视蔬菜、水果等摄入，易导致维生素 C、膳食纤维的缺乏。

2. 能量摄入过多 乳母能量摄入过多易引起体重增加、肥胖、代谢紊乱等，甚至影响乳汁的质量和婴儿健康。乳母应控制总能量的摄入，维持合理的膳食结构。

（四）乳母膳食指导

针对乳母的生理需求和普遍存在的营养问题，中国居民膳食指南将乳母膳食在一般人群膳食指南的基础上增加了 5 条核心推荐。

1. 哺乳期应保持营养均衡，食物多样且不过量 乳母每天应确保摄入谷薯类、蔬菜水果类、畜禽鱼蛋奶类、大豆坚果类等食物。可以通过控制食物份量大小、替代同类食物、合理搭配粗细食物、同时摄入荤素食物和选择色彩多样的食物等方式来实现膳食多样化。具体建议为：谷类 225~275g，其中全谷物和杂豆占 1/3 以上；薯类 75g；蔬菜类 400~500g，其中绿叶蔬菜和红黄色等有色蔬菜占总量的 2/3 以上；水果类 200~350g；鱼、禽、蛋、瘦肉（含动物内脏）175~225g；奶类 300~500ml；大豆 25g，坚果 10g；烹调油 25g，食盐摄入不超过 5g。

2. 合理补充维生素 A、维生素 D 和碘，增加优质蛋白质的摄入 乳母的膳食蛋白质摄入量建议比一般女性增加 25g/d。可以通过摄入鱼、禽、蛋、肉类等动物性食品以及豆浆、豆腐、腐竹、豆腐皮等大豆制品来摄取优质蛋白质。建议每周食用 1~2 次猪肝（85g）或鸡肝（40g），以满足维生素 A 的需求。使用碘盐的同时，每周摄入 1~2 次富含碘的海产品。合理补充维生素 D 或晒太阳，以促进钙的吸收利用。

3. 保持愉悦心情及充足睡眠，坚持母乳喂养 建议从怀孕开始，咨询医疗专业技术人员，以获得关于母乳喂养的相关知识和技能。提高乳母和家庭成员对母乳喂养的认识，强调母乳喂养对婴幼儿体格、心理行为和免疫功能发育的促进作用，并降低成年后患慢性疾病的风险。对于乳母而言，母乳喂养还可以减少产后出血和体重滞留的风险，延长闭经时间，并降低患癌症的风险。了解非母乳喂养（如配方乳喂养）可能对婴幼儿健康带来的风险，如过敏和过度喂养等问题，并告知母亲使用奶瓶、人工奶嘴和安抚奶嘴的潜在风险。帮助乳母分析母乳喂养过程中可能遇到的问题，并提供解决方案，如乳头内陷、乳腺炎、下乳延迟、新生儿低血糖、黄疸加重、乳汁不足等情况的处理。

4. 适当增加身体活动，促进产后恢复健康体重　产后体重每周下降 0.5kg 是安全且有效的，减重过快可能影响产后恢复以及母乳分泌。产后应循序渐进适度增加身体活动，即使剖宫产的产妇术后 24h 也应下床活动。产褥期以低强度活动为主，包括日常生活活动、步行、盆底功能训练和伸展运动等，减少静坐和视屏时间。

5. 多喝汤水，限制浓茶和咖啡，不饮酒和吸烟　乳母因每天分泌乳汁和自身代谢的增加，需要摄入更多的水。建议每天比孕前增加 1 100ml 水的摄入量，并且可以食用流质食物，如鸡汤、鲜鱼汤、猪蹄汤、排骨汤、菜汤和豆腐汤等。需要注意的是，汤的营养密度相对较低，过量饮用汤可能会影响其他食物（主食和肉类）的摄取，导致贫血和营养不足等问题。在婴儿 3 个月以内，乳母应避免饮用咖啡和茶等含咖啡因的饮品。在婴儿 3 个月以后，乳母的咖啡因摄入量应控制在 200mg/d 以下，避免饮酒和吸烟。表 5-8 为乳母一天食谱举例。

表 5-8　乳母一日食谱举例

餐次	食物：食材和数量
早餐	肉包子：面粉 25g，猪肉 25g 红薯粥：大米 20g，小米 10g，红薯 25g 拌黄瓜：黄瓜 100g 水煮蛋：鸡蛋 50g
早点	苹果：100g 牛乳：250g
午餐	菠菜猪肝汤：菠菜 100g，猪肝 20g，植物油 5g 丝瓜炒牛肉：丝瓜 100g，牛肉 50g，植物油 10g 杂粮米饭：大米 50g，绿豆 10g，小米 30g，糙米 10g
午点	橙子：150g
晚餐	青菜千张：小白菜 200g，千张 50g，植物油 10g 香菇炖鸡汤：鸡肉 75g，香菇适量 玉米面馒头：玉米粉 30g，面粉 50g 蒸芋头：芋头 50g
晚点	牛乳煮燕麦：牛乳 250g，燕麦 10g

注：本食谱全天提供能量 2 450kcal，蛋白质 80g，脂肪 20%E~30%E，碳水化合物 170g，盐 5g。

第二节　婴幼儿的膳食指导

情景导入

某 28 岁女性，平素体健，孕期体重正常，1 天前分娩一足月男婴，身长 51cm，体重 3.4kg，偶尔在排尿、排便时哭几声。母乳量少，家人于是给婴儿成人乳粉 10ml。

请思考：

1. 请评价该女性家人给婴儿喂乳粉的做法。
2. 请为该女性制订正确的婴儿喂养方案。

婴幼儿期是人生阶段中较为特殊的一个时期，营养学从婴幼儿喂养与身体成长、发育的角度将婴幼儿期界定为出生至2周岁的人生阶段，此阶段构成了生命早期1 000天机遇窗口期中最为关键的2/3时长。这一阶段良好的营养和科学的喂养是婴幼儿近期、远期身心健康的重要保障，对婴幼儿体格生长、智力发育、免疫功能建立等将持续产生重要且深远的影响。

婴幼儿期的喂养与其他人生阶段不同，胎儿从母体娩出后不仅需要适应外界环境，而且还要通过吸吮母乳获得生长发育的能量和各类营养物质，从而满足自身生长需要。出生后至6个月的婴儿处于生命早期1 000天机遇窗口期的第二个重要阶段，主要目标是早开奶，并成功实现纯母乳喂养；出生后7个月至2周岁是生命早期1 000天机遇窗口期的第三个阶段，在成功母乳喂养的基础上，为婴幼儿正确添加辅食，由母乳喂养逐渐过渡到混合喂养，最终帮助婴幼儿建立健康的饮食行为。

一、婴幼儿期生理特点

（一）消化系统发育特点

1.口腔 婴幼儿口腔黏膜薄嫩，血管丰富，唾液腺不发达，唾液分泌量少，口腔黏膜干燥，易受损伤和发生局部感染；3个月以下婴儿唾液淀粉酶含量少，不利于消化淀粉，3~4个月后唾液腺分泌增加，唾液中淀粉酶也逐渐增加，6个月后唾液淀粉酶的作用增强。乳牙在生后4~10个月开始萌出，大多于3岁前出齐。

2.胃 足月新生儿的胃容量仅为30~60ml，1~3个月为90~150ml，6个月约200ml，1岁达250~300ml。胃排空时间因食物种类不同而异，婴幼儿胃排空母乳的时间为2~3h，牛乳为3~4h，早产儿胃排空更慢，故易发生胃潴留。婴儿的胃略呈水平位，胃贲门括约肌发育迟缓，贲门较松弛，但幽门括约肌比较健全，新生儿喂奶后容易出现溢奶或呕吐。

3.肠及其酶 新生儿消化酶的活力相对较差，特别是胰淀粉酶分泌少，出生后4个月才达到成人水平。胰脂肪酶的活力亦较低，肝脏分泌的胆盐较少，对淀粉、脂肪的消化吸收能力较差。胰蛋白酶活性良好，消化蛋白的能力较强。幼儿期消化道各种酶的活性接近成人水平。

（二）体格发育特点

1.体重 新生儿出生体重与胎次、胎龄、性别及宫内营养状况有关，我国男婴出生体重平均为2.98~3.78kg，女婴出生体重平均为2.86~3.66kg。正常足月儿出生后第1个月体重可增加1~1.7kg，生后3~4个月体重约为出生时的2倍，1岁时体重约为出生时的3倍（约10kg）。出生后第2年体重增加2.5~3.5kg，2岁至青春期体重增长减慢，年增长约2kg。

2.身长 婴儿出生时平均身长约50cm，出生后第1年身长增长最快，约增长25cm，第2年身长增长速度减慢，增长10~12cm，即2岁时身长约87cm。2岁以后身长增长速度更加缓慢，每年增长6~7cm。

3.头围 婴幼儿头围的增长与脑和颅骨的生长密切相关。新生儿出生时头围为33~34cm，6个月达43cm，1岁时达46cm。出生后第2年头围增长缓慢，约2cm。婴幼儿头围大小也与双亲的头围有关。头围测量在2岁以内最有价值，头围过小提示脑发育不良，头围增长过速提示可能患脑积水。

4.胸围 婴儿出生时胸围约32cm，略小于头围1~2cm，1岁时胸围与头围大致相等，12~21个月时胸围超过头围。如果2岁半时胸围还比头围小，则要考虑胸廓、肺发育不良，可能与营养不良、爬行训练不足有关。

二、婴幼儿营养需要

婴幼儿生长发育旺盛，此期是一生中生长最快的时期，但生理功能尚未完全成熟，消化吸收功能较差,因此婴幼儿的能量与营养素需要量相对较高。

(一)能量

中国营养学会婴幼儿膳食能量需要量(EER):0~6月龄为90kcal/(kg·d),7~12月龄为75kcal/(kg·d),1~2岁男孩900kcal/d,女孩800kcal/d;2~3岁男孩1 100kcal/d,女孩1 000kcal/d。

(二)蛋白质

婴幼儿期蛋白质应维持正氮平衡状态,并注意优质蛋白质的补充。中国营养学会婴幼儿膳食蛋白质的参考摄入量:0~6月龄适宜摄入量(AI)为9g/d;7~12月龄适宜摄入量(AI)为17g/d,1~2岁推荐摄入量(RNI)为25g/d。

(三)脂肪

婴幼儿期脂肪的需要量明显高于成年人,各种脂类对婴幼儿生长、神经系统发育影响很大。中国营养学会推荐婴幼儿总脂肪供能百分比的可接受范围:0~6月龄适宜摄入量(AI)为48%E,其中必需脂肪酸应占脂肪供能的1%~3%;7~12月龄适宜摄入量(AI)为40%E,1~2岁适宜摄入量(AI)为35%E。

(四)碳水化合物

4个月以下的婴儿消化吸收功能尚不完善,缺乏淀粉酶,但乳糖酶的活性比成人高,故提倡母乳喂养,不宜过早给予淀粉类食物。中国营养学会推荐婴儿总糖类的参考摄入量:0~6月龄平均需要量(EAR)为60g/d,7~12月龄平均需要量(EAR)为80g/d。幼儿活动量大,身体耗能多,碳水化合物需要量多。但富含碳水化合物的食物体积较大,会影响食物的营养密度及总能量的摄入比例,因此幼儿期碳水化合物摄入不宜过多。1岁以上幼儿膳食中碳水化合物平均需要量(EAR)为120g/d,占能量百分比的可接受范围(AMDR)为50%~65%。

(五)矿物质

婴幼儿的生长发育也需要多种矿物质(表5-9)。

表5-9 婴幼儿膳食部分矿物质的用途与参考摄入量

矿物质	主要用途	对婴幼儿的影响	补充方式与时机	RNI 或 AI		
				0~6个月	7~12个月	1~3岁
钙/(mg·d⁻¹)	构成骨骼和牙齿,维持神经、肌肉功能,调节体内酶活性,参与血液凝固,促进细胞信息传递,维持细胞稳定性	缺乏可致佝偻病、龋齿,过量增加肾结石风险,高钙膳食抑制铁、镁、磷吸收及降低锌的生物利用度	纯母乳喂养无需补充,如每日摄入800ml母乳就能获得240~280mg钙	200	350	500
铁/(mg·d⁻¹)	参与体内氧的运送和组织呼吸,维持正常造血功能,维持免疫功能	长期供给不足导致缺铁性贫血	4~5个月婴儿需从膳食中补充	0.3	10.0	10.0
锌/(mg·d⁻¹)	金属酶的组成成分或酶的激活剂,促进生长发育,促进机体免疫功能,维持细胞膜结构	缺乏可致生长发育迟缓、味觉减退、异食癖	4~5个月婴儿需从膳食中补充	1.5	3.2	4.0
碘/(μg·d⁻¹)	参与甲状腺激素合成,维持蛋白质、碳水化合物、脂肪正常代谢,促进生物氧化,参与磷酸化过程,激活多种酶,调节水盐代谢和机体组织发育与分化过程	缺乏可致发育迟缓、智力低下、痴呆	孕妇、乳母膳食使用加碘食盐	85	115	90

（六）维生素

维生素需由食物供给，容易出现缺乏，影响婴幼儿生长发育。除维生素 D 外，乳汁中大部分维生素均受乳母膳食影响，膳食均衡的乳母乳汁中的维生素基本能满足婴儿需求。

三、婴幼儿期主要营养问题

（一）缺铁性贫血

缺铁性贫血是 0.5~2 岁婴幼儿常见的营养缺乏症。由于母乳和牛乳含铁较少，而胎儿期铁储备仅能满足出生后 4~6 个月需要，如铁剂辅食补充不足或乳母偏食，则易发生缺铁性贫血，早产儿、多胎儿出现较早。

（二）蛋白质 - 能量营养不良

蛋白质或能量的供给不足时，婴幼儿可发生蛋白质 - 能量营养不良，除有消瘦、水肿等症状外，常伴有维生素和矿物质缺乏以及体力、智力的下降。

（三）维生素 D 缺乏性佝偻病

维生素 D 缺乏性佝偻病为婴幼儿期较为常见的营养缺乏症，发病缓慢，不易引起重视。患儿抵抗力降低，易合并肺炎、腹泻等疾病，严重影响生长发育。6 个月以内的婴儿常伴发手足搐搦。

四、婴幼儿喂养指导

（一）0~6 月龄婴儿母乳喂养指导

1. 产后尽早开奶，坚持新生儿第一口食物是母乳

（1）分娩后应尽早开奶，让新生儿获得初乳并进一步刺激泌乳。初乳中富含营养和免疫活性物质，有助于肠道成熟和功能发展，并提供免疫保护，还可预防婴儿过敏，减轻新生儿黄疸、体重下降和低血糖的发生。

（2）分娩后应尽快母婴皮肤接触。新生儿出生后 0.5~1h 内应反复吸吮乳头，除早期获得初乳外，还可刺激乳头和乳晕神经感受器，促进乳汁分泌。

（3）新生儿出生时具备一定的能量储备，可满足至少 3 天的代谢需要，故开奶过程中不必担心新生儿饥饿，不应喂水或其他食物。

（4）母乳因婴儿月龄不同而成分不相同，包括初乳、过渡乳和成熟乳。各期母乳成分见表 5-10。

表 5-10　各期母乳成分

单位：g/L

种类	初乳	过渡乳	成熟乳
分泌时间	孕后期与分娩 4~5 天的母乳	产后 5~14 天的母乳	产后 14 天以后的母乳
特点	量少，50~300ml/d，15~45ml/次，淡黄色，质略稠，含维生素 A、牛磺酸、矿物质、各类蛋白质（分泌性免疫球蛋白 A、乳铁蛋白、转铁蛋白、白细胞、溶菌酶、抗菌因子、生长因子等），可促进新生儿生长发育，增强抵抗力	500ml/d，脂肪含量高，蛋白质和矿物质等逐渐减少	700~1 000ml/d，营养成分适当，其中蛋白质、脂肪、糖的比例为 1：3：6。含特异性抗体，具有抗胃肠道感染和抗病毒作用
蛋白质	22.5	15.6	11.5
脂肪	28.5	43.7	32.6
碳水化合物	75.9	77.4	75.0
矿物质	3.08	2.41	2.06
钙	0.33	0.29	0.35
磷	0.18	0.18	0.15

2. 母乳是婴儿最理想的食物，坚持 0~6 月龄婴儿纯母乳喂养

（1）正常情况下，纯母乳喂养能满足此期婴儿所需要的全部营养需求，应坚持纯母乳喂养 6 个月。母乳具有配方乳和牛乳、羊乳等不具备的优点：①最适合婴儿消化、吸收，是能满足婴儿全面营养需求的天然食物。②能确保婴儿体格的健康发育。③有利于婴儿神经系统和认知功能的发展。④有助于母婴情感交流，促进婴儿行为发展和心理健康。⑤有助于婴儿免疫系统的平衡发展，增加抗感染能力，可降低婴儿过敏风险。⑥有助于降低婴儿远期慢性病的发生风险。⑦有利于母亲产后康复和健康。

（2）实施按需哺乳，两侧乳房轮流哺喂，让婴儿直接吸吮母乳，不使用奶瓶间接哺喂人工挤出的母乳。

3. 回应式喂养，建立良好的生活规律

（1）母乳喂养应顺应婴儿胃肠道成熟和生长发育过程，从按需喂养过渡到规律喂养。

（2）婴儿出生后 2~4 周基本建立起自己的进食规律，乳母应明确感知婴儿饥饿的信息，饥饿引起哭闹时应及时喂哺，不要过分在意喂奶次数和时间，3 月龄婴儿喂奶次数可 >8 次 /d。

（3）随着月龄增加，婴儿胃容量逐渐增加，单次摄乳量也随之增加，哺喂间隔相应延长，喂奶次数减少，逐渐建立起规律哺喂的良好习惯。

（4）婴儿异常哭闹时应先考虑非饥饿原因，必要时就医。

4. 出生数日后开始补充维生素 D 及维生素 K，无需补钙

（1）适宜的阳光照射会促进皮肤中维生素 D 的合成，母乳中维生素 D 含量低，如条件允许，应尽早抱婴儿到户外晒太阳。

（2）若日光照射不能满足婴儿维生素 D 需求，可补充维生素 D，每日口服 $10\mu g$（400U）。

（3）纯母乳喂养能满足婴儿骨骼生长需求，不需额外补钙。

（4）新生儿肠道中没有细菌，加之母乳中维生素 K 含量低，足月儿出生后应肌注维生素 K_1，剂量为 1mg，预防新生儿出血，剖宫产儿和出生体重 <1 500g 的早产儿剂量为 0.5mg。

5. 婴儿配方乳是不能纯母乳喂养时的无奈选择　如婴儿患有某些代谢性疾病，乳母患有传染性疾病、精神疾病，或乳汁分泌不足、无乳汁分泌等不能纯母乳喂养时，首选婴儿配方乳喂养，不宜直接用普通液态乳、成人乳粉、蛋白粉、豆奶粉等喂养婴儿。

> **知识拓展**
>
> ### 婴儿配方乳
>
> 婴儿配方乳是参考婴幼儿营养需要和母乳成分研制的，以乳及乳制品、大豆及大豆蛋白制品为主要蛋白类来源，经过一定配方设计和处理生产的，专用于不同生长发育阶段和健康状况婴幼儿的食品。婴儿配方乳的选用条件是：①婴儿患有半乳糖血症、苯丙酮尿症、严重母乳性高胆红素血症。②母亲患有艾滋病、结核病、病毒性肝炎等，以及滥用药物、大量饮酒、吸烟、使用某些特殊药物、密切接触放射性物质。③经过努力母乳仍分泌不足。

6. 定期监测体格指标，保持健康生长　0~6 月龄婴儿应每半月测一次身长和体重，病后恢复期可增加测量次数。婴儿生长存在个体差异，可出现阶段性波动，不必追求参考值上限。

（二）7~24 月龄婴幼儿喂养指导

1. 继续母乳喂养，满 6 月龄起添加辅食

（1）母乳仍然是 6 月龄后婴幼儿能量的重要来源。母乳可为 7~12 月龄婴儿提供总能量的 1/2~2/3，为 13~24 月龄幼儿提供总能量的 1/3，同时也为婴幼儿提供优质蛋白质、钙等，以及各种免疫保护因子。7~24 月龄婴幼儿继续母乳喂养有助于促进母子间的亲密关系，促进婴幼儿认知发育，减少婴幼儿感染性疾病的发生。

(2) 不能母乳喂养或母乳不足的婴幼儿，应选择婴儿配方乳作为母乳的补充。

(3) 婴儿满 6 月龄时胃肠道等消化器官功能已相对完善，可消化母乳以外的食物，应逐渐引入辅食。

2. 从富含铁的泥糊状食物开始，逐步添加辅食

(1) 随着母乳量的减少，纯母乳喂养已不能满足 6 月龄后婴儿的需要，应逐渐增加辅食。满 6 月龄时开始添加辅食可满足婴儿的营养及心理需求，促进婴儿感知觉、心理、认知和行为能力的发展。

(2) 中国营养学会 7~12 月龄婴儿铁的推荐摄入量（RNI）为 10mg/d，其中 97% 来自辅食。这一阶段婴儿缺铁性贫血的发生率较高，添加富含铁的辅食是保证婴幼儿铁需要的主要措施。

3. 婴幼儿辅食添加方法

(1) 婴儿第一口辅食可选择肉泥、蛋黄、强化铁的婴儿米粉等，可用母乳或婴儿配方乳调至稍稀的泥糊状，用平头小勺舀起少量食物，放于婴儿一侧嘴角让其舔吮。

(2) 首次添加辅食宜在中午，可在母乳喂至半饱时添加，几口即可。以后继续在同一时间添加，并逐渐加量，直至成为单独一餐。随后可在晚餐添加，逐渐过渡至每天两餐辅食。

(3) 每次只添加一种新食物，逐步达到食物多样化。遵循由少到多、由稀到稠、由细到粗、循序渐进的原则。每引入一种新的食物要适应 2~3 天，密切观察是否出现呕吐、腹泻、皮疹等不良反应，适应一种食物后再添加其他新的食物。婴儿患病期间应暂停引入新食物。

4. 提倡回应式喂养，鼓励但不强迫进食

(1) 随着婴幼儿的生长发育，乳母应根据其营养需求的变化及喂养过程中感知到的婴幼儿所发出的饥饿或饱足的信号，为婴幼儿提供多样化的食物，尊重婴幼儿对食物的选择，不强迫进食。乳母或喂养者应与婴幼儿充分交流，不以食物作为奖罚。

(2) 进餐时为婴幼儿营造良好的进餐环境，保持安静，进餐时不看电视、不玩玩具、不离席随意走动或说话，鼓励并协助婴幼儿自己进食，培养进餐兴趣。每次进餐时间不超过 20min。

(3) 父母应保持自身良好的进餐习惯，做婴幼儿的榜样，教导婴幼儿遵守进餐礼仪，帮助幼儿建立规律的进餐模式，根据幼儿月龄选择适合的进食方式，逐步培养幼儿自主进食能力和良好的进餐习惯。

(4) 7~9 月龄婴儿可抓握、玩弄小勺等餐具，10~12 月龄可捡食香蕉、熟土豆或熟胡萝卜块，13~24 月龄幼儿可用小勺自己进食，但会有洒落。婴幼儿自主进食过程中，父母应保持耐心，不可因食物洒落责备婴幼儿，而是给予适当鼓励。

5. 尽量少加糖盐，油脂适当，保持食物原味

(1) 7~24 月龄婴幼儿的辅食应单独制作，保持食物原味，不需额外加糖、盐及各种调味品，保持淡口味。

(2) 1 岁以后逐渐尝试淡口味的家庭膳食。淡口味食物有利于提高婴幼儿对不同天然食物口味的接受度，避免偏食挑食，也可减少盐、糖摄入量，降低儿童期及成人期肥胖、糖尿病、高血压、心血管疾病的风险。

6. 注重饮食卫生和进食安全

(1) 选择新鲜、优质、无污染的安全食物和洁净水制作辅食。制作辅食前先洗手，餐具、场所应清洁。制作过程中始终保持清洁卫生，生熟分开。

(2) 辅食应及时食用或妥善保存，不吃剩饭，不吃隔夜饭菜和不洁变质的食物，选用半成品或者熟食时应彻底加热、煮透后方可食用。

(3) 保持餐具和进餐环境清洁、安全，幼儿的餐具应彻底清洗和加热消毒。进餐前洗手，培养

幼儿养成饭前便后洗手的良好卫生习惯。

（4）婴幼儿进食时位置固定，要有成人看护，以防意外。整粒花生、坚果、果冻等不适合婴幼儿食用，应放置在婴幼儿不能触及的地方。

7. 定期监测体格指标，追求健康生长　每3个月监测身长、体重、头围各1次，有助于判断婴幼儿营养状况，及时调整喂养方式。

8. 混合喂养（部分母乳喂养）　因母乳不足或其他原因，母乳喂养不能满足婴幼儿全部营养需求时，不足或空缺的部分可使用婴儿配方乳补充，进行混合喂养。

（三）不同月龄婴幼儿食物推荐量

1. 0~6月龄婴儿　新生儿每天哺乳8次以上，两次哺乳间隔从1~2h逐渐延长至3h，3月龄后婴儿胃容量增大，进食习惯趋于规律，夜间睡眠时间延长，哺乳次数可逐渐减少，但最长不超4h。

2. 7~9月龄婴儿　7~9月龄婴儿需每天保持600ml以上的乳量，优先添加富铁食物，逐渐达到每天至少1个蛋黄、25g肉禽鱼、20g谷物类、25~100g蔬菜和水果。若婴儿对蛋黄或鸡蛋过敏，可先回避，应增加30g肉类，补充10g油脂，首选亚麻籽油、核桃油等富含α-亚麻酸的植物油。辅食可从泥糊状食物开始，如肉泥、蛋黄泥、米糊等，逐渐过渡到颗粒状、半固体、固体食物，如烂面、稠粥、米饭、肉末、碎菜、水果粒等。如婴儿偶尔出现呕吐、腹泻、湿疹等，不能确定是否与新添加的食物相关时，可不必停止添加。

3. 10~12月龄婴儿　10~12月龄婴儿每天应保持600ml的乳量，保证动物性食物，每天1个鸡蛋（至少1个蛋黄）、25~75g肉禽鱼、20~75g谷物类和25~100g蔬菜水果。继续引入不同种类的新食物，增加婴儿对不同食物口味和质地的体会，减少将来挑食、偏食的发生。母乳不足的婴儿应选择合适的配方乳作为补充。婴儿10月龄后可尝试抓捏香蕉块、熟土豆块等食物，12月龄可尝试馒头、面包片、碎鸡肉、黄瓜条、苹果片等稍硬的块状食物。

4. 13~24月龄幼儿　13~24月龄幼儿每天应保持500ml的乳量，每天1个鸡蛋（至少1个蛋黄）、50~75g肉禽鱼、50~100g谷物类、50~150g蔬菜水果。对母乳不足的婴儿，应选择合适的配方乳作为补充，引入少量鲜牛乳、酸奶、奶酪等作为辅食。为保证幼儿营养需要，一般24h应食入7类食物，包括谷类和根茎类、豆类、坚果、乳或乳制品、肉制品、蛋类、富含维生素A的蔬菜水果，每天至少摄入4类以上。

5. 保证每天饮水量，少喝含糖高的饮料　幼儿需水量为125ml/（kg·d），全日总需水量为1 250~2 000ml，其中来自饮水600~1 000ml。各类饮料含糖量高，过多饮用不仅会影响幼儿食欲，还可导致龋齿、肥胖或营养不良等问题。

（四）婴幼儿食物的烹调方式及进食方式

1. 采用适宜的烹调方式，单独加工制作膳食　婴幼儿的膳食需单独烹制，食物切碎煮烂，完全去皮、骨、刺、核等；大豆、花生等硬果类食物应先磨碎，制成泥、糊、浆等进食，不能直接给幼儿食用坚硬的食物、易误吸的硬壳果类（如花生）和油炸类食品。

2. 烹调方法要适当　应采用蒸、煮、炖、煨等烹调方式，不用油炸、烤、烙等方式。

3. 口味以清淡为主　婴幼儿食物不应过甜、过咸，更不宜辛辣刺激，不用味精或鸡精、含色素的调味品及腌制食品。应交替更换花样品种，提高幼儿对进食的兴趣。

（五）帮助婴幼儿养成良好的饮食与生活习惯

1. 规律进餐，培养良好的饮食习惯　婴幼儿每日进食5~6餐，在一日三餐的基础上安排2~3餐以乳类、水果和其他细软面食为主的加餐。吃饭宜定时、适量，使用专用儿童餐桌椅和餐具，与家人一同进餐，专心进食，培养良好的饮食习惯。

2. 合理安排零食，避免过瘦或过胖　正确选择零食品种，应以水果、乳制品等营养丰富的食物为主，应控制果糖、甜饮料等含纯能量类零食的摄入；合理安排零食时机，给予零食的数量和时机以不影响正餐食欲为宜。

3. 为婴幼儿创造活动空间，鼓励婴幼儿多做户外游戏与活动

（1）饮食、睡眠、活动组成婴幼儿每天的生活内容。婴幼儿天性好动，适当的抚触、按摩、亲子游戏和其他有目的的活动可增加婴幼儿活动强度，增强粗大运动、精细运动能力，提高协调能力。

（2）7~12月龄婴儿每天俯卧位自由活动或爬行时间至少30min，12~24月龄幼儿每天活动时间不少于3h，并应安排1~2h的户外游戏与活动，锻炼体能、智能和维持能量平衡，有利于保持儿童合理的体重增长，避免瘦弱、超重和肥胖。

（六）母乳过多时的处理方法

1. 经常按摩乳房，及时吸出剩余母乳 如母乳过多超出婴儿需要量，应及时将剩余的母乳吸出，避免乳汁淤积导致急性乳腺炎。

2. 吸出母乳的保存方法 使用专门的一次性储奶袋或储奶瓶作为容器，不宜使用玻璃瓶，以防冻裂；保存母乳应标注采集日期、时间。

3. 母乳使用的注意事项 冷冻保存的母乳使用前应放在冰箱冷藏室解冻，24h内使用，解冻的母乳不能再次冷冻；使用前先将储奶瓶置温水中加热，再倒入喂养奶瓶；早产儿的储存母乳倒入喂养奶瓶前，可加入母乳强化剂，混匀溶解后再哺喂婴儿。

知识拓展

母乳喂养的科学依据

生后1h内即开始母婴肌肤接触可明显提高1~4月龄婴儿的母乳喂养率。新生儿出生10~30min后即具备觅食和吸吮能力，出生后0.5~1h的吸吮有利于建立早期母乳喂养。早吸吮和早接触可降低新生儿低血糖发生的风险。母乳喂养是婴儿尽早建立健康肠道微生态的重要因素。哺乳和泌乳与母亲神经心理活动之间存在双向互动。

（邵培双）

第三节　儿童的膳食指导

情景导入

某4岁男童，食量大，进餐快，喜吃零食，不爱活动，身高108cm，体重30kg。

请思考：

1. 请对该男童进行营养评估。
2. 请对该男童进行详细的膳食指导。

儿童是指满2周岁至不满18岁的未成年人，可分为学龄前儿童和学龄儿童两个阶段。

一、学龄前儿童的膳食指导

学龄前儿童是指满2周岁至不满6周岁的儿童，是儿童生长发育的关键时期，也是良好饮食习惯养成的关键时期。

（一）学龄前儿童生理特点

学龄前儿童仍处于快速生长发育阶段，营养需求量较大，咀嚼能力仍较弱，消化系统功能尚未

完善，食物的加工烹调应与成人不同。学龄前儿童生活自理能力有所提高，好奇心、自主性、学习能力和模仿能力均增强，但注意力易分散，进食不够专注，所以该时期是引导和纠正不良生活方式的最佳时期。

（二）学龄前儿童营养需要

1. 能量 学龄前儿童膳食能量需要量见表5-11。

表5-11 学龄前儿童膳食能量需要量（EER）

年龄/岁	EER			
	MJ/d		kcal/d	
	男	女	男	女
2~	4.60	4.18	1 100	1 000
3~	5.23	4.81	1 250	1 150
4~	5.44	5.23	1 300	1 250
5~6	5.86	5.44	1 400	1 300

2. 碳水化合物 学龄前儿童膳食应逐渐过渡到以谷类食物为主，以能提供复杂碳水化合物、蛋白质、膳食纤维和B族维生素的谷类为主，如大米、面粉、红豆、绿豆等，不宜多食纯糖食品和甜食，注意粗细粮的合理搭配。

3. 矿物质 学龄前儿童膳食矿物质的用途与参考摄入量见表5-12。

表5-12 学龄前儿童膳食矿物质的用途与参考摄入量

矿物质	主要用途	RNI 或 AI	
		2~4 岁	4~7 岁
钙/(mg·d^{-1})	促进骨骼生长，增加骨密度	500	600
铁/(mg·d^{-1})	预防铁缺乏和缺铁性贫血	10	10
锌/(mg·d^{-1})	促进生长发育；增进食欲，提高免疫力	4.0	5.5
碘/(μg·d^{-1})	促进生长发育	90	90

4. 维生素 学龄前儿童维生素的用途与参考摄入量见表5-13。

表5-13 学龄前儿童维生素的用途与参考摄入量

维生素	主要用途	RNI 或 AI	
		2~4 岁	4~7 岁
维生素 A/(μgRAE·d^{-1})	促进骨骼生长，提高抵抗力	男 340 女 330	男 390 女 380
维生素 D/(μg·d^{-1})	促进钙的吸收，促进骨骼生长	10	10
维生素 B$_1$/(mg·d^{-1})	影响食欲、消化功能	0.6	0.9
维生素 B$_2$/(mg·d^{-1})	预防维生素 B$_2$ 缺乏病	男 0.7 女 0.6	男 0.9 女 0.8
维生素 C/(mg·d^{-1})	增强抵抗力，缺乏易致免疫力低下	40	50

（三）学龄前儿童主要营养问题

1. 龋齿 学龄前儿童餐后刷牙漱口的良好习惯尚未养成，易出现龋齿。

2. 饮食缺乏规律，易挑食偏食 学龄前儿童自主意识增强，但自控力较弱，易挑食偏食。

3. 营养缺乏与能量过多并存 学龄前儿童活泼好动，易饥饿。钙、铁、锌、维生素等微量营养素缺乏是学龄前儿童常见的营养问题。部分儿童因高脂肪、高蛋白食物的摄入过多或运动量不足而导致肥胖。

（四）学龄前儿童的膳食指导

基于儿童的生理、营养特点及饮食习惯培养规律，结合学龄前儿童膳食营养现状和饮食行为问题，建议在一般人群膳食指南基础上增加以下几点。

1. 食物多样，规律就餐，自主进食，不挑食，培养良好饮食习惯

（1）学龄前儿童每天摄入 12 种以上的食物，每周摄入 25 种以上的食物，不包括烹调油和调味品。实行"三餐两点"制度，即每天有三餐正餐和两次加餐，这样既可满足营养需求，又不增加胃肠道负担。加餐以乳类和水果为主，适量搭配少量松软面点。

（2）选择适量的食物份量，并与家人一起进餐。尽量定时就餐，避免进餐时进行其他活动。吃饭时要细嚼慢咽，但不要拖延时间。鼓励儿童自己使用餐具进食，培养健康的饮食行为。

（3）鼓励儿童将不同种类的食物搭配在一起，并根据季节进行食物的更换和搭配。

（4）除了食用碘盐，每周最好还应摄入一次海产品，以确保足够的碘摄入量。

（5）经常改变食物的烹调方式，增进儿童食欲。

2. 每天喝奶，足量饮水，正确选择零食

（1）为获得足够的钙，学龄前儿童每天饮乳量为 350~500ml 或相等份量的乳制品。建议选择无添加糖的液态乳、酸奶和奶酪，并限制乳饮料和奶油的摄入量。如果儿童出现乳糖不耐受或继发乳糖不耐受引起的腹胀、腹泻、腹痛等，饮乳前可同时进食主食，少量多次饮乳，或者选择无乳糖乳制品。

（2）学龄前儿童新陈代谢旺盛，活动量多，应保证足量水分摄入。学龄前儿童每日应饮水 600~800ml，以白水为主，少量多次饮用，不能用含糖饮料替代白水。家长应以身作则，不喝含糖饮料。

（3）学龄前儿童应选择新鲜、天然、易消化的零食，少选油炸食品和膨化食品，零食应安排在两餐之间，量不宜多。

3. 合理烹调，少油炸，减少调味品的使用 建议选择蒸、煮、炖等健康的烹调方式，尽量减少使用煎炒等加工方法。烹饪过程中要注意控制盐和糖的用量，不加味精、鸡精和辛辣调味品，以保持食物的原汁原味，让儿童体验和接受食物的自然味道。

4. 参与食物选择与制作，增进对食物的了解与喜爱 鼓励儿童参与食物的选择和制作过程，为他们创造更多认识和感受食物的机会。可以组织参观农田、观察蔬菜和水果的生长过程等活动。家长可与儿童一起选购食材，参与食物加工活动，如挑选蔬菜、洗水果等，这样既能提高儿童对食物的接受度，也有助于增进亲子关系。

5. 积极参与户外活动，定期进行体格测量，促进健康成长 建议儿童每天进行 180min 的身体活动，其中不少于 60min 中等及中等以上强度的活动。减少长时间久坐和视屏时间，每次久坐时间不超过 1h，每天累计视屏时间不超过 1h。此外，建议每半年进行一次身高、体重等身体指标的测量，根据变化及时调整饮食和运动计划。

6. 养成良好的饮食习惯，预防龋齿发生 在平衡膳食的基础上，适当提高蛋白质的摄入。控制单糖、双糖的摄入，不在睡前吃糖，吃糖后立即漱口。避免油炸膨化食品、甜点及含糖饮料，少喝碳酸饮料，保护牙釉质。增加户外活动，及时补充维生素 D 及钙。注意口腔卫生，养成早晚刷牙、饭后漱口的习惯等。

7. 避免偏食和挑食　鼓励儿童选择多种多样的食物，及时提醒和纠正儿童挑食、偏食或过量进食的不健康饮食行为。对儿童不喜欢吃的食物，可鼓励儿童反复尝试，采用变换烹调方式、改变食物形式或质地、适当增减食物份量、更新盛放容器等方法增进儿童食欲。避免儿童过度进食，帮助养成专注进餐、自主进食和适量进食的健康饮食行为。家庭和托幼机构为儿童制订相对固定的进餐计划，营造整洁温馨的进餐环境。

二、学龄儿童的膳食指导

学龄儿童是指满 6 岁到不满 18 岁的未成年人。学龄儿童处于生长发育阶段，对能量和营养素的需要量高于成年人。全面、充足的营养是学龄儿童正常生长发育乃至一生健康的物质保障，因此学龄儿童更需要强调合理膳食。

（一）学龄儿童生理特点

1. 小学学龄期生理特点　此期儿童生长迅速、代谢旺盛，体格发育稳步增长，活动能力逐步增强，除生殖系统外的其他器官和系统已逐渐接近成人水平，可以接受成人的大部分饮食。

2. 中学学龄期生理特点　中学学龄期相当于初中和高中阶段，此阶段处于青春期，是第二个生长发育的高峰时期，是人体生长发育的一个非常重要的时期。此期在神经内分泌因素的作用下，生殖器官迅速发育及成熟，第二性征出现，内脏功能、大脑功能和心理功能发展也进入高峰，身体各器官系统进一步发育成熟。

（二）学龄儿童营养需要

小学学龄期和中学学龄期生理特点有所不同，营养需求也不尽一致。学龄儿童生长发育迅速，体内合成代谢旺盛，所需的能量和各种营养素的量比成人高，中学学龄期对各种营养素的需求量达到最大值，随着机体发育的不断成熟，需要量也逐渐下降。

1. 能量、蛋白质及脂肪　学龄儿童中等强度体力活动水平膳食能量需要量、蛋白质及脂肪参考摄入量见表 5-14。

表 5-14　学龄儿童中等强度体力活动水平膳食能量需要量、蛋白质及脂肪参考摄入量

年龄/岁	能量需要量（EER）				蛋白质 RNI/($g \cdot d^{-1}$)		脂肪/（AMDR·%E^{-1}）
	MJ/d		kcal/d				
	男	女	男	女	男	女	
6~	6.69	6.07	1 600	1 450	35	35	20~30
7~	7.11	6.49	1 700	1 550	40	40	20~30
8~	7.74	7.11	1 850	1 700	40	40	20~30
9~	8.16	7.53	1 950	1 800	45	45	20~30
10~	8.58	7.95	2 050	1 900	50	50	20~30
11~	9.20	8.37	2 200	2 000	55	55	20~30
14~17	10.88	9.20	2 600	2 200	70	60	20~30

2. 碳水化合物　学龄儿童膳食碳水化合物摄入量以占总能量的 50%~65% 为宜。主要来源是谷类和薯类，避免摄入过多的添加糖以及含糖饮料。

3. 矿物质　学龄儿童膳食矿物质的用途与参考摄入量见表 5-15。

4. 维生素　学龄儿童膳食维生素的用途与参考摄入量见表 5-16。

表 5-15　学龄儿童膳食矿物质的用途与参考摄入量

矿物质	主要用途	RNI 或 AI			
		7岁~	9岁~	12岁~	15~17岁
钙/(mg·d⁻¹)	促进骨骼生长及恒牙萌出	800	1 000	1 000	1 000
铁/(mg·d⁻¹)	预防缺铁性贫血,增强免疫力	12	16	男 16 女 18	男 16 女 18
锌/(mg·d⁻¹)	促进生长发育,增进食欲,增强抵抗力	7.0	7.0	男 8.5 女 7.5	男 11.5 女 8.0
碘/(μg/·d⁻¹)	促进生长	90	90	110	120

表 5-16　学龄儿童膳食维生素的用途与参考摄入量

维生素	主要用途	RNI 或 AI			
		7岁~	9岁~	12岁~	15~17岁
维生素 A/(μgREA·d⁻¹)	促进生长,提高抵抗力	男 430 女 390	男 560 女 540	男 780 女 730	男 810 女 670
维生素 D/(μg·d⁻¹)	促进钙的吸收,促进骨骼生长	10	10	10	10
维生素 B₁/(mg·d⁻¹)	促进食欲、帮助消化	男 1.0 女 0.9	男 1.1 女 1.0	男 1.4 女 1.2	男 1.6 女 1.3
维生素 B₂/(mg·d⁻¹)	预防维生素 B₂ 缺乏病	男 1.0 女 0.9	男 1.1 女 1.0	男 1.4 女 1.2	男 1.6 女 1.2
维生素 C/(mg·d⁻¹)	增强抵抗力和免疫功能	60	75	95	100

(三) 学龄儿童主要营养问题

1. 早餐时间少　学龄儿童早晨起床后常食欲欠佳,并因赶时间上学而匆匆进餐,影响食量,容易出现能量、蛋白质的缺乏。

2. 超重或肥胖　学龄儿童可以接受成人的大部分饮食,少数儿童食量大但运动量小,可导致超重或肥胖。

3. 不良饮食习惯　学龄儿童易出现挑食、偏食、吃零食代替正餐、暴饮暴食、吃不健康食品的不良饮食行为。

(四) 学龄儿童膳食指导

学龄儿童期是培养营养健康意识、培养良好生活习惯、提升营养健康素养的关键时期。中国营养学会根据学龄儿童营养需求,在一般人群膳食指南的基础上提出 5 项核心推荐。

1. 主动参与食物选择和制作,提高营养素养

(1) 学龄儿童应该了解食物与环境、健康之间的关系,并传承中国健康饮食文化。充分认识到合理营养的重要性,建立起对自身健康和行为负责的信念。

(2) 能够阅读食品标签,与家人一起理性购买、保存和烹饪食物,并具备合理搭配食物的能力,避免浪费。

(3) 学校应制订并实施营养健康相关政策,提供营养健康教育和健康服务,配置相关设施与设备。

(4) 家长应学习和掌握营养知识,改变自身不健康的饮食行为,与学校和社会共同努力,关注和开展学龄儿童的营养健康教育,帮助他们提高营养科学素养,从小养成健康的生活方式。

2. 三餐合理,正确选择零食,培养健康饮食行为

(1) 遵循一日三餐、定时定量的饮食规律是确保学龄儿童健康成长的基本要求。

（2）保证每天吃好早餐，包括谷薯类、蔬菜水果、动物性食物、奶豆坚果等 3 种以上食物。适量选择营养丰富的食物做零食。

（3）做到有序、按时和文明进餐，不挑食偏食，避免食物浪费。

（4）尽量减少外出就餐。如果外出就餐，应注意合理搭配，少食用高盐、高糖和高脂肪的食物。

3. 每天喝奶，足量饮水，不喝含糖饮料，禁止饮酒

（1）每天饮用至少 300ml 液态乳或等量的乳制品。

（2）主动足量饮水，首选白水，每天饮水 800~1 400ml。少喝或不喝含糖饮料，切忌用含糖饮料代替饮水。

（3）家长做好榜样，不随意饮酒，不酗酒。家庭、学校、社会对儿童做好宣教，让其知晓酒精的危害，禁止儿童饮酒及含酒精饮料。

4. 鼓励户外活动，减少视屏时间，保证每天至少 60min 的中高强度身体活动

（1）积极规律的身体活动、充足的睡眠有利于学龄儿童的正常生长发育和健康。学龄儿童应每天累计进行至少 60min 的中高强度身体活动，以全身有氧活动为主。身体活动形式要多样化，每周应安排 3 天进行增强肌肉力量或骨骼健康的运动，同时至少掌握一种运动技能。

（2）家庭、学校和社会应为学龄儿童创建积极、安全、便利的身体活动环境。

（3）鼓励儿童多进行户外活动，如不能进行户外活动，家长应陪伴儿童在室内玩一些有益的益智游戏，减少儿童每天的视屏时间并限制在 2h 以内，尤其不能让儿童单独玩游戏，这样不仅对健康无益，而且容易成瘾。

（4）确保充足的睡眠，6~12 岁儿童每天睡眠时间不少于 9h。13~17 岁儿童每天睡眠时间不少于 8h。

5. 定期进行体格检测，确保体重增长适宜

（1）营养不足、超重和肥胖都会影响儿童生长发育和健康。学龄儿童应树立科学的健康观，定期测量身高和体重，通过合理膳食和充足的身体活动保证适宜的体重增长，预防营养不足和超重肥胖。

（2）对于已经超重和肥胖的儿童，应在保证体重适宜增长的基础上控制总能量摄入，逐步增加身体活动时间、频率和强度。家庭、学校和社会应共同参与儿童肥胖防控。

（兰 阳）

第四节　老年人的膳食指导

> **情景导入**
>
> 　　某 75 岁男性，近 1 个月来有 3 颗牙齿松动，不敢咀嚼食物，频繁发生便秘、腹胀、乏力，近 3 天加重。平素身体健康，医院检查未发现任何器质性病变。
> 　　**请思考：**
> 　　1. 评估该老年人可能存在的营养问题。
> 　　2. 请对该老年人进行膳食指导。

一、老年期生理特点

　　我国将 65 岁以上的人群界定为老年人群，这与世界卫生组织发达国家老年期的年龄段划分一致。一般从 45 岁以后，人体各个部位的组织、器官就会发生不同程度的功能减退，从而影响老年

人对食物的摄取、消化及营养物质的吸收，甚至出现消瘦、贫血等营养问题，使老年人身体抵抗力降低，增加罹患疾病的风险。老年人的主要生理变化通常表现为以下几个方面。

（一）消化功能减弱

随着年龄的增长，牙齿松动脱落，消化液分泌减少，消化酶活性下降，不利于食物的消化、吸收。老年人活动减少，胃肠蠕动减慢，常感到饱胀不适，易发生便秘。

（二）代谢功能降低

1. 老年人甲状腺激素生成减少，基础代谢率降低。

2. 生长激素减少，使蛋白质合成减少，脂肪增多，肌肉萎缩。

3. 甲状旁腺功能老化，直接影响钙、磷吸收，易出现骨质疏松甚至骨折。

4. 胰岛 β 细胞释放胰岛素延迟，糖代谢能力下降。胰岛素受体减少，机体对胰岛素的敏感性下降，使老年人葡萄糖耐量降低，血糖明显升高。胰高血糖素分泌增加，2 型糖尿病患病率增加。

5. 抗利尿激素分泌减少，影响血中含氮废物的排出和电解质平衡。

（三）感觉器官功能减退

老年人视力下降，嗅觉、味觉、听觉减退，食物摄取量减少，口味也因此加重，易摄入调味品多的食物。发生营养不良、贫血和慢性疾病的概率增加。

二、老年人营养需要

（一）能量

老年人随着年龄增加，活动减少，基础代谢功能降低，能量消耗也随之降低，能量供给要相应减少，建议 60 岁以上老年人比一般人群供给能量减少 20% 左右，70 岁以上减少 30% 左右。

（二）蛋白质

老年人蛋白质分解代谢大于合成代谢，易出现负氮平衡，若蛋白质摄入不足，将影响器官功能。老年人消化功能减弱，肾脏排泄功能减退，蛋白质摄入过多则增加肝、肾负担，应多摄入优质蛋白质，其比例可达 50%，并于三餐中均衡分布。老年人蛋白质摄入量以 1.0~1.2g/（kg·d）为宜。

（三）脂肪

老年人每日脂肪的供给量可随年龄增加而减少，减少动物性脂肪和高胆固醇食物，脂肪供能占总能量的 20%~30%。

（四）碳水化合物

碳水化合物是供应人体能量的主要来源，老年人膳食碳水化合物应占总能量的 50%~65%。

中等强度体力活动水平的老年人膳食能量需要量、碳水化合物、总脂肪、蛋白质参考摄入量见表 5-17。

表 5-17　老年人膳食能量需要量、碳水化合物、总脂肪、蛋白质参考摄入量

年龄 / 岁	能量（EER）/（kcal·d^{-1}）		总碳水化合物 /%E	总脂肪 /%E	蛋白质（RNI）/（g·d^{-1}）	
	男	女			男	女
65~75	2 300	1 850	50~65	20~30	72	62
75~	2 200	1 750	50~65	20~30	72	62

（五）矿物质

为避免矿物质缺乏，老年人应保证蔬菜、水果和薯类的摄入。老年人膳食矿物质的用途与参考摄入量见表 5-18。

表 5-18　老年人膳食矿物质的用途与参考摄入量

矿物质	主要用途	RNI
钙/(mg·d⁻¹)	预防骨质疏松	800
铁/(mg·d⁻¹)	预防缺铁性贫血	12
硒/(μg·d⁻¹)	抗氧化、抗衰老、抗肿瘤	60

（六）维生素

老年人由于体内代谢和免疫功能降低，需要充足的维生素以促进代谢、延缓衰老及增强抵抗力。老年人膳食维生素的用途与参考摄入量见表 5-19。

表 5-19　老年人膳食维生素的用途与参考摄入量

维生素	主要用途	RNI 或 AI
维生素 A/(μgRAE·d⁻¹)	维持夜间视力，抗癌，抗氧化	男性：65~75 岁为 730，75 岁~为 710；女性：65~75 岁为 640，75 岁~为 600
维生素 D/(μg·d⁻¹)	促进钙、磷吸收，预防骨质疏松症	男 15 女 14
维生素 E/(mgα-TE·d⁻¹)	抗氧化，抗衰老，延长细胞寿命	14
维生素 K/(μg·d⁻¹)	参与凝血，参与骨骼代谢	80
维生素 B₁/(mg·d⁻¹)	参与物质代谢和能量代谢，调节神经生理活动	男 1.4 女 1.2
维生素 B₁₂/(μg·d⁻¹)	参与造血，维持免疫系统功能	2.4
叶酸/(μgDFE·d⁻¹)	参与骨髓红细胞的生成	400
维生素 C/(mg·d⁻¹)	维护血管弹性，降低胆固醇，增强免疫力，促进骨胶原形成	100

（七）水

老年人对水分的需要比成年人更敏感，对脱水的反应比较迟钝，若不能及时补充水分，就会很快发生脱水。老年人要少量多次、主动饮水，首选温热的白开水，每日摄入水量 1 500~1 700ml。

三、老年人主要营养问题

（一）营养不良和贫血

老年人可因活动量减少、食量减少、胃肠功能下降、消化吸收能力减弱等因素导致食物摄入量减少，容易发生引起营养不良。

（二）骨质疏松和骨折

老年人由于骨密度降低、骨强度下降，尤其是女性绝经期后体内雌激素水平下降，造成骨量的丢失，如钙摄入量较少、日光照射不足或不进行户外运动，容易发生骨质疏松和骨折。

（三）体重异常和肌肉衰减

随着年龄的增长，老年人骨质疏松发生率增加，脊柱弯曲变形，体内脂肪组织增加，使 BMI 相应升高。同时，一些高龄老年人由于牙齿脱落、消化吸收功能降低，可出现体重下降和消瘦，引起肌肉衰减。

（四）代谢功能降低，易患各种慢性疾病

老年人基础代谢率降低，能量的需求逐渐减少，如摄入过多，会发生超重和肥胖，也增加恶性

肿瘤、心脑血管疾病、糖尿病的发病率。但摄入过少，则会出现消瘦、抵抗力降低。因此，老年人应保持能量平衡摄入，保持正常体重。

（五）吞咽功能减退

随着老年人器官萎缩，咽喉、食管变窄，神经中枢控制能力减弱，喝水易呛咳，甚至误吸或食团压迫气道而导致呼吸道梗阻，引发窒息。

四、老年人的膳食指导

为方便老年人膳食指导，将老年人群分为一般老年人（65~79岁）和高龄老年人（≥80岁）。

（一）一般老年人膳食指导

1. 食物品种丰富，合理搭配

（1）**食物品种多样**：老年人应采用多种方法增加食欲和进食量，合理安排一日三餐，每次正餐占每天总能量的20%~25%，两餐之间可适当加餐，占每天总能量的5%~10%。每天主食以谷类、薯类及杂豆类为主，200~350g为宜。

（2）**蛋白质要足量**：老年人日平均摄入蛋白质总量应为120~150g，其中鱼类、畜禽肉、蛋类各40~50g，此外还应摄入300~400ml牛乳或乳制品。确保每餐都有动物性食物，以瘦肉为主，还要多吃豆类及其制品，确保植物性蛋白质摄入。

（3）**蔬菜水果餐餐有**：多选用油菜、菠菜、紫色甘蓝等深色叶菜，不同蔬菜合理搭配，每日摄入500g。水果种类尽量多，可作为加餐轮换吃，最好吃应季水果，不可用蔬菜替代水果。

（4）**食物合理搭配**：各类食物均衡摄入，做到粗细搭配、荤素搭配，不集中于一餐摄入大量蛋白质。

2. 营造良好氛围，共同制作和分享食物

（1）老年人参加社会活动减少，常会感到孤独、寂寞，应给予他们更多关爱，家人要经常陪伴。老年人自己也要调整心态，主动参与社会活动。

（2）创造舒适环境，提高生活质量。为老年人提供安静、舒适的进餐环境，每餐尽量有家人陪伴，保持老年人身心愉悦，对进餐充满期待，从而增进食欲。

（3）结合老年人身体状况给予适当的协助，在老年人力所能及的情况下参与制作和分享食物，这样既能增加成就感，又能增进食欲。

（4）制作食物宜选择简单、方便的烹调方式，既要考虑食物外观，又要避免营养成分被破坏。食物要切小切碎、煮软烧烂，肉类食物制成肉丝、肉片、肉泥、肉丸，豆类、坚果、杂粮等粉碎、榨汁，但要现吃现做。多采用蒸、煮、炖、烩、焖、烧等烹调方式，少用油煎、油炸、腌制和熏烤。食物不宜过咸、过甜、过酸，不可过黏、过硬、过分油腻。

3. 调整膳食结构，预防营养相关问题

（1）预防营养不良和贫血，合理进行饮食搭配，保证每日能量、蛋白质、铁、维生素的均衡摄入，可增加鱼、禽、深色蔬菜、水果、动物肝脏和血制品，或食用畜肉、猪肝、红菇等含铁丰富的食物。饭前、饭后1h不喝浓茶、咖啡，以免影响铁的吸收。必要时遵医嘱服用补充剂。

（2）摄入高钙食物，预防骨质疏松，饮食中钙的摄入不足会引起骨质疏松甚至骨折，应适当增加牛乳、豆制品、海产品、黑木耳、芝麻等高钙食物。

4. 主动运动，多做户外运动，维持健康体重

（1）老年人应根据身体状况选择适宜的体育活动，维持健康体重。

（2）户外活动可促进维生素D合成，延缓骨质疏松和肌肉衰减，快走、慢跑、太极拳等运动较适合老年人。

（3）结合老年人健康状况确定运动强度、频率和时间，每天户外锻炼1~2次，每次1h左右，以

轻微出汗为宜。也可通过心率判断运动强度，以达到目标心率（170－年龄）为宜。

（4）减少久坐等静态时间。看电视、玩游戏、打麻将、读书等长时间保持同一姿势，不仅可导致肌肉劳损，而且能诱发心脑血管疾病、痔疮等。老年人每小时可起身活动数分钟，如倒水、伸展四肢、踢腿、弯腰等均可增加活动量。

5. 参加规范体检，做好健康管理

（1）老年人要定期进行规范、全面的体格检查，一般每年1~2次，以便及时发现健康问题。

（2）结合老年人体检发现的问题，调整饮食、活动方案，预防各类慢性病发生或缓解病情，提高老年人生活质量。

（二）高龄老年人膳食指导

高龄老年人膳食指导应在一般老年人的基础上做到以下几个方面。

1. 食物种类多样，鼓励多种方式进食

（1）吃好三餐，饮食避免单调、重复，各类食物轮换吃，确保能量和营养素均衡摄入。

（2）少食多餐，正餐摄入不足、易出现早饱和食欲下降的高龄衰弱老年人可少食多餐，采用三餐两点制，加餐食物与正餐相互补充。

（3）规律进餐，按照老年人作息规律定时定量进餐，睡前1h不进餐，以免影响睡眠。不可过饥、过饱、暴饮暴食。

2. 精心选择食物，保证各类营养素摄入

（1）食物应松软、易消化，粗杂粮可用水浸泡2~3h后再蒸煮。

（2）选择少带刺、带骨的食物。

3. 坚持参加活动，促进身心健康

（1）坚持少坐多动、动辄有益，坐立优于卧床，行走优于坐立。

（2）每周活动时间不少于150min，形式因人而异，活动量和时间应缓慢增加。

（3）平衡训练、有氧和抗阻活动有机结合，卧床者以抗阻活动为主。

（4）坚持益智活动，如读书、下棋、打扑克、玩游戏等。

4. 定期监测体重，准确评估和进行营养指导

（1）每月测量体重2次。卧床老年人可测量握力、上臂围、小腿围，评估营养状况。

（2）合理使用营养品，子女或照护者应关注老年人的进食情况。如果进食量不足目标量的80%，可在专业人员指导下合理使用强化食品、营养补充剂或特医食品。

5. 吞咽障碍老年人食物的选用及制作

（1）调整食物质地和结构，选择软食、半流食或糊状的黏稠食物，可降低食物的流速，减少呛咳。流体食品黏度适当，固态食品不宜松散、密度均衡顺滑。

（2）避免异类夹杂，固体、液体食物不可混合在一起食用。

（3）进食取坐位或半坐卧位，喝水时水杯不要举得太高，小口慢喝，低头吞咽，避免食物或液体摄入太快而进入呼吸道，保证进食安全。

（4）不使用吸管饮水，可用汤匙，每次取1/3勺。

> **知识拓展**
>
> ### 特殊食品
>
> 营养强化食品是为保持食物原有的营养成分，或为补充食品中缺乏的营养素，向食品中添加一定量的食品营养强化剂，以提高食品的营养价值。
>
> 营养素补充剂是指以补充维生素、矿物质而不以提供能量为目的的产品，包括单一和复

合的营养素补充剂。营养素补充剂可分为营养素补充剂类保健食品、OTC 类微量营养素补充产品和其他各种营养素产品。

特殊医学用途配方食品(特医食品)是指为满足进食受限、消化吸收障碍、代谢紊乱或特定疾病状态人群对营养素或膳食的特殊需要,专门加工配制而成的配方食品,包括全营养配方食品、特定全营养配方食品和非全营养配方食品。特医食品须在医生或临床营养师指导下单独食用或与其他食品配合食用。

(邵培双)

思考题

1. 李女士,妊娠 32 周,夜间睡觉时常出现腿部抽筋。

请思考:

(1) 李女士存在的营养问题是什么?

(2) 请对李女士进行膳食指导。

2. 王女士,育有一 7 个月男婴,一直纯母乳喂养,近 1 个月来自觉母乳量明显减少,想改为混合喂养。2 天前首次喂食自制的肉泥,婴儿出现腹泻,周身皮疹。

请思考:

(1) 王女士的孩子出现了什么营养问题?

(2) 该男婴能否继续混合喂养?

(3) 请你帮助王女士制订一份正确的喂养方案。

3. 某 4 岁男童,与祖父母一起生活,祖父母喜好甜食,该男童也养成了好吃甜食的习惯。

微课　　练习题

请思考:

(1) 该男童存在的营养问题是什么?

(2) 请对该男童进行膳食指导。

实训 5　儿童营养教育

【任务描述】

在调研中发现某小学的学生可能存在较高的超重发生率,遂对该校部分师生进行深度走访。在征得学生及其家长同意后,抽取一年级学生进行体格检查,结果发现 50 人中有 26 人存在不同程度的超重或肥胖,主要表现为肥胖体态、体重超标,超重或肥胖学生常有疲劳感,活动时气短、行动笨拙。50 人中有 21 人喜欢吃淀粉类、甜食和高脂肪食物,不喜欢吃蔬菜等食物。

【任务目标】

1. 判断该儿童群体存在的营养问题。

2. 对该儿童群体开展营养教育。

【任务准备】

纸、铅笔、水彩笔、尺子等文具。

【任务学时】

2学时。

【解决路径/方法】

1. 分组讨论任务描述中儿童群体存在的营养问题。

2. 各组分别制作中国学龄儿童膳食指南及中国儿童平衡膳食算盘的宣传海报。

【任务结果】

制作完成营养教育宣传海报。

【任务讨论】

1. 根据任务描述中儿童群体的情况，判断他们可能存在超重、肥胖、能量摄入过多等问题。分析这些营养问题的原因，可能与挑食偏食、用零食代替正餐、暴饮暴食、食用不健康食品等不良饮食习惯有关。

2. 提出改善儿童营养不良问题的措施。针对儿童超重或肥胖，建议在保证正常发育的基础上，控制总能量的摄入，逐步增加身体活动时间、频率和强度。

（兰　阳）

第六章 | 常见疾病的膳食原则与预防

教学课件

思维导图

学习目标

1. 掌握：医院膳食的种类、适用范围及膳食原则；心血管疾病、消化系统疾病、泌尿系统疾病、内分泌代谢疾病等常见疾病的膳食原则与预防，恶性肿瘤的膳食指导原则。
2. 熟悉：营养支持输注途径、输注方式和护理要点；肿瘤的膳食预防原则和患者的营养需要，肿瘤预防的营养相关因素。
3. 了解：试验膳食、胆囊炎的膳食原则与预防、肾小球肾炎的膳食原则与预防。
4. 能够应用初步的营养评估，实施营养支持及营养宣教。
5. 具有关心、关爱患者的服务意识及健康饮食观。

第一节 医院膳食

情景导入

患者，女性，55 岁。发现胆囊结石 30 余年，因腹胀 2 个月而入院，行腹腔镜胆囊切除术。
请思考：
手术治疗后第一天，请为该患者安排饮食。

医院膳食是为住院患者制订的符合其基本营养需要和各种疾病治疗需要的膳食。医院膳食包括基本膳食、治疗膳食和试验膳食三大类。

一、基本膳食

住院（医院）常用基本膳食有 4 种，即普通膳食、软质膳食、半流质膳食和流质膳食。除普通膳食与健康人饮食基本相似外，其余几种膳食都是根据不同疾病的病理和生理需要，将各类食物通过改变烹调方法或改变食物质地而配制的膳食。

（一）普通膳食

普通膳食简称普食，与健康人平时所用膳食基本相同。住院患者中采用普食的数量最多，是应用比例最大的一种膳食。

1. **适用范围** 凡体温正常、咀嚼能力无问题、消化功能无障碍、在治疗上无特殊的膳食要求、不需任何限制的患者，都可接受普食。

2. **膳食原则和要求** 普食是平衡膳食，要求能量及营养素含量必须达到每日膳食营养素摄入量。

（1）**能量**：每日 2 200~2 600kcal，应用时应根据个体差异（如年龄、身高、体重、性别等）适当调整。能量应适当分配于各餐，通常早餐占 25%~30%，午餐占 30%~40%，晚餐占 30%~35%。

（2）**蛋白质**：占总能量的 10%~15%，优质蛋白质应占蛋白质总量的 50% 以上，其中一部分应为大豆蛋白质。

（3）**脂肪**：占总能量的20%~25%，不宜超过30%。

（4）**碳水化合物**：占总能量的50%~65%。

（5）**维生素和矿物质**：供给量应参考膳食营养素参考摄入量（DRIs），供给充足。

（6）**新鲜卫生，美观可口**：注意食物的色、香、味、形，以提高食欲并促进消化。少用难消化、具有刺激性及易胀气的食物，如油炸食品、动物油脂、干豆类等。

（二）软质膳食

软质膳食简称软食，是介于普食和半流食之间的一种平衡膳食，特点是质软、易咀嚼、比普食更易消化。

1. 适用范围　适用于咀嚼不便者、患有口腔疾病者、消化吸收能力弱的患者、低热患者、老年人及幼儿等。也可用于消化道疾病或术后恢复期患者。

2. 膳食原则及要求　软食是平衡膳食，要求能量及营养素含量必须达到每日膳食营养素供给标准。

（1）**能量**：每日1 800~2 200kcal。

（2）**蛋白质**：每日70~80g。

（3）**食物选用**：应选取膳食纤维含量少及较软的肌肉纤维，或食物经过制备后软化。

（4）**制备方法**：烹调方法以煮、炖、蒸、炒等为宜，要求易咀嚼、易消化、少油腻。

（三）半流质膳食

半流质膳食简称半流食，是介于软食和流食之间的过渡膳食，呈半液态状，易于咀嚼和消化。

1. 适用范围　中度发热、咀嚼困难或患有口腔疾病、消化道疾病、身体比较虚弱、缺乏食欲、外科手术后暂作过渡的患者。

2. 膳食原则和要求

（1）**能量及营养素**：全天供给总能量1 500~1 800kcal；蛋白质按正常量供给；注意补充足量的维生素和矿物质。尽量保证营养充足，平衡合理，味美可口。

（2）**食物要求**：食物应呈半流质状态，膳食纤维较少，易于咀嚼和消化。

（3）**餐次安排**：半流质膳食能量密度（即每克食物所含的能量）较低，需少量多餐，以保证在减轻消化道负担的同时尽量满足能量及营养素的需求。通常每隔2~3h一餐，每日5~6餐。

（4）**主食选择**：可选粥、面条、面片、馄饨、面包、蛋糕、小包子、小花卷等。

（5）**副食选择**：肉类选用肉泥、肉丸、鸡丝等，也可选用虾仁、软烧鱼块、鱼丸、碎肝片等。蛋类除煎炸之外，其他如蒸蛋羹、炒蛋等均可选用。乳类及其制品如牛乳、奶酪等均可选用。豆类宜制成豆浆、豆腐脑、豆腐、豆腐干等。水果及蔬菜需制成果冻、果汁、菜泥、菜汁等，还可食用少量嫩的碎菜叶。

（6）**少选或忌选食物**：大块蔬菜、大量肉类、油炸食品、烙饼等硬而不易消化的食物，以及刺激性调味品。

（四）流质膳食

流质膳食简称流食，是极易消化、含渣很少、呈液体状态或在口腔内能融化为液体的膳食。常用流质膳食可分为普通流质、清流质、浓流质、冷流质及不胀气流质5种。

1. 普通流质

（1）**适用范围**：急性重症、极度虚弱、无力咀嚼食物的高热、口腔颌面颈部及外科大手术后的患者，消化道急性炎症患者，食管癌导致食管狭窄的患者。

（2）**膳食原则及要求**：①所提供的能量、蛋白质及其他营养素均不足，只能短期或过渡期应用。如长期应用，必须增加能量、蛋白质等摄入量，或添加肠内营养制剂。②少量多餐，每日进餐6~7次，每餐液体量200~250ml。③不含刺激性食物及调味品。

2. 清流质 清流质是限制较严格的流质膳食,不含任何渣滓及产气的食物,比普通流质膳食更清淡,如过箩米汤、过箩肉汤、过箩菜汤、稀藕粉等。清流质膳食可供给液体、少量能量和电解质,以防身体脱水。

(1)**适用范围**:腹部手术后,由静脉输液过渡到食用全流质或半流质膳食之前,先采用清流质膳食;用于全麻手术前2h、准备肠道手术或钡灌肠之前;作为急性腹泻的初步口服食物,以液体及电解质为主,仅可作为严重虚弱者的初步口服营养。

(2)**膳食原则及要求**:①不用牛乳、豆浆、浓糖及一切易致肠胀气的食物。②每餐数量不宜过多。③所供能量及其他营养素均不足,只能短期内应用,长期应用将导致营养缺乏。

3. 浓流质 浓流质是无渣较稠食物,如较稠的藕粉、鸡蛋面糊等。

4. 冷流质 冷流质是冷的无刺激性的流质,一般选用冷牛乳、冷米汤、冷豆浆、冷蛋羹、冷藕粉、冰淇淋等。适用于喉部手术第1~2天及上消化道出血患者,不宜用热食、酸味食物及含刺激性调味品的食物,防止引起伤口出血及对喉部产生刺激。

5. 不胀气流质 不胀气流质忌用蔗糖、牛乳、豆浆等产气食物,其他同普通流质。

二、治疗膳食

治疗膳食是指根据不同的病情,调整膳食成分和食物质地,以满足疾病治疗对营养素的需要,起到治疗疾病和促进健康作用的膳食。治疗膳食的基本原则是以平衡膳食为基础,在允许的范围内,除必须限制的营养素外,其他营养素均应供给齐全、配比合理;同时饮食的制备应适合患者的消化、吸收和耐受能力,并照顾患者的饮食习惯,注意食物的色、香、味、形以及品种多样化。

(一)高能量高蛋白质膳食

高能量高蛋白质膳食的能量及蛋白质含量均高于健康人膳食标准。成年人每日能量摄入量应大于2 000kcal,蛋白质每日不应小于1.5g/kg,其中优质蛋白质占50%以上。

1. 适用范围 严重营养缺乏或手术前后的患者;处于分解代谢亢进状态下的患者,如甲状腺功能亢进、高热、营养不良、大面积烧伤、创伤等;体力消耗明显增加者,如运动员、重体力劳动者等。

2. 膳食原则和要求

(1)推荐能量和氮比例为(100~200kcal):1g,否则治疗效果不佳。蛋白质摄入过低,易导致负氮平衡;如能量摄入不足,则可能将所摄入的蛋白质用于能量需要而被消耗。

(2)供给能量应根据病情调整。例如,大面积烧伤患者每日能量和蛋白质的需要大大增多,能量为2 000~2 200kcal/m²体表面积,蛋白质约为94g/m²体表面积。

(3)为了防止血脂升高,应尽量降低膳食中胆固醇及糖类的摄入量,调整饱和脂肪酸与不饱和脂肪酸的比例。

(4)长期采用高蛋白质膳食,维生素A和钙的需要量也随之增加,故应增加膳食中维生素A及胡萝卜素和钙的含量。

(5)提高摄入量可采用增加餐次的方法,少食多餐可提高治疗效果。

(6)摄入量增加应循序渐进,不可一次性给予,否则容易造成胃肠功能紊乱。

(二)低蛋白质膳食

低蛋白质膳食的蛋白质含量较正常膳食低,目的是减少体内氮代谢废物,减轻肝、肾负担,以较低、优质蛋白质摄入量维持机体接近正常生理功能的运行。

1. 适用范围 急性肾炎、肾功能不全、肝性脑病前期或肝性脑病等患者。

2. 膳食原则和要求

(1)蛋白质供应量应根据病情随时调整,必要时应辅助麦淀粉饮食以减少植物性蛋白质的摄入。在蛋白质限量范围内要设法供给适量的优质蛋白质较多的食物,如鱼、蛋、乳、瘦肉类等,目的是增加必需氨基酸量,避免负氮平衡。

(2)总能量供应必须充足,以节约蛋白质使用并减少组织分解。若进食量难以满足需要,则要用肠内营养或肠外营养补充。

(3)矿物质和维生素一般应供给充足。

(4)注意烹饪方法,在食品制备方面应注意色、香、味、形和多样化,以促进食欲。

(三)限碳水化合物膳食

限碳水化合物膳食是一种限制碳水化合物类型及含量的膳食,以预防或减缓倾倒综合征的症状。

1.适用范围 胃大部切除术后或幽门括约肌术后患者。

2.膳食原则和要求

(1)低碳水化合物、高蛋白质、中等脂肪量膳食。碳水化合物应以多糖类复合碳水化合物为主,忌用单糖浓缩甜食,如精制糖果、甜点心、甜饮料等。

(2)少量多餐,避免胃肠中食物蓄积过多。每餐根据患者耐受情况,由少到多循序渐进,细嚼慢咽。

(3)每餐后平卧 20~30min 或经常进行俯卧运动锻炼可减轻症状。

(4)对合并高脂血症、心血管疾病、肾病、尿毒症的患者,膳食中蛋白质、脂肪的含量和种类应按照合并症的治疗原则选择食物。

3.治疗方法

(1)**第一阶段**:手术后开始进食时只能进食流食,此时应尽量控制食物进入肠道的速度,餐后至少平卧 20~30min。应尽量减少碳水化合物,禁食浓缩甜食、果汁饮料、酒类等。可用蒸蛋、鸡汤、过箩粥、豆腐脑等。

(2)**第二阶段**:应以干样食物为主,干稀分开。三餐主食避免液体类食物,加餐时再适当摄入汤汁类食物。进餐后平卧数分钟。应适当补充优质蛋白质和能量。以后根据恢复情况逐渐增加膳食中碳水化合物比例。

(四)限脂肪膳食

限脂肪膳食又称低脂膳食,限制膳食中脂肪的摄入,用于治疗或改善因脂肪吸收、转运、水解、合成等各个代谢环节异常所致的疾病。限脂肪膳食分为 4 种:①完全不含脂肪的纯碳水化合物膳食;②严格限制脂肪膳食,脂肪总量(包括食物所含脂肪及烹调油)每日不超过 20g;③中度限制脂肪膳食,脂肪总量(包括食物所含脂肪及烹调油)每日不超过 40g;④轻度限制脂肪膳食,脂肪总量(包括食物所含脂肪及烹调油)每日不超过 50g。

1.适用范围 胰腺炎、胆囊疾病、高脂血症、肥胖症、与脂肪吸收不良有关的其他疾病如肠黏膜疾病、胃切除和短肠综合征等引起的脂肪泻等。

2.膳食原则和要求

(1)限制脂肪摄入,除选用含脂肪少的食物外,还应减少烹调油用量,烹调时可选用蒸、炖、煮、熬、烩、卤、拌等方法。

(2)禁用油炸、油煎食物。食物应清淡,少刺激性,易于消化,少食多餐。

(3)脂肪泻可导致多种营养素的丢失,包括能量、必需氨基酸、脂溶性维生素以及与游离脂肪酸共价结合的钙、铜、锌等,因此应进行必要的补充。

(五)低脂低胆固醇膳食

低脂低胆固醇膳食是控制总能量、限制膳食中饱和脂肪酸和胆固醇的膳食。

1.适用范围 高脂血症、高血压、动脉粥样硬化、冠心病、肥胖症、胆石症等。

2.膳食原则和要求

(1)**控制总能量**：以达到或维持理想体重或适宜体重，避免肥胖。但成年人每日能量供给量最低不应少于1 000kcal，这是较长时间能坚持的最低水平，否则不利于健康。

(2)**碳水化合物**：占总能量的60%~70%，并以复合碳水化合物为主（如淀粉、非淀粉多糖、低聚糖等），少用添加糖，因为添加糖可升高血脂尤其是甘油三酯。

(3)**限制脂肪总量**：由脂肪提供的能量不应超过总能量的20%~30%，或全日供给量不超过50g。调整膳食脂肪酸比例，减少饱和脂肪酸摄入。较理想的供给比例为饱和脂肪酸：单不饱和脂肪酸：多不饱和脂肪酸为1∶1∶1。

(4)**胆固醇摄入量**：应限制在每日300mg以下。

(5)**充足的蛋白质**：在限制胆固醇的同时，要保证摄入充足的蛋白质，可用优质的植物性蛋白质代替部分动物性蛋白质。

(6)**充足的维生素、矿物质和膳食纤维**：适当选用粗粮、杂粮、新鲜蔬菜和水果，以满足维生素、矿物质和膳食纤维的供给量。

（六）调整膳食纤维的膳食

1.低纤维膳食　低纤维膳食又称少渣膳食，是一种膳食纤维含量极少、易于消化的膳食。低纤维膳食的目的是尽量减少膳食纤维对胃肠道的刺激和梗阻，减慢肠蠕动，减少粪便量。

(1)**适用范围**：食管胃底静脉曲张及食管或肠道狭窄，各种急性肠炎、憩室炎、伤寒、痢疾及肠道肿瘤，肠道手术前后的患者。

(2)**膳食原则和要求**：①尽量少用含膳食纤维多的食物，如粗杂粮、整豆、硬果、蔬菜、水果，以及含结缔组织多的动物肌腱等，以减少对炎症病灶的刺激，减少肠道蠕动和粪便形成。②注意食物制备方法，将食物切碎煮烂，做成泥状，使之易于消化吸收，每次进食数量不宜太多，少食多餐。忌用油炸、油煎的烹调方法。③脂肪数量不宜太多，因腹泻造成脂肪的吸收能力减弱，易导致脂肪泻。④由于食物选择的限制，膳食营养难以平衡，而且限制蔬菜和水果，易致维生素和某些矿物质的缺乏，必要时可补充维生素和矿物质制剂。

2.高纤维膳食　高纤维膳食又称多渣膳食，是增加膳食纤维数量的膳食。每日所供膳食纤维的数量为35~40g。其作用是：①增加肠道蠕动，促进粪便排出。②吸收水分，使粪便软化利于排出。③降低结肠内压力，改善憩室病症状。④可与胆汁酸结合，增加粪便中胆汁酸的排出，有利于降低血清胆固醇。

(1)**适用范围**：无张力便秘、无并发症的憩室病等需要增加膳食纤维的患者，预防和控制高脂血症、冠心病、糖尿病、肥胖等需要增加膳食纤维的患者。

(2)**膳食原则和要求**：①多食茎叶类蔬菜，以增加膳食纤维的摄入量。②多饮水，保证每日饮水量2 500~3 000ml或更多。③膳食中可添加有润肠通便作用的食物，如蜂蜜、芝麻、香蕉等。

长期过多食用膳食纤维可产生腹泻，并增加胃肠胀气，影响食物中钙、镁、铁、锌及维生素的吸收和利用等。

（七）限钠（盐）膳食

钠是细胞外液的主要阳离子，主要来自食盐，作用是维持机体水电解质平衡、渗透压和肌肉兴奋性。一旦体内水、钠平衡的调节机制遭到破坏，即可出现水、钠潴留或丢失过多。限钠（盐）膳食是纠正水、钠潴留的一项治疗措施。每克食盐含钠400mg，限钠实际是以限制食盐的摄入量为主。

1.限钠膳食种类

(1)**低盐膳食**：全日供钠2 000mg。饮食中忌用一切咸食，如咸菜、甜面酱、咸肉、腊肠以及各种荤食、素食罐头等，但允许在烹制或食用时加食盐2~3g或酱油10~15ml。

(2)**无盐膳食**：全日供钠1 000mg。除限制低盐膳食中食盐和酱油外，其他同低盐膳食。

（3）**低钠膳食**：全日供钠控制在500mg以内。除无盐膳食的要求外,还要限制一些含钠高的蔬菜（每100g蔬菜含钠100mg以上）,如油菜薹、芹菜、茴香,以及用食用碱制作的发面蒸食等（可用酵母替代食用碱发酵）。

2.适用范围 肝硬化腹水、高血压、缺血性心力衰竭、肾脏疾病、使用肾上腺皮质激素治疗的患者。

3.膳食原则和要求

（1）**根据病情变化及时调整钠供给量**：如对肝硬化腹水患者,开始时可用无盐或低钠膳食,然后改为低盐膳食,待腹水消失后可恢复正常饮食。对有高血压或水肿的肾小球肾炎、肾病综合征、子痫患者,使用利尿剂时用低盐膳食,不使用利尿剂而水肿严重者用无盐或低钠膳食。对不伴高血压或水肿、排尿钠增多者,不宜限制钠摄入量。根据24h尿钠排出量、血钠和血压等指标,确定是否需要限钠及限钠程度。

（2）**限钠应慎重**：对60岁以上的储钠能力低、心肌梗死、回肠切除术后、黏液性水肿和重型甲状腺功能减退合并腹泻的患者,限钠应慎重,应根据24h尿钠排出量、血钠、血压等指标决定是否限钠。

（3）**改进烹饪方法**：可选用番茄酱、芝麻酱等调味品改善口味,或用原汁蒸、炖以保持食物本身的鲜美味道。此外,在配膳方法上应注意菜肴的色、香、味,以促进食欲。

（4）**调味品的选择**：目前市售的低钠盐可根据成分说明选用。市售无盐酱油是以氯化钾代替氯化钠,故高血钾患者不宜使用。

（八）高钾和低钾膳食

钾是人体细胞内液的主要阳离子,作用是维持体内水电解质平衡、渗透压以及加强肌肉兴奋性和心跳规律性等。

1.适用范围

（1）**高钾膳食**：用于纠正低钾血症（血清钾＜3.5mmol/L）。高钾膳食的钾含量应超过80mmol/L,适用于防治高血压,可预防服用利尿剂引起的低钾血症。

（2）**低钾膳食**：用于纠正高钾血症（血清钾＞5.5mmol/L）。低钾膳食的钾含量应低于40~60mmol/L,适用于因肾脏排钾功能障碍引起的高钾血症。

2.膳食原则和要求

（1）**高钾膳食**：应多选择富含蛋白质的瘦肉、鱼、虾和豆类食品（低蛋白质饮食除外）、粗粮、鲜水果；可用土豆、芋头替代部分主食（土豆、芋头含钾丰富）。浓肉汤、菜汤和鲜果汁饮料等也是钾的良好来源。

（2）**低钾膳食**：应少用富含蛋白质的瘦肉、鱼、虾、豆类食品和浓汤汁、果汁；尽量选用含钾低的食物,可将食物置水中浸泡或水煮去汤,以减少食物中钾含量。

3.食物选择

（1）可根据食物钾的含量加以选择。

（2）除含量外,食物中的钾多集中在谷皮、果皮和肌肉中,钾离子易溶于水,故细粮钾的含量低于粗粮,去皮水果钾的含量低于带皮水果,肥肉钾的含量低于瘦肉,罐头水果或煮水果钾的含量低于新鲜水果。浓菜汤、果汁和肉汤中含有较多的钾。

（九）其他治疗膳食

其他治疗膳食还有贫血膳食、糖尿病膳食、低嘌呤膳食等。

三、试验膳食

试验膳食是指用于疾病诊断、辅助检查或代谢研究的特殊膳食,包括口服葡萄糖耐量试验膳食、隐血试验膳食、肌酐试验膳食、胆囊造影试验膳食、高脂肪试验膳食、钙磷代谢膳食和钾钠代谢膳食等。试验膳食是医院膳食的重要组成部分,对辅助临床诊断有重要的参考价值。

(一)口服葡萄糖耐量试验

1.目的 口服葡萄糖耐量试验(oral glucose tolerance test,OGTT)用高碳水化合物膳食检测人体对血糖的调节能力,协助诊断糖尿病。

2.方法 试验前3天每日饮食中需含足够的能量及150~300g碳水化合物。试验前一天晚餐后禁食8h以上。空腹采血后,服用葡萄糖水(75g葡萄糖溶于250ml水中),于15min内喝完,分别于0.5h、1h、2h、3h各抽一次血,测定葡萄糖含量及胰岛素分泌情况。

(二)隐血试验膳食

1.目的 配合检验粪便中是否有隐血,以诊断消化道有无出血。

2.方法 一般试验期为3天,3天后测定粪便隐血。试验期内选择低铁食物,可食用米、面、牛乳、蛋清、豆制品和浅色蔬菜,禁用红色肉类、肝脏、动物血、蛋黄、深色蔬菜及其他含铁丰富的食物或药物。

(三)肌酐试验膳食

1.目的 确定内生肌酐清除率,评价患者肾小球滤过情况。

2.方法 用试验膳食3天。每天膳食中蛋白质含量限制在40g以内。避免食用各种肉类,在蛋白质限量范围内可用牛乳、鸡蛋、谷类及其制品。蔬菜、水果可不限制。由于谷类含蛋白质7%~10%,故主食的全天摄入量不宜超过350~400g,可用马铃薯、红薯、藕粉、甜点心等富含碳水化合物的低蛋白质食物充饥。忌茶和咖啡。第4天上午采集抗凝血2ml,收集24h尿送检。

第二节 营养支持

临床上营养支持十分重要。营养支持包括口服营养补充、肠内营养和肠外营养。口服营养补充(oral nutritional supplement,ONS)符合生理特点,简便、经济,容易携带,是能经口进食患者的首选。

> **情景导入**
>
> 患者,男性,76岁。上腹部隐痛不适1年多。胃镜示:胃窦部溃疡,性质待定,胃癌待查。常规术前准备后全麻下行腹腔镜胃癌根治术,术后带回鼻十二指肠管1根,置入100cm。术后3天医生根据情况决定给予营养支持。
>
> **请思考:**
> 1.请为该患者制订营养支持方案。
> 2.正确实施营养支持。

一、肠内营养

肠内营养(enteral nutrition,EN)是指经口或营养管等胃肠道途径提供人体代谢所需的营养素。营养物质经过肠道和门静脉,符合生理过程,可以较好地被机体利用,保护肠道的免疫和屏障功能不被破坏,经济、实惠、安全。在病情允许的情况下,只要肠道有功能,首选肠内营养,应尽早、尽量给予肠内营养支持。

随着加速康复外科理念的不断深入,术前禁饮、禁食时间不断缩短,术后恢复饮食时间越来越早。肠内营养支持适用于:①意识障碍、某些神经系统疾病,如脑外伤、脑血管疾病、脑肿瘤、阿尔茨海默病或精神失常、严重抑郁。②吞咽困难或失去咀嚼能力,如咽下困难、口咽部外伤及手术后、重症肌无力。③消化道疾病稳定期,如消化道瘘、短肠综合征、炎症性肠病、重症急性胰腺炎等。④慢性消耗性疾病，如慢性阻塞性肺疾病、肿瘤、结核，以及恶性肿瘤放射治疗（简称放疗）和化学治疗（简称化疗），免疫缺陷性疾病等。⑤处于高分解代谢，如严重感染、大面积烧伤、严重创伤、大手术后等。⑥其他，如心、肺、肝等功能不良、腹部外科手术后胃排空障碍等。休克、胃大部切除术后产生倾倒综合征等患者慎用。有消化道梗阻、出血、短肠综合征早期、炎症性肠病不稳定期等患者禁用。

加速康复外科

加速康复外科是指以循证医学证据为基础，通过外科、麻醉、护理、营养等多科室协作，对涉及围手术期处理的临床路径予以优化，通过缓解患者围手术期各种应激反应，以达到减少术后并发症、缩短住院时间及促进康复的目的。加速康复外科相关路径的实施有助于提高外科患者围手术期的安全性及满意度，缩短术后住院时间，有助于降低术后并发症的发生率。

（一）常用肠内营养制剂

肠内营养制剂是指用于临床肠内营养支持的各种产品的统称，其营养成分主要包括糖、脂肪、蛋白质、氨基酸、维生素、矿物质、膳食纤维等。根据所含成分的不同及营养素易消化程度，肠内营养制剂可以分为以下几种：

1. 匀浆膳 匀浆膳用牛乳、鱼、肉、蔬菜、水果等食物配制，家庭制作方便、经济，但是受食物种类的限制、营养素不够全面、堵管和感染风险等，一般不推荐家庭制备。

2. 要素膳 要素膳化学成分明确，无需消化，无渣，可以直接被消化道吸收和利用，适用于危重或胃肠消化功能弱的患者。要素膳渗透压比较高，容易出现腹泻，使用时应加强护理。

3. 整蛋白型制剂 如含膳食纤维的能全素、能全力等。

4. 短肽类制剂 短肽类制剂不含乳糖和膳食纤维，适用于消化吸收功能较差以及肠内营养耐受性欠佳的患者，如百普力、百普素等。

5. 疾病特异型 ①中链甘油三酯（medium-chain triglyceride，MCT）：适合胆盐、胰酶缺乏的肝胆胰疾病患者，能快速供能，保护肝脏。②康全力：适用于糖尿病患者。③其他：包括严重应激、肝病、肾病、肺部疾病、肿瘤型、免疫增强制剂。

6. 组件制剂 组件制剂如蛋白组件、脂肪组件、维生素组件、糖类组件等，可满足个性化营养支持的需求。

（二）肠内营养输注途径

选择正确的管饲途径是保证肠内营养安全有效的基本条件。口服营养补充不足或受限的情况下给予管饲可以满足机体需要。输入途径的选择原则应满足 EN 的需要，置管简单、方便，患者可接受等。

1. 鼻胃管、鼻十二指肠管或鼻空肠管 三者的技术相似。①鼻胃管：将营养管经鼻腔放置于胃内，适用于胃功能良好的患者。②鼻十二指肠管：将营养管经鼻腔放置于十二指肠内，适用于胃功能不良、易误吸和反流的患者。③鼻空肠管：是术前同胃管一起放置于胃内，术中将营养管调整至距胃肠吻合口 20~40cm 的空肠处，适用于腹部外科手术的患者。另外，内镜下放置鼻空肠管或盲插后（利用螺旋形鼻胃管蠕动功能进入空肠）经 X 线检查证实营养管头端在空肠，适用于胃功能不良、有误吸可能、重症胰腺炎、腹部外科手术后胃排空障碍的患者等。

2. 胃造口或空肠造口 胃造口或空肠造口适用于需要长期肠内营养的患者。可根据实际情况行经皮内镜下胃造口或空肠造口、外科手术或腹腔镜下行胃造口或空肠造口术。

(三)肠内营养输注方式

1. **鼻饲注入** 鼻饲注入适用于鼻胃管和胃肠功能良好的患者。将配制好的营养液用专用的鼻饲注射器分次缓慢注入(图6-1)。注入前检查胃内食物的残留量,每次注入 100~300ml,注入速度宜慢,10~20min 完成,根据具体情况间隔 2~3h,每天 6~8 次。每次鼻饲完毕,营养管用温开水冲洗干净,以防营养液残留管壁引起堵管。该方式操作简单、经济,也适用于家庭营养。

2. **连续输注** 连续输注采用专用的营养泵及泵管输注,根据情况及耐受程度调节输注速度,在 12h 或 24h 内完成,可以每小时几毫升到几百毫升不等,适用于外科胃肠、胰腺手术后早期肠内营养、耐受性较差及病情危重的患者。连续输注可调节速度,对需要记录出入量的患者可以准确计算进量。肠内营养连续输注见图6-2。

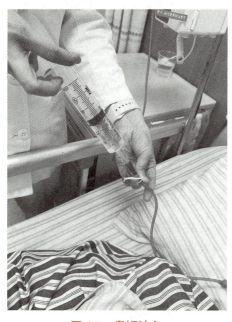

图 6-1 鼻饲注入

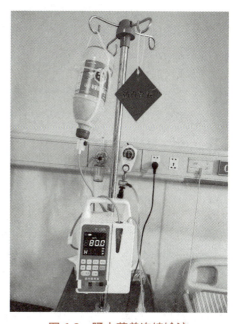

图 6-2 肠内营养连续输注

3. **重力滴注** 重力滴注是采用专用的重力滴注管与营养液连接,借助重力缓慢滴注,适用于肠内营养后期(如重症胰腺炎)或者对肠内营养耐受比较好的患者。

4. **其他** ①间隙输注法:24h 循环滴注,但有间隙休息期,如输注 4h 休息 2h,或输注 3h 休息 1h,患者活动自由,更接近正常膳食,适用于病情稳定、耐受性好且长期肠内营养的患者。②夜间输注法:利用夜间时间输注,患者白天可有更多自由活动的时间。

(四)肠内营养护理

1. **解释** 操作前向患者说明肠内营养的目的,取得患者的配合。

2. **固定** 置入肠内营养管后予以固定,防止营养管脱出或移位。如为鼻胃管或鼻空肠管,在鼻部及耳垂处用弹力绷带固定(图6-3),其间做好鼻腔护理,防止发生鼻部压力性损伤;如为胃造口或空肠造口,按要求固定好营养管,防止移位或脱出。若营养管移位进入腹腔,可引起腹膜炎。对神志不清、躁动不

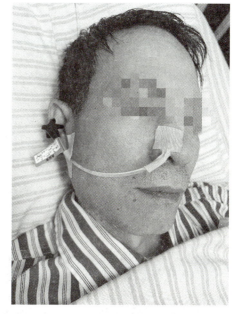

图 6-3 肠内营养管固定

安、剧烈呕吐者,应妥善固定营养管,防止意外拔管。

3. 安置体位 经鼻胃管或胃造口途径进行肠内营养时,患者可采取30°~45°半卧位。

4. 温度、速度控制 肠内营养液温度控制在37~40℃(冬天或室温较低时可以用加温器在输入端管外加热,应用加温器时注意防止烫伤);用专用的营养泵控制速度,从10~20ml/h开始,以后根据耐受程度逐渐增加每小时输入量,最高可增至120ml/h。

5. 保持通畅 患者在输注前后、如厕、下床及输注结束后应及时对输注管路进行冲洗;在输注过程中,每2~4h用20~40ml温开水或生理盐水对输注管路进行冲洗。口服药必须充分研碎、溶解后注入,防止堵管。

6. 安全护理 肠内营养必须在以下几处有明显的标识:①悬挂肠内营养标识;②滴管上方;③滴管下方;④肠内营养入口处;⑤营养管。每日更换输注管,需要特别注意的是,非静脉用管采用的是紫色的专用输注管,应与输液管路严格分开,必须使用肠内营养专用的冲洗器,以确保输注安全。

7. 巡视病房 肠内营养开始时即在输注瓶或袋上做好标识、记录开始时间,在输注过程中加强巡视。巡视过程中注意输注泵上输入量是否与设定量一致,以免出现输注泵运行正常,实际输入的量比设定量多或少,甚至营养液没有输入的情况。

8. 记录 在护理文书上记录肠内营养管置入长度、固定情况,肠内营养开始时间、结束时间、耐受性等情况,并做好交接班。

(五)肠内营养并发症防治

1. 胃肠道并发症 常见的胃肠道并发症有恶心、呕吐、腹胀、腹泻、便秘等。

(1)**恶心、呕吐、腹胀**:①营养液配方的渗透压越接近等渗,恶心、呕吐、腹胀等并发症的出现可能性越小。②倾听患者主诉,及时发现,及时处理。③减慢输注速度,以患者能耐受为度,然后逐渐上调输注速度。④对间隙输注或口服者,间隙输注可改为持续输注或者增加进食频率,减少每次进食量。⑤根据医嘱给予胃肠动力药。

(2)**腹泻**:为肠内营养最常见的并发症。①加温:冬天或室温过低时可以使用加温器加温,加温器放置在靠近输入端,可避免因营养液温度太低导致腹泻。②每24h更换输注管,以防细菌生长。③肠内营养液开启后24h内用完,如没有用完应弃去。④如在实施肠内营养的过程中出现腹泻,排除疾病或非营养药物的原因后,可在持续肠内营养的情况下寻找原因,明确原因后对因治疗。更换无膳食纤维的制剂,根据患者的耐受程度逐渐增加肠内营养的输注速度及供给量。⑤对腹泻不止者,停用肠内营养,并做好肛周皮肤护理。⑥增加肠外营养,遵医嘱给予血浆或白蛋白支持治疗,以减轻肠道水肿。

(3)**便秘**:肠内营养引起的便秘较少,原因有脱水、卧床、肠梗阻等。对便秘者,及时调整营养液配方,使用含有膳食纤维的营养液,增加液体摄入量,如病情允许可增加活动量,使用乳果糖软化大便,必要时可以采用灌肠疗法。

2. 感染并发症 常见的感染并发症有吸入性肺炎、腹腔感染、造口周围感染或营养管瘘等。

(1)**吸入性肺炎**:①患者采用合适体位,经鼻胃管或胃造口途径进行肠内营养时取30°~45°半卧位。如病情允许,可选择舒适体位,如床边坐位、室内或病区走廊行走。②输注前评估胃内残留,如超过150ml,应通知医生,暂停或减慢输注速度,防止反流和误吸。③对长期置管者,需警惕咳嗽反射消失,因置管抑制咳嗽、纤毛运动等正常的肺部防御机制。④注意观察病情变化,如体温升高、突然出现呛咳、呼吸急促或咳出类似营养液时,有误吸可能,应立即停用肠内营养。⑤对需要长期肠内营养支持或有误吸可能的患者,另外选择幽门后喂养,如以鼻肠管代替鼻胃管,间歇输注改为连续输注等。⑥一旦发生误吸,应立即停止输注,并抽出胃内容物。

(2)**其他感染**:①肠内营养前,应通过抽吸胃液、注气听诊、X线检查证实营养管在胃内或肠道内,其间注意观察营养管有无移位。如果营养管位置异常未被发现而输入营养液,发生营养液输入肺内或胸腔内,将造成严重后果。②注意观察腹腔引流液的性状、量及腹部体征,如有腹痛、腹胀、恶心、呕吐、肛门停止排气、排便,应及时停用肠内营养,并给予禁食、胃肠减压或手术处理。③对胃造瘘和空肠造瘘患者,若造瘘管周围有胃液或肠液流出、周围皮肤发红、疼痛、糜烂甚至化脓,可在局部涂氧化锌软膏保护,并停用肠内营养,及时换药,保持干燥。

3.代谢并发症 常见的代谢并发症有高血糖、电解质紊乱、肝功能异常等。应注意监测水、电解质、酸碱平衡、肝肾功能及血糖变化,及时发现并处理异常现象。

4.机械性并发症 常见的机械性并发症有鼻、咽、食管黏膜损伤,营养管位置异常,输注管堵塞、脱出、拔出困难等。①选用材质好、质地细软的营养管。②插管时动作应轻柔,遇有阻力时不可盲目蛮插。③对因病情需要,营养管放置时间较长者,可选择经胃造口或空肠造口;妥善固定肠内营养管,经常更换固定位置,防止黏膜损伤或形成与胶布相关的压力性损伤。④对经胃或空肠造口者,保持造口周围皮肤清洁、干燥,注意观察造口处有无出血、渗液、瘘、感染、梗阻等,并给予相应的处理。⑤在鼻饲前后及输注过程中,按要求用温水或生理盐水对输注管路进行冲洗,防止堵管。⑥对长期鼻饲者,做好口腔护理,定时更换鼻饲管,以防管道断裂或拔出困难等。

5.其他 在实施肠内营养过程中,防止营养液输注过快或者过慢,及时巡视,保障肠内营养按时完成。

二、肠外营养

肠外营养(parenteral nutrition,PN)是通过静脉途径供应人体代谢所需要的营养素,使患者在无法正常进食的状态下仍可以维持营养状况。肠外营养分为完全肠外营养(total parenteral nutrition,TPN)和部分补充肠外营养(partial parenteral nutrition,PPN)。肠外营养适用于无法通过口服或肠内途径满足需求的患者,如重症急性胰腺炎、短肠综合征、严重感染、大面积烧伤、腹部大手术前后、放疗化疗期间胃肠道反应严重等各种原因引起的营养不良或有营养风险者,休克期间或内环境紊乱者禁用。

(一)常用肠外营养制剂

1.葡萄糖 葡萄糖是肠外营养的主要能源,常用的有5%、10%、25%、50%葡萄糖,成人常用量为4~5g/(kg·d)。糖尿病或者处于创伤、应激情况下的患者,可以适当减少葡萄糖的用量,同时按比例加入胰岛素(一般8~10g糖加入1单位胰岛素),根据血糖监测结果调整胰岛素用量。

2.脂肪乳剂 脂肪乳剂是肠外营养的另一重要能源,可供给机体非蛋白质能量需要的20%~30%,成人常用量为0.7~1.3g/(kg·d)。临床常用的为中长链脂肪乳、结构脂肪乳等,即使机体出现应激创伤,代谢也不会受到影响,因为中链脂肪酸能够减轻脂肪代谢异常,快速提供能量,改善免疫功能,适用于肝功能不良患者。含有橄榄油或鱼油的脂肪乳剂主要成分是 ω-3 脂肪酸,能维护机体免疫功能,减少炎症反应和血小板聚集等。

3. 氨基酸　氨基酸是肠外营养的氮源，正常机体需要量为 0.8~1.0g/（kg·d）。机体在创伤、应激时对蛋白质需要量增加，可按 1.2~1.5g/（kg·d）供给。临床上有平衡型和特殊型氨基酸两种制剂。①平衡型氨基酸：为人体所需要的必需氨基酸和非必需氨基酸。②特殊型氨基酸：专用于不同疾病，又称治疗型氨基酸，如肝性脑病患者应用的支链氨基酸、复方氨基酸。

4. 维生素　水溶性维生素缺乏体内储备，肠外营养时应每日给予补充；脂溶性维生素有体内储备，禁食超过 2 周则需要补充。

5. 电解质　电解质是人体体液的重要组成成分，疾病时可伴有电解质紊乱，肠外营养需相应地补充钾、钠、氯、钙、镁、磷等电解质。

6. 水　正常成人需水量为 30ml/（kg·d）。肠外营养有高渗性利尿作用，若供水不足，可出现细胞内脱水，发生高渗性非酮症昏迷。肠外营养者如心肺功能良好，应按 50ml/（kg·d）补充水分，每天补液量可达 3 000~3 500ml。

目前临床上根据患者的实际需要，将单一营养制剂通过全合一"三升袋"或全合一"三腔袋"输入。①全合一"三升袋"：即全营养混合液，是将人体所需的葡萄糖注射液、复方氨基酸注射液、脂肪乳剂注射液、维生素、电解质和微量元素等所有的基本营养物质在无菌条件下在静脉营养袋中混合，形成均匀无菌液体，又称为全合一混合液（图 6-4）。全合一"三升袋"一般根据患者的需要设计营养处方，在输注前由医院静脉药物配制中心配制，避免临床操作时产生的污染，减少相应并发症的发生。相比单瓶输注，全合一"三升袋"减少了与治疗相关的不良事件，更加符合生理需求，降低了渗透压，减少了对静脉的刺激等。②全合一"三腔袋"：是在严格无菌的生产环境下将葡萄糖、氨基酸、脂肪乳剂分别置于三个腔袋（图 6-5 和图 6-6），在使用时只需将两根密封条撕开，用力将三腔内的葡萄糖、

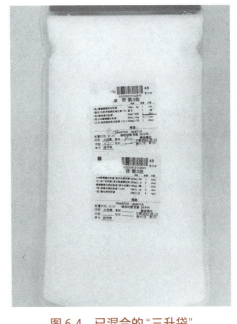

图 6-4　已混合的"三升袋"

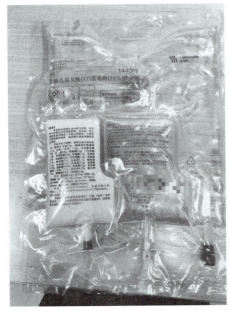

图 6-5　未混合的"三腔袋"

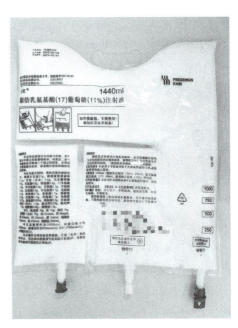

图 6-6　已混合的"三腔袋"

氨基酸、脂肪乳剂混合在一起，即完成全合一营养液的混合过程。全合一"三腔袋"简化了操作，也避免了污染和剂量误差，临床使用时可以根据需要加入适量的电解质、维生素等。

（二）肠外营养输入途径

肠外营养输入途径包括经外周静脉和中心静脉输入，临床上根据营养液渗透压、输注时间、患者具体情况合理选择肠外营养输注途径。经外周静脉肠外营养（peripheral parenteral nutrition，PPN）常用于术前短期营养支持的患者。经中心静脉肠外营养（central parenteral nutrition，CPN）可从颈内静脉、锁骨下静脉、股静脉穿刺，或经外周静脉穿刺的中心静脉导管（PICC）、输液港进行肠外营养，适用于外周静脉穿刺困难、需要长期进行肠外营养、输注量较大的患者。

（三）肠外营养护理

1. 肠外营养液配制

（1）**核对**：确认有效医嘱并打印治疗单据，准备营养液制剂，经第二人核对无误后进行营养液配制。

（2）**营养液配制**：①第一步，先将电解质、微量元素、水溶性维生素、胰岛素加入到葡萄糖或氨基酸溶液中（磷酸盐和钙剂需稀释于不同的溶液中）。②第二步，将脂溶性维生素加入脂肪乳剂中。③第三步，将第一步配制好的葡萄糖或氨基酸溶液注入输液袋中，最后将第二步配制好的脂肪乳剂注入输液袋中（葡萄糖→氨基酸→脂肪乳剂依次注入），并充分混匀备用。

（3）**核对、检查**：再次核对，检查营养液性状，排气，封口，检查有无渗漏，贴上标签，写上配制者姓名及配制日期、时间。

2. 导管护理 ①置管：置管前做好解释、准备工作。②固定：置管后即用透明敷贴固定。③更换：置管后24h内更换1次，常规每周更换2次，局部如有渗血、渗液、敷贴卷边等情况，应随时更换，每次更换后写上置管时间、置入深度、更换时间及更换者姓名等。④观察：每日观察穿刺处有无渗血、红、肿、导管异常等情况并记录，观察体温变化，防止感染引起的败血症，交接班时注意评估，发现异常及时处理；为减少发热、静脉炎等并发症的发生，在输液终端可以加用精密药液过滤器。⑤封管：输液结束后用稀释的肝素液封管，防止血栓形成，保持导管通畅。肝素帽如有血迹，要及时更换。⑥防止导管意外脱出或移位：输注期间加强宣教，让患者主动保护静脉导管，防止静脉导管受压或活动时牵拉导致移位或脱出。如发现静脉导管脱出，脱出的部分不能再送入。外周静脉输液注意防止血栓性静脉炎，观察穿刺部位情况，局部出现红、肿等应及时更换穿刺部位。

3. 营养液输注护理 程序为：患者身份核对→排气→扎止血带（中心静脉输入者消毒肝素帽）→消毒→静脉穿刺→固定→注明穿刺日期、时间及操作者姓名→调节滴速。每日输注前先抽回血以证实导管位置，每日更换输液器，输注营养液期间加强巡视，注意匀速输注，必要时用输液泵控制速度，避免过快或过慢。输注过程中及时处理输液泵故障，确保配制好的营养液在24h内输完。如配制好的营养液暂时不输注，需用无菌治疗巾包好后放入4℃的冰箱中保存，输注前在室温下复温，避免输注液过冷。

（四）肠外营养并发症防治

1. 与静脉穿刺置管有关的并发症 穿刺过程中可致气胸、空气栓塞、导管移位、血栓性静脉炎、血管损伤、胸导管或神经损伤，置管后可引起穿刺部位感染、导管性感染、导管性脓毒症等并发症，应重在预防。①中心静脉输液时，请专业护士或者麻醉科医生进行静脉穿刺，穿刺过程中严格执行无菌操作，妥善固定、接头连接紧密等。一旦出现气胸表现，应立即给予相应处理。若导管移位致液体外渗，应立即拔管并做局部处理。②如出现畏寒、寒战、高热，在排除其他感染的同时应考虑导管性感染或导管性脓毒症，遵医嘱拔除导管，导管尖端送培养，抽血送检，并对患者进行物理降温、遵医嘱使用激素等相应的处理。③对外周静脉留置输注者，导管留置时间不超过3天，如出现沿静脉走向的红、肿、热、痛等静脉炎表现时，应考虑可能发生血栓性静脉炎，立即拔管，局部做相应处理。

2. 代谢并发症 肠外营养易发生高血糖、低血糖、高渗性非酮症昏迷、肝功能异常、氨基酸代谢异常、电解质及微量元素缺乏等代谢相关并发症,应根据医嘱定期检测血糖、电解质、肝肾功能以及血常规、尿常规,如有异常,应及时通知医生进行处理。

(1)**糖代谢紊乱**:在严重创伤、应急状态、患者有糖尿病的情况下,若营养液输注过快、糖浓度相对过高,可使血糖急骤升高。对合并糖尿病的患者实施肠外营养,要按比例加入适量胰岛素(一般情况下 8~10g 葡萄糖加 1 单位胰岛素),及时监测血糖变化,防止低血糖的发生,并根据血糖值及时调整胰岛素用量,必要时可以通过微量泵控制胰岛素。如出现头晕、脉搏加快、出冷汗,怀疑低血糖休克时,应立即测血糖并采取相应措施。一旦发现神志改变、尿量突然增多,应怀疑高渗性非酮症昏迷,立即停用葡萄糖,用低渗盐水输入,以降低血渗透压。

(2)**氨基酸代谢紊乱**:输入过多含氯、游离氨高的氨基酸,可引起高氯性酸中毒和高血氨,出现转氨酶、碱性磷酸酶、血清胆红素升高等肝毒性反应,多为氨基酸耐受不良所致。

(3)**脂肪代谢紊乱**:肠外营养如长期不用脂肪乳剂,可发生必需脂肪酸缺乏,应每日补充脂肪乳剂作为供能物质之一,每周至少 2 次,每次 50g。但如长期超量输入脂肪乳剂,因不能被完全利用,可引起肝脂肪变性,血脂、总胆红素、转氨酶升高等肝功能损害的表现,甚至出现发热、心慌、全身骨骼肌疼痛等脂肪超载综合征,停止输注脂肪乳剂后症状可缓解。

(4)**代谢性骨病**:营养液中的钙和磷有限,有可能在配制时钙、磷没有充分稀释而形成不溶于水的磷酸钙沉淀,导致钙、磷摄入不足,发生代谢性骨病。配制营养液时可将磷酸盐和钙剂稀释于不同的溶液中,充分稀释后再混合。

(5)**维生素 B_1 缺乏症**:长期完全肠外营养容易产生维生素 B_1 缺乏,甚至并发韦尼克脑病。及时补充维生素 B_1 是预防及治疗长期肠外营养患者发生韦尼克脑病的关键。

(6)**其他代谢并发症**:长期肠外营养会引起肝脏损害、胆汁淤积和胆囊或胆道结石,肠道黏膜萎缩,肠黏膜通透性增加,导致肠黏膜结构和功能发生改变,肠道细菌移位,引起肠源性感染,因此要避免长期肠外营养。营养液输注过快时会出现恶心、呕吐等情况,应注意防范。

(金如燕)

第三节 心血管疾病的膳食原则与预防

> **情景导入**
>
> 患者,男性,58 岁。高血压 7 年,一直服用硝苯地平控制血压,半个月来头痛、头晕加重。体检:血压 152/94mmHg(服药后),甘油三酯(TG)1.91mmol/L,血糖正常。患者身高 168cm,体重 74kg。护士在沟通中发现患者日常锻炼较少,口味较重,喜吃咸菜,不喜吃蔬菜。
>
> **请思考:**
> 1. 评价该患者的标准体重、体重指数。
> 2. 对该患者进行膳食营养指导。

一、高血压的膳食原则与预防

(一)概述

原发性高血压是指以体循环动脉血压升高为主要临床表现的心脑血管综合征,通常简称高血压。高血压定义为在未使用降压药的情况下,非同日 3 次测量诊室血压,收缩压≥140mmHg 和(或)舒张压≥90mmHg。高血压是最常见的慢性病之一,也是最主要的心脑血管疾病危险因素,可损伤重要脏器如心、脑、肾的结构和功能,最终导致这些器官的功能衰竭,严重影响患者生存质量。

（二）营养相关因素

高血压是在一定的遗传背景下由多种环境因素作用，导致正常血压调节机制失代偿所致。约60%高血压患者有高血压家族史。在环境因素中，与血压相关的营养因素主要有以下几种：

1. 高钠、低钾膳食　血压水平和高血压患病率与膳食中钠（氯化钠）的摄入量呈正相关，与钾摄入量呈负相关。钠盐可明显升高血压，增加高血压的发病风险，而钾盐则可对抗钠盐升高血压的作用。

2. 超重和肥胖　成年人体重增加是导致高血压的重要危险因素。随着体重增加，出现高血压的趋势也增加，尤以20~40岁开始增加体重者危险性最大。超重使发生高血压的危险性增加2~4倍。人群调查结果显示，体重指数（BMI）与血压水平呈正相关。身体脂肪的分布与高血压发生有关，腹部脂肪聚集越多，血压水平越高。

3. 饮酒　中度及中度以上饮酒是高血压致病因素之一，过量饮酒与血压升高和较高高血压流行程度相关。长期饮酒者比开始饮酒者对血压的影响更大。与不饮酒者相比，每天饮3个标准杯或更多者血压明显升高。1个标准杯相当于12g酒精，约合340g啤酒，或100g葡萄酒，或30g白酒。

（三）膳食营养防治

1. 减钠增钾，饮食清淡　减少钠盐摄入，每人每日食盐摄入量逐步降至5g以下。主要措施包括：①建议使用可定量的盐勺。②减少味精、酱油、酱类、蚝油等钠含量高的调味品用量。③少食或不食含钠盐量较高的各类加工食品，如咸菜、火腿、香肠以及各类炒货。④肾功能良好者选择低钠富钾替代盐。

增加富钾食物摄入有助于降低血压。建议增加富钾食物如新鲜蔬菜、水果和豆类等摄入量。钾含量超过800mg/100g的食物有赤豆、杏干、蚕豆、扁豆、冬菇、竹笋、紫菜等。适当选择富含钙、镁的食物。人群钙的摄入量与血压呈负相关。每天坚持吃豆类及其制品、乳类及其制品，可以增加钙的摄入，建议每天喝牛乳250~300g。镁具有扩张周围血管的作用，可对抗高钠的升压作用。富含镁的食物有各种干豆、鲜豆、蘑菇、桂圆、豆芽等。

清淡饮食，少吃含高脂肪高胆固醇的食物，包括油炸食品和动物内脏等。脂肪提供能量不超过总能量的25%，胆固醇不超过300mg/d，烹调油20~25g/d。膳食中的饱和脂肪酸可升高血脂和血清胆固醇水平，增加高血压患者发生冠心病、脑卒中的风险。少吃加工的红肉制品，如培根、香肠、腊肠等。

2. 合理膳食，科学食养　合理膳食是在平衡膳食的基础上，根据患者自身状况，调整、优化食物种类和重量，满足健康需要。推荐多吃含膳食纤维丰富的蔬菜和水果，每天吃400~500g新鲜蔬菜，200~300g水果，深色蔬菜占总蔬菜量的一半以上，蔬菜和水果不能相互替代。摄入适量的谷类、薯类，其中全谷物或杂豆占1/4~1/2。适当补充蛋白质，蛋白质提供能量占总能量的15%以上，可多选择乳类、鱼类、鸡肉、大豆及其制品作为蛋白质来源，适当减少猪肉的摄入比例，尽量做到一天有一餐以上的豆制品。动物性食物建议参考摄入量：肉类50g/d，鱼虾贝类50g/d，蛋类25g/d。限制添加糖摄入。

3. 吃动平衡，健康体重　控制体重包括控制能量摄入和增加身体活动，保持理想体重：体重指数在18.5~23.9（>65岁以上老年人可适当增加）；男性腰围<85cm，女性腰围<80cm。超重和肥胖者应减少能量摄入，每天能量摄入比原来减少300~500kcal，同时控制高能量食物（高脂肪食物、含糖饮料和酒类等）的摄入。减重的速度因人而异，通常以每周减重0.5~1.0kg为宜。

运动可以改善血压水平，提倡进行规律的中等强度有氧身体运动。高血压患者除日常活动外，应有每周4~7天、每天累计30~60min的中等强度身体活动，如步行、慢跑、游泳等。运动强度达到最大心率（220－年龄）的50%~70%。运动强度和时间要考虑年龄和身体状况。不推荐老年人剧烈运动。

4. 戒烟限酒, 心理平衡　不吸烟, 彻底戒烟, 避免使用电子烟替代, 避免被动吸烟。戒烟可降低心脑血管疾病风险。不饮或限制饮酒。少量饮酒也会对健康造成不良影响, 过量饮酒显著增加高血压的发病风险, 且其风险随着饮酒量的增加而增加。饮用酒精量 <15g/d。白酒、葡萄酒(或米酒)、啤酒每天摄入量应分别 <50、100、300ml, 青少年不饮酒。减轻精神压力, 保持心理平衡。规律作息, 保证充足睡眠, 不熬夜。

5. 监测血压, 自我管理　定期监测血压, 了解血压数值及达标状态, 进行生活方式干预, 坚持长期治疗、自我管理。根据心血管总体风险及血压水平进行随诊。

6. 食谱示例

案例: 某男性, 52 岁, 患有高血压、高脂血症, 身高 171cm, 体重 75kg, 从事轻体力劳动, 请为他推荐一日食谱。

当前能量及产能营养素摄入目标:

(1) 全天能量的设定:

方法 1: 能量 = 轻体力劳动能量推荐摄入量 $-(300\sim500\text{kcal}) = 1\,950 - (300\sim500\text{kcal}) = 1\,450\sim1\,650\text{kcal}$

方法 2: 能量 = 标准体重 × 相对应体力活动及体型的每千克标准体重的能量摄入量 $= (171-105) \times 25\text{kcal/kg} = 1\,650\text{kcal}$

(2) 蛋白质占总能量 10%~15%。

(3) 脂肪 < 总能量 25%、胆固醇 <200mg。

(4) 碳水化合物占总能量的 60%~65%。

若选取能量为 1 600kcal, 一日食谱示例见表 6-1。

表 6-1　高血压患者一日食谱示例

餐次	食谱名称	原料名称和用量
早餐	素馅包子 红薯 牛乳 橙子	面粉 40g, 鸡蛋 25g, 香菇 20g, 西葫芦 30g 红薯 50g 牛乳 250g 橙子 150g
中餐	二米饭 肉丝芹菜 蒜泥拌海带丝 草莓	稻米 75g, 玉米糁 25g 瘦猪肉 40g, 芹菜 100g 大蒜 10g, 湿海带 50g 草莓 50g
晚餐	糙米饭 鳕鱼炖豆腐 拌生菜	糙米 60g 鳕鱼 50g, 老豆腐 100g 生菜 150g
	全天用油 全天用盐	大豆油 20g 食盐 4g

二、冠心病的膳食原则与预防

(一) 概述

冠状动脉粥样硬化性心脏病是指冠状动脉粥样硬化使管腔狭窄或闭塞, 导致心肌缺血、缺氧或坏死而引发的心脏病, 简称冠心病。冠心病是动脉粥样硬化导致器官病变的最常见类型, 也是严重危害人类健康的常见病。长期摄入高脂肪膳食会使血脂水平升高, 特别是胆固醇、甘油三酯的增高会促进动脉硬化的发生和发展，总胆固醇或低密度脂蛋白胆固醇越高，发生冠心病的危险越大。高脂血症、原发性高血压、糖尿病、吸烟、肥胖和缺少体力活动是冠心病的危险因素。我国人群冠心病的发病率和死亡率呈逐年上涨趋势，并且随年龄增加，冠心病的患病率及死亡风险也大幅增加。

(二) 营养相关因素

1. 能量摄入过多　控制能量摄入，使体重在正常范围内，防止超重或肥胖。过量的碳水化合物以脂肪的形式储存，从而导致体重增加。

2. 脂肪摄入过多　脂肪摄入过多是引起肥胖、动脉粥样硬化等多种慢性疾病的危险因素之一。饮食脂肪种类比总脂肪摄入量影响更大。高脂肪膳食可增加血浆中乳糜微粒（CM）合成，部分高脂蛋白血症患者空腹血浆中出现高密度 CM，CM 的代谢残骸可被巨噬细胞识别并吞噬，这可能与动脉粥样硬化有关。饱和脂肪酸具有升高血浆胆固醇和低密度脂蛋白的作用。低密度脂蛋白是血浆中胆固醇含量最多的一种脂蛋白，是所有血浆脂蛋白中首要的致动脉粥样硬化性脂蛋白，与冠心病的发生有着极为密切的关系。单不饱和脂肪酸有降低血浆低密度脂蛋白和甘油三酯的作用，并且不会降低高密度脂蛋白。用多不饱和脂肪酸替代膳食中的饱和脂肪酸，可使血清中总胆固醇、低密度脂蛋白水平显著降低，且不会升高甘油三酯。高密度脂蛋白是一种抗动脉粥样硬化的血浆脂蛋白，能将周围组织中包括动脉内的胆固醇转运到肝脏进行代谢，具有抗低密度脂蛋白的作用，并能促进损伤的内皮细胞修复，因此是冠心病的保护因子。反式脂肪酸可使低密度脂蛋白升高，高密度脂蛋白降低，明显增加心血管疾病危险性，致动脉粥样硬化作用比饱和脂肪酸更强。

(三) 膳食营养防治

健康饮食可减少冠心病患者的死亡率和不良事件的发生风险，推荐患者摄取足量的水果、蔬菜、豆类、纤维素、不饱和脂肪酸、坚果和鱼类，减少精细碳水化合物、红肉、饱和脂肪酸以及乳制品的比例，合并高血压的患者还应限制食盐的摄入。

1. 控制膳食能量摄入　维持理想体重，超重或肥胖者应减少每日进食的总能量。推荐老年冠心病患者的 BMI 控制在 20~25，可减少心血管事件发生风险。40 岁以上人群尤应预防肥胖。

2. 减少脂肪摄入　控制总脂肪量，降低饮食中饱和脂肪酸、胆固醇和反式脂肪酸，适当增加不饱和脂肪酸的摄入。通常总脂肪摄入量不应超过总能量的 30%，饱和脂肪酸低于总能量的 10%，单不饱和脂肪酸可增加到总能量的 13%~15%，多不饱和脂肪酸占总能量的 6%~10%。含单不饱和脂肪酸丰富食物有橄榄油、茶油、花生、榛子等坚果食品。烹调时尽量不用猪油、黄油等动物油脂，最好用芝麻油、花生油、大豆油等植物油。每周食用 1~2 次鱼和贝类。胆固醇摄入量限制在 300mg/d 以下。血脂异常者，动物油脂摄入比例还要降低，胆固醇严格限制在 200mg/d 以下，避免食用动物内脏、蛋黄、蟹黄、鱼子等高胆固醇食物。避免食用肥肉、椰子油、可可油、奶油及其制品、煎炸食品、沙拉酱等高能量高脂肪食物。选用低脂肪乳。少用氢化油脂，反式脂肪酸低于总能量的 1%。

3. 适量摄入蛋白质　蛋白质占总能量的 10%~15%，动物性蛋白质和植物性蛋白质比例为 1:1。豆制品是很好的蛋白质来源，每天摄入 25g 以上大豆蛋白可降低心血管疾病危险性。动物性食物首选鱼和禽类。鱼禽类与畜肉相比，脂肪含量较低，特别是鱼类含有较多的多不饱和脂肪酸，有些海洋鱼类富含二十碳五烯酸（EPA）、二十二碳六烯酸（DHA），对预防血脂异常和心脑血管疾病等有一定作用，为首选食物。瘦肉中脂肪含量相对较低，可适当食用。

4. 食物多样，谷类为主　碳水化合物占总能量的 55%~65%，主要来源于谷薯类食物。主食粗细搭配，多选用粗粮、杂粮；可用土豆、山药、藕、荸荠等含淀粉多的根茎类蔬菜代替部分主食；少吃各种糖果、冰淇淋、巧克力等含单糖、蔗糖高的甜食。

5. 多吃蔬菜、水果和薯类　蔬果中含大量维生素、矿物质、膳食纤维等，每天摄入 400~500g 有助于降低冠心病、高血压、脑卒中危险。增加叶酸、维生素 B$_6$、维生素 B$_{12}$ 摄入量，可降低血清同型半胱氨酸水平，有利于降低冠心病发病率和死亡率。绿叶蔬菜、水果、豆类等食物含丰富的 B 族维生素。膳食纤维如果胶、木质素可部分阻断胆固醇和胆汁酸的肠肝循环,增加鹅脱氧胆酸的合成,促进肠道中的胆固醇和胆汁酸排出,从而降低血清胆固醇浓度,预防动脉粥样硬化发生。膳食中可选用有降血脂作用的食物,如大蒜、木耳、香菇、平菇、海带等。

6. 清淡少盐　限制钠的摄入量,以降低冠心病和脑卒中的危险,食盐的摄入量不超过 4g/d。注意减少酱菜、腌制食品以及其他过咸食品的摄入量。习惯过咸食物者,可在烹制菜肴时放少许醋,以提高菜肴的鲜香味,帮助适应少盐饮食。使用量具如限盐勺,可使盐的摄入量更为准确。

7. 其他　冠心病患者应戒烟,并避免被动吸烟,必要时可以采用尼古丁替代疗法等。限制饮酒,尽量不喝或少喝,建议老年患者每周饮酒不超过 100g。坚持轻中度身体活动,如步行、家务劳动,1 周 1~2 次体育锻炼。太极拳、八段锦等有助于恢复生理、心理和社会功能状态。避免剧烈活动,以不过多增加心脏负担和不引起不适感觉为原则。

8. 食谱示例

案例:某男性,50 岁,公司员工,患高血压 5 年,身高 170cm,体重 75kg,最近诊断患有冠心病,请为他推荐一份食谱。

当前能量及产能营养素摄入目标:

(1)**全天能量的设定**:

方法 1:能量 = 轻体力劳动能量推荐摄入量 −(300~500kcal)= 1 950 −(300~500kcal)= 1 450~1 650kcal

方法 2:能量 = 标准体重 × 相对应体力活动及体型的每千克标准体重的能量摄入量 =(170−105)×25kcal/kg = 1 625kcal。

(2)蛋白质占总能量 10%~15%。

(3)脂肪 < 总能量 25%。

(4)胆固醇 < 200mg。

若选取能量为 1 600kcal,一日食谱示例见表6-2。

表6-2　冠心病患者一日食谱示例

餐次	食谱名称	原料名称和用量
早餐	小米虾仁粥 素馅包子 橙子 核桃	小米 25g,虾仁 25g 面粉 50g,鸡蛋白 30g,圆白菜 100g 橙子 200g 核桃 30g
中餐	二米饭 红薯 茄汁鲅鱼 金针菇拌青椒	稻米 50g,玉米糁 10g 红薯 50g 鲅鱼 75,番茄 50g 金针菇 50g,青椒 50g
晚餐	糙米饭 芹菜炒肉片 拌干豆腐萝卜丝 脱脂酸奶	糙米 75g 芹菜 50g,瘦猪肉 40g 干豆腐 50g,胡萝卜 50g 脱脂酸奶 300g
	全天用油 全天用盐	大豆油 15g 食盐 4g

（卢惠萍）

第四节　消化系统疾病的膳食原则与预防

情景导入

　　患者，男性，49 岁。平时嗜酒，每天晚餐饮约半斤白酒，近 3 个月出现上腹痛症状，餐后半小时左右较重。胃镜示胃溃疡。

　　请思考：

　　请对该患者进行合理的膳食指导。

一、消化性溃疡的膳食原则与预防

（一）概述

　　消化性溃疡是指胃肠黏膜发生的炎性缺损，通常与胃液中的胃酸和消化作用有关，病变穿透黏膜肌层或达更深层次，常发生于胃、十二指肠，男性多于女性，可发生于任何年龄段。十二指肠溃疡与胃溃疡之比为 3∶1，十二指肠溃疡多见于青壮年，胃溃疡多见于中老年人。消化性溃疡的发生与幽门螺杆菌感染密切相关，长期服用非甾体抗炎药、糖皮质激素、氯吡格雷、西罗莫司等药物易发生消化性溃疡，长期大量饮酒、吸烟、应激等是消化性溃疡的常见诱因。

（二）营养相关因素

　　1. 不良饮食习惯　暴饮暴食、饮食不规律破坏胃酸分泌的节律性而致病。咖啡、浓茶、烈酒、辛辣食物等具有刺激胃酸分泌的作用。食入过量脂肪会抑制胃排空，食物在胃内长时间停留可刺激胃酸分泌和胆汁反流，诱发或加重溃疡。

　　2. 消化不良　本病可伴有唾液分泌增多、反酸、嗳气、恶心、呕吐等胃肠道症状。疼痛与饮食具有明显的相关性，胃溃疡患者常因进食痛而惧怕进食，导致体重减轻。

（三）膳食营养防治

　　消化性溃疡的发生与膳食行为和营养密切相关，治疗目的是减少胃酸分泌，减轻食物对胃黏膜的刺激，保护胃黏膜屏障，减轻症状，促进溃疡面愈合，避免出现并发症，同时保证机体摄入充足的营养，预防贫血和蛋白质 - 能量营养不良。

　　1. 少量多餐，定时定量　每日 5~7 餐，每餐量不宜过多，这样既可减少胃肠道负担，又能中和胃酸，减少胃酸对溃疡面的刺激，同时供给充足营养，有利于溃疡面愈合。

　　2. 避免刺激性食物

　　（1）不宜食用含粗纤维丰富的食物，如粗粮、杂豆、干黄豆、藕、黄豆芽，以及火腿、香肠、蚌肉等。

　　（2）不宜食用产气过多的食物，如茭白、竹笋、芹菜、韭菜、葱、蒜、萝卜、洋葱等。

　　（3）忌用有较强刺激胃酸分泌作用的食品和调味品，如浓肉汤、肉汁、味精、香料、辣椒、芥末、花椒、咖喱、浓茶、浓咖啡、酒等，食物不宜过冷、过热、过硬、过甜、过咸。

　　3. 合理饮食搭配

　　（1）**适宜能量**：一般所供能量以 25~35kcal/（kg·d）为宜。

　　（2）**适量蛋白质**：蛋白质可中和胃酸，促进溃疡面愈合，但过量蛋白质可促进胃酸分泌。按 0.8~1.0g/（kg·d）供给。

　　（3）**适量脂肪**：脂肪类食物有抑制胃酸分泌的作用，但可刺激胆囊收缩素分泌，导致胃排空延迟和胆汁反流。每日可供给 60~70g，应选择易消化吸收的乳酪状脂肪，如脱脂牛乳、奶油、蛋黄、奶酪及适量植物油等。

　　（4）**多食用碳水化合物**：碳水化合物对胃酸的分泌无明显作用，是消化性溃疡患者能量的主要来源。碳水化合物占总能量的比例可适当增加到 70% 左右，每日供给 300~350g。选择易消化的食物，如粥、软饭、面条、馄饨、发糕等。蔗糖可使胃酸分泌增加且发生胀气，不宜过多。

4.供给充足维生素　消化性溃疡患者因摄食相对减少，部分患者存在维生素不足或缺乏，应选择富含 B 族维生素、维生素 A 和维生素 C 的食物，以促进胃黏膜修复和溃疡面愈合。

5.补充适量矿物质　矿物质的供应与健康人基本一致，宜选用含丰富矿物质的食物。服用镁、铝制剂等抗酸药可影响磷的吸收，应多吃含磷丰富的食物。服用 H_2 受体阻滞剂如西咪替丁、雷尼替丁等可减少铁的吸收，应提供富含铁的食物。过多的钠会增加胃酸分泌，应控制钠盐摄入，每日低于 5g。

6.水　患者水的需要量与健康人基本一致，但应戒酒，减少咖啡、浓茶、冷饮、冷水的摄入。

7.膳食纤维　膳食纤维经口腔充分咀嚼后可刺激唾液的分泌，对胃黏膜起保护作用，有助于溃疡愈合。除溃疡发作期外，膳食纤维的摄入量可与健康人一致，每日 20~30g。

8.掌握科学烹调方法　患者所吃食物必须切碎煮烂。可选用蒸、煮、氽、软烧、烩、焖等烹调方法，避免油炸、油煎、爆炒、滑熘、干炸、生拌、烟熏、烧烤等烹调方式，不食入偏生、冷、硬的食物。

9.其他　消化性溃疡并发出血、幽门梗阻、穿孔、肿瘤者，如已存在营养不良，应积极建立营养支持途径，有效给予肠内、肠外营养支持。

根据消化性溃疡患者的临床分期提供适宜的营养治疗措施（表 6-3）。

表 6-3　消化性溃疡患者的营养治疗

疾病分期	适用范围	食物种类	饮食特点	常见食物及餐次
I 期	溃疡急性发作期	流食	完全液体状态或到口中即融化为液体，易消化、无刺激性	米汤、水蒸蛋、蛋花汤、藕粉、杏仁茶、豆腐脑、豆浆、脱脂牛乳、肠内营养剂，每日 6~7 餐
II 期	病情稳定，症状明显减轻或消失	少渣半流食	少渣、无刺激性、半液体状态，细软，易咀嚼、吞咽和消化，纤维少、营养丰富	主食以馒头、面包、大米粥、面片汤、馄饨、虾仁粥等为主，清蒸鱼、软烧鱼、氽鱼丸、面条、碎嫩菜叶，每日 4~5 餐，避免夜间零食和睡前进食
III 期	病情稳定的恢复期	软食	细软、易消化、营养全面，少油炸、油腻、粗纤维及强烈刺激性调味品，不必严格限制脂肪，禁食冷、硬和坚果类食物	主食以软米饭、包子、水饺为主，配合碎菜、鸡肉、鱼肉、虾肉、里脊肉、肝等，制成肉丸、肉饼，每日 3~4 餐
胃溃疡并发出血	溃疡大出血，不伴恶心、呕吐、休克即可进食	冷流质	温度略低于体温，但不可过凉	冷牛乳、冷米汤、冷豆浆、冷蛋羹、冷藕粉、冷果汁，每日 6~7 餐，每次 100~150ml，出血停止后改为流食
胃溃疡并发幽门梗阻	幽门梗阻胃潴留 <250ml 时	清流质	不含产气食物，残渣少，较流食更清淡	米汤、藕粉、过箩牛肉或猪肉汤、排骨汤、过滤果汁或蔬菜汤，每次 30~60ml，逐渐增至 150ml，梗阻缓解后给予流食

（邵培双）

二、肝硬化的膳食原则与预防

（一）概述

肝硬化是指各种慢性肝病进展至以肝脏弥漫性纤维化、假小叶形成、肝内外血管增生为特征的病理阶段，代偿期无明显临床症状，失代偿期以门静脉高压和肝功能严重损伤为特征，患者可因并发腹水、消化道出血、脓毒症、肝性脑病、肝肾综合征和肿瘤等导致多脏器功能衰竭而死亡。国内以病毒性肝炎所致的肝硬化最为多见，欧美国家以慢性酒精中毒所致酒精性肝硬化为多见。合理营养可延缓肝硬化的发生、发展。

（二）营养相关因素

1. 低蛋白血症　肝脏是合成蛋白质的主要场所，血浆清蛋白的合成几乎全由肝脏合成，肝硬化时肝功能受到不同程度的影响，导致肝脏合成蛋白质的能力下降。蛋白质摄入不足是肝硬化营养不良的重要因素。

2. 消瘦　肝硬化患者 24h 总能量消耗约是静息能量消耗的 1.3~1.4 倍。大多数患者存在胃肠道症状，如恶心、呕吐、纳差、腹胀等。肝硬化合并门静脉高压时，肠道淤血水肿引起消化、吸收障碍。

3. 代谢异常　患者因肝功能受到损害后，葡萄糖、脂肪、蛋白质、激素等代谢异常。对葡萄糖的利用能力下降，肝脏不能充分利用葡萄糖供能，外加胰岛素抵抗，部分患者出现肝源性糖尿病。肝脏激素灭活作用减退，醛固酮和抗利尿激素增多，引起水钠潴留，导致腹水生成、少尿（尿量减少）、水肿。另外，肝硬化时肝功能异常导致胆汁分泌减少，影响肠道对脂肪的消化、吸收。

4. 维生素缺乏　由于肝功能损伤导致食物摄入减少、吸收不良、储备减少等，机体常存在维生素缺乏。维生素 A、维生素 D、维生素 E、维生素 K、维生素 B_2、维生素 PP、维生素 B_6、维生素 B_{12} 等在体内主要储存于肝脏。如肝硬化时维生素 K 及维生素 A 的吸收、储存与代谢障碍，可表现为出血倾向及夜盲症。

5. 矿物质缺乏　肝硬化时常因蛋白质不足、酗酒使血清铁蛋白降低，以及消化道出血增加铁的丢失，导致缺铁性贫血。肝硬化时因摄入不足或吸收减少，可出现锌、硒缺乏。硒缺乏又可加重肝损伤。

（三）膳食营养防治

肝硬化患者营养不良主要是蛋白质 - 能量营养不良，营养支持的首要目标是达到能量和蛋白质的目标摄入量。合理选择饮食能防止肝细胞进一步变性，亦可使部分肝细胞再生。

1. 高能量食物　充足的能量可减少蛋白质消耗，减轻肝脏负担。强调食物多样化，每天所供能量以 30~35kcal/kg 或静息能量消耗的 1.3 倍为宜，以满足代谢需求。

2. 高碳水化合物　碳水化合物有保护肝脏和提供能量的作用。肝糖原储备充分时可防止毒素对肝细胞的损害。主食以粳米、面粉为宜，每天 300~500g。可选用葡萄糖、蔗糖、蜂蜜、果汁、水果等易消化的低分子糖。

3. 高蛋白质　高蛋白质饮食可促进受损肝细胞修复和再生，并能纠正低蛋白血症，有利于腹水和水肿消退。建议摄入蛋白质 1.2~1.5g/（kg·d），以维持氮平衡，降低肌肉减少发生率。注意供给一定量的优质蛋白，如豆制品、牛乳、鸡蛋、鱼虾、瘦肉等，首选植物蛋白。如食欲欠佳，可用浓缩蛋白质，如脱脂乳粉、豆粉、干酵母、酪蛋白钙等。并发严重肝性脑病时，可酌情减少或短时限制口服蛋白质摄入，根据患者耐受情况逐渐增加蛋白质摄入至目标量。

4. 高维生素　酌情多摄入新鲜蔬菜和水果。维生素直接参与肝内生化代谢过程，如维生素 C 可促进肝糖原形成，保护肝细胞、增加抵抗力及促进肝细胞再生。腹水中维生素 C 浓度与血液中相等，故伴有腹水时维生素 C 应大量补充。维生素 K 与凝血酶原合成有关，凝血时间延长及出血患者要及时补充。可选用含 B 族维生素丰富的酵母，以促进食欲。

5. 适量脂肪　每天可摄入脂肪 40~50g，尽量选用植物油，避免油炸食品。过多脂肪会增加肝负担；脂肪过少则影响食物烹调口味。胆汁性肝硬化患者应给予低脂肪、低胆固醇饮食。

6. 钠与水　肝硬化代偿期，食盐摄入不超过 5g/d；有水肿和轻度腹水患者应采用低盐饮食，食盐量不超过 2g/d；严重水肿时采用无盐饮食，钠限制在 0.5g/d 以内，禁用咸肉、熏火腿、土豆片、苏打饼干、虾皮、麦片粥等含钠多的食物。待水肿消退、病情好转后,可缓慢加量。腹水明显时,每天进水量限制在 1 000ml 以内。

7. 矿物质

(1)**铁的补充**:多吃含铁丰富的动物肝脏、肾脏,其次是瘦肉、鸡、鱼、虾、豆类以及绿叶蔬菜等。

(2)**锌的补充**:患者血清锌含量低,尿锌排出增加,应补充含锌丰富的食物,如牛肉、羊肉、海鲜、瘦肉、鸡蛋等。

(3)**镁的补充**:补充含镁丰富的食物,如绿叶蔬菜、豆类、乳制品和谷类等。

8. 适量膳食纤维

膳食纤维可减少肠道产氨,还可利胆、通便。但对伴有食管胃底静脉曲张的患者,应避免摄入大量粗纤维食物(如芹菜、韭菜、黄豆芽等),以防静脉曲张破裂出血。蔬菜以叶类、瓜类、茄果类为主,食用时宜切碎煮烂;水果宜做成果泥、果汁食用。保持大便畅通,避免腹压增加。

9. 膳食调配

(1)**少量多餐**:严禁暴饮暴食,避免长时间饥饿,分餐至 4~6 次(三餐 +3 次加餐,含夜间加餐),以促进蛋白质和能量吸收,防止肌肉减少。

(2)**烹调方法**:宜采用蒸、煮、炖、熬、烩等烹调方法,食物应制成细软、易消化、少纤维、少产气的软食或半流食。

(3)**禁忌食物**

1)戒烟,禁酒,忌辛辣刺激性食物。

2)忌坚果类如花生、核桃等,尤其忌带骨、刺的食物及干糙硬食,以防食管胃底静脉曲张破裂而发生大出血。

3)肉汤、鸡汤、鱼汤等食物含有大量的嘌呤物质和含氮物质,会加重肝脏负担,应忌用。

4)忌用含铅及添加剂的罐头以及霉变食物。忌用亚硝酸盐含量较高的食物,如腌制食品、剩菜、咸鱼、火腿、香肠等。

10. 食谱示例

肝硬化患者一日食谱示例见表6-4。

表 6-4　肝硬化患者一日食谱示例

餐次	食谱名称	原料名称和用量
早餐	馒头	富强粉 100g
	稀饭	小米 50g, 肉松 20g
	水煮蛋	鸭蛋 50g
加餐	牛乳	牛乳 250g, 白糖 25g
	葡萄	葡萄 150g
中餐	米饭	粳米 150g
	清蒸鱼	黑鱼 150g
	清炒油麦菜	油麦菜 200g
加餐	藕羹	藕粉 20g, 白糖 20g
晚餐	米饭	粳米 150g
	鸭肉炖豆腐	鸭肉 95g, 豆腐 50g
	素炒胡萝卜丝	胡萝卜 150g
	全天用油	大豆油 25g
	全天用盐	食盐 4g

三、胆囊炎的膳食原则与预防

（一）概述

胆囊疾病中最常见的是胆囊炎以及胆石症,两者常同时存在、互为因果。胆囊炎可因胆囊内结石引起或继发于胆管结石、胆道蛔虫病等,胆管阻塞和细菌感染是常见病因。尽管病因多样,但饮食等营养因素与本病发生、发展和防治有密切的关系。

（二）营养相关因素

1. 肥胖、高能量高胆固醇摄入　肥胖是胆囊炎或胆石症的重要诱因。胆石症临床发作常见于油腻饮食或饱餐后,体内胆固醇过高与胆石症的形成密切相关。

2. 高糖、低蛋白、低脂肪饮食　饮食中蛋白质、脂肪摄入低下时,胆汁中非结合胆红素增多,有利于胆石形成。

3. 膳食纤维缺乏　膳食纤维可与胆酸结合,抑制胆固醇的吸收,促进肠蠕动,增加胆固醇的排泄,使胆汁中胆固醇的溶解度增加。

4. 胆道蛔虫病　蛔虫将大肠杆菌带入胆道,产生大量 β- 葡萄糖醛酸糖苷酶,引起非结合胆红素大量生成,促进胆石形成。

5. 维生素缺乏　维生素 A 有预防胆结石的作用,有助于胆管上皮生长和病变胆道修复。维生素 K 对内脏平滑肌有解痉镇痛作用,可缓解胆管痉挛和胆石引起的疼痛。

（三）膳食营养防治

营养防治的原则是严格控制膳食中的脂肪和胆固醇,给予高碳水化合物,以满足机体能量的需要;消除促进胆石形成的因素。

1. 急性胆囊炎

（1）**急性发作期**:应禁食,可由静脉补充营养,使胆囊得到充分休息,缓解疼痛。可多饮水,在饮料中注意补充钠和钾。疼痛缓解后,根据病情可采用清流质或低脂肪、低胆固醇、高碳水化合物、多维生素饮食,如米汤、藕粉、豆浆等,并根据病情逐渐调整至低脂半流食或低脂少渣软食。

（2）**手术前后的饮食调配**:术前禁食禁饮,可由静脉补充营养;术后 6h 可少量进食低脂低胆固醇清流质,术后次日即恢复低脂低胆固醇半流食,以后逐步过渡到易消化的低脂肪少渣软食。

2. 慢性胆囊炎

（1）**适当能量**:供给正常或稍低于正常能量,肥胖者限制能量,消瘦者适当增加能量。过饱饮食会刺激奥狄括约肌,诱发胆石症发作。

（2）**低脂肪**:脂肪可促进胆囊收缩素分泌及胆囊收缩,引起疼痛。需严格限制脂肪的摄入量不超过 20g/d,病情好转可逐渐增加到 40g/d 以内。严格限制动物性脂肪,只能用少量乳化脂肪如黄油、奶油等,植物性脂肪有助于胆汁排泄,可适量选用,应均匀分布于三餐中。

（3）**低胆固醇**:胆固醇摄入量应小于 300mg/d,有重度高胆固醇血症时应控制在 200mg/d 以内,禁用含胆固醇高的食物。

（4）**适量蛋白质**:每天供给蛋白质 50~70g。胆囊炎处于静止期时,供应充足的蛋白质可以补偿损耗,促进肝细胞修复,每天可供给 80~100g。应选用蛋白质生物价高、脂肪含量低的食物,如豆制品、鱼虾类、瘦肉、兔肉、鸡肉、蛋清等,尤其是豆制品含有大豆卵磷脂,有较好的消石作用。

（5）**适量碳水化合物**:每天供给 300~350g,以达到补充能量、增加肝糖原、保护肝细胞的目的。供给以多糖等复合碳水化合物为主的食物,适当限制单糖和添加糖。

（6）**丰富的维生素和矿物质**:多吃一些利胆和富含维生素 A 的食物,如菠菜、南瓜、莲藕、番茄、胡萝卜等。富含 β- 胡萝卜素的食物主要是橙黄色和绿色蔬菜,如菠菜、胡萝卜、韭菜、油菜、荠菜等。维生素 K 在绿叶蔬菜中含量高,其次是乳及肉类。含其他维生素如维生素 C、维生素 E、B 族维生素以及矿物质如钙、铁、钾等丰富的食物也要充足供应。

（7）**高膳食纤维和大量饮水**：增加膳食纤维和水的摄入可增加胆盐的排泄，降低血脂，使胆固醇代谢正常，减少胆石形成。膳食纤维还能刺激肠蠕动，有利于通便，促使肠内产生的吲哚等有害物质排出，防止胆囊炎发作。可选用绿叶蔬菜、嫩菜心、番茄等鲜嫩蔬菜以及熟香蕉、软柿子和去皮水果。每天饮水 1 000~1 500ml。

（8）**饮食规律，重视早餐**：少食多餐，定时定量。胆石症的形成与胆汁的分泌、排泄密切相关。储存在胆囊中的胆汁如得不到及时排泄，会诱发结石形成，尤其是夜间肝脏分泌胆汁后，如没有早餐饮食的刺激而排泄，不利于控制胆石症。少量进食可减轻消化系统的负担，多餐可刺激胆汁分泌，保持胆道畅通。

（9）**饮食禁忌**：辣椒、咖喱、芥末、酒、咖啡等可刺激奥狄括约肌收缩，不能及时排出胆汁，引起胆石症或胆囊炎的急性发作或恶化，应禁用。忌用油腻、煎炸及产气的食物。

（10）**注意饮食卫生**：预防肠道寄生虫感染。

（11）**食谱示例**：胆囊炎患者一日食谱示例见表6-5。

表6-5　胆囊炎患者一日食谱示例

餐次	食谱名称	原料名称和用量
早餐	大米粥	大米 50g
	馒头	面粉 70g，白糖 20g
加餐	豆浆	豆浆 300ml，白糖 20g
	饼干	甜饼干 20g
中餐	软米饭	大米 100g
	清蒸鱼	鲫鱼 40g
	素炒青菜	青菜 125g，香菇 10g
加餐	藕羹	藕粉 25g，白糖 20g
晚餐	大米粥	大米 50g
	馒头	面粉 70g
	肉末炒甜椒	猪肉 150g，甜椒 125g
加餐	面包	面包 60g，白糖 20g
	青枣	青枣 20g
	全天用油	玉米油 20g
	全天用盐	食盐 5g

四、胰腺炎的膳食原则与预防

（一）概述

胰腺分泌的胰液中有多种酶参加蛋白质、脂肪、碳水化合物的消化，其中消化脂肪的胰脂肪酶为胰腺所特有。胰腺炎是一种胰腺部位产生的非感染性炎症，分为急性胰腺炎和慢性胰腺炎，胆石症和胆道感染是主要病因。急性胰腺炎是多种病因导致胰腺组织自身消化所致的胰腺水肿、出血及坏死等炎症性损伤。慢性胰腺炎是多种病因导致的胰腺组织和功能的持续性损害。

（二）营养相关因素

1.酗酒　乙醇对胰腺有刺激和直接损伤的作用。乙醇可刺激胰液分泌，增加胰液流量，升高胰管内压，并使胰液成分发生改变，酶含量增加，水和碳酸氢盐比例降低；胰液中蛋白含量增加，容易形成栓子堵塞小胰管。大量饮酒同时可引起奥狄括约肌痉挛，导致胰管堵塞和细小胰管破裂。乙醇在乙醇脱氢酶作用下生成乙醛,对胰腺腺泡细胞有毒性作用。

2. 暴饮暴食　暴饮暴食可使短时间内大量食糜进入十二指肠,引起十二指肠乳头水肿和奥狄括约肌痉挛,同时刺激大量胰液与胆汁分泌,由于胰液和胆汁排泄不畅而引发急性胰腺炎。

3. 血脂异常　血脂异常是继胆源性和酒精性病因后又一常见病因。甘油三酯在胰脂肪酶的作用下生成游离脂肪酸,后者对腺泡细胞有损伤作用。

(三)膳食营养防治

1. 急性胰腺炎　急性胰腺炎患者常合并代谢紊乱与营养不良,重症急性胰腺炎按不同阶段给予相应的治疗。急性反应期患者存在休克、急性呼吸窘迫综合征(ARDS)、器官功能损害等,该阶段的重点是纠正代谢紊乱;全身感染期需要肠外营养,保证胰腺得到充分的休息,再逐渐过渡到肠外、肠内联合营养;残余感染期以肠内营养为主,最后过渡到经口进食。

(1)**肠外营养**:急性期首选肠外营养,目的是通过禁食,保证胰腺充分"休息"。

1)能量:先采用允许性低能量 20~25kcal/(kg·d),随着内环境的稳定,能量供给量适当增加,最高可达 35kcal/(kg·d)。

2)碳水化合物:首选葡萄糖。葡萄糖静脉输注不影响胰腺的分泌或功能,高限为 4~7mg/(kg·min)[5~6g/(kg·d)],需强化胰岛素治疗。急性期肠外营养时,应防止给予过多葡萄糖,以免产生过多的 CO_2 而加重代谢紊乱,可以用脂肪乳剂补充能量。

3)蛋白质:按 1~1.5g/(kg·d)的量给予补充,由氨基酸来提供,占总能量的 15%~20%。氨基酸静脉输注不影响胰腺的分泌或功能。谷氨酰胺是肠道最重要的能量来源,补充足够的谷氨酰胺能促进肠道黏膜上皮增生和维持正常的通透性,防止细菌移位。

4)胰岛素:胰腺组织水肿、坏死,功能被破坏,胰岛素分泌量相对不足,患者可出现高血糖,常需补充外源性胰岛素。通常葡萄糖与胰岛素之比为(4~6)g:1U,可直接加入肠外营养液中或单独输注。

5)补充微量营养素:因较长时间禁食和应激时大量消耗,患者常出现钠、钾、钙、磷、镁等代谢紊乱和多种维生素缺乏,应注意及时补充。

6)输注途径:包括外周静脉和中心静脉。短期(2周内)或中心静脉置管有困难时可选外周静脉,长期、全量时宜选择中心静脉。

(2)**肠外、肠内联合营养**:患者病情相对稳定、肠功能恢复后,应尽早进行肠内营养。研究发现,避开胃和十二指肠而将营养液直接注入空肠对胰腺外分泌无明显影响,距十二指肠悬韧带 30cm 以下时对胰腺几无刺激作用。由于蛋白质和脂肪的分解产物氨基酸和脂肪酸可刺激肠黏膜上皮的 I 型细胞释放缩胆囊肽而刺激胰腺分泌,空肠内低脂肪、要素配方的营养液可以最大限度地减少对胰腺外分泌的刺激,使胰腺处于休息状态,有利于胰腺炎症的恢复。

(3)**肠内营养**:在急性胰腺炎趋于稳定、肠蠕动恢复初期,可选择对胰腺刺激最小的氨基酸型或短肽型要素膳。随着消化功能恢复,再依次调换为半消化状态或整蛋白型的肠内营养制剂。

(4)**经口进食**:感染与并发症(瘘)得到控制后,可逐渐开始经口进流质或半流质膳食,减少肠内营养用量。在开始进食的 24 小时内,可给予无能量的液体,每 4h 给予无能量的液体 100~300ml。如患者能耐受,则可给予纯碳水化合物的清流质,如米汤、藕粉等,少量多餐,最后逐渐过渡到低脂半流质或低脂软食。注意避免高脂肪、高动物蛋白及辛辣刺激性食物。

(5)**食谱示例**:急性胰腺炎患者低脂流质膳食一日食谱示例见表 6-6。

2. 慢性胰腺炎　通常以适量优质蛋白质、丰富维生素、低脂、无刺激性半流食或软饭为宜。

(1)**充足的能量**:每天需供给 2 500~3 000kcal。可根据患者的情况,有针对性地调整饮食。

(2)**控制脂肪**:每天脂肪摄入不超过 30g,病情好转后可适量增加,但不超过 50g。避免进食含脂肪过多的食物,如肉汤、油条、干果、肥肉、奶油点心、炸鸡、炸花生米等。食物的烹调应选择蒸、煮、汆、熬、拌、烩等方法。

表6-6　急性胰腺炎患者低脂流质膳食一日食谱示例

餐次	食谱名称	原料名称和用量
早餐	米汤	大米粉 10g, 白糖 15g
加餐	橙汁	鲜橙汁 200g
中餐	鸡蛋白番茄汤 15g	鸡蛋白 50g, 番茄 150g, 白糖 10g
加餐	红枣汤	红枣 25g, 白糖 10g
晚餐	粳米汤	粳米 10g
加餐	藕羹	藕粉 25g, 白糖 20g
	全天用油 全天用盐	0g 2g

（3）**优质足量的蛋白质**：选用含脂肪少、生物价高的蛋白质食物，如豆浆、豆制品、脱脂奶、鱼类、去皮鸡肉、瘦肉、蛋清等。蛋白质每日供给100~120g，其中优质蛋白质占一半以上。

（4）**充足的碳水化合物**：碳水化合物作为能量的主要来源，多用易消化吸收的食物，如蔗糖、红糖、蜂蜜、藕粉、杏仁茶、粉丝、粉皮以及栗子、莲子、芡实等，都可酌量采用。

（5）**丰富的微量营养素**：患者由于脂肪泻、疾病应激、治疗用药等影响，微量营养素存在不同程度的缺乏，尤其是脂溶性维生素、维生素 B_{12}、维生素 C、叶酸、钙、铁等需及时补充。蔬菜可选用土豆、菠菜、胡萝卜、豇豆、莴笋等。

（6）**饮食规律且适量**：少食多餐，防止过饱、过饥或暴饮暴食。

（7）**绝对禁酒**：酗酒是慢性胰腺炎的主要原因之一，饮酒可加速疾病的发展。

（8）**忌用刺激性食物**：忌用生冷、不易消化以及刺激胃液分泌的食物，如鸡汤、鱼汤、蘑菇汤、咖啡、咖喱、辣椒粉、胡椒、芥末等，忌用萝卜、洋葱、韭菜等易胀气的蔬菜。烹调加工应使菜肴清淡、软烂。

（卢惠萍）

第五节　泌尿系统疾病的膳食原则与预防

情景导入

　　患者，男性，22岁，大学生。暑假期间与朋友打篮球，回家洗冷水澡后休息，1天后出现发热、咳嗽、乏力等上呼吸道感染症状，自行用药治疗半个月未愈，开始出现血尿、水肿，入院后诊断为急性肾小球肾炎。

请思考：

1. 列举与该患者所患急性肾小球肾炎有关的营养因素。
2. 为该患者制订一份营养防治措施。

一、肾小球肾炎的膳食原则与预防

　　肾小球肾炎是发生于双侧肾脏肾小球的变态反应性疾病。肾小球肾炎是常见的肾脏疾病，分为急性肾小球肾炎和慢性肾小球肾炎。

（一）急性肾小球肾炎膳食原则与预防

1. 概述 急性肾小球肾炎是由感染后的变态反应引起的双侧肾小球弥漫性损害疾病，临床特点为起病急、病程短，表现为血尿、蛋白尿、水肿和高血压，可伴有一过性氮质血症。

2. 营养相关因素

（1）**尿量异常**：发病多以少尿开始，或逐渐少尿，甚至无尿。

（2）**蛋白尿**：绝大多数患者有蛋白尿，多为轻度，每天尿蛋白不超过 3.5g。

（3）**水肿**：由于肾小球滤过率下降，导致水钠潴留，多数患者在开始少尿时出现水肿，表现为晨起眼睑水肿，可伴有双下肢水肿，少数严重者可波及全身，是急性肾小球肾炎的典型症状之一。

（4）**高血压**：80% 患者出现一过性轻中度高血压，主要与水钠潴留有关，利尿后可恢复正常，少数可出现严重高血压，甚至高血压脑病。

3. 膳食营养防治

（1）**蛋白质**：由于急性肾小球肾炎多可自愈，对尿中仅有少量蛋白及红细胞、偶有水肿或高血压的轻型病例，不宜过分限制蛋白质的摄入，以免影响受损肾组织的修复，蛋白质供给量以 1.0g/（kg·d）为宜。当肌酐、尿素氮升高时，则应严格限制蛋白质摄入。蛋白质供给量应根据血肌酐水平确定，一般可限制在 0.6g/（kg·d）以下，其中优质蛋白质应占 50% 以上，以减轻肾脏负担。应选用含必需氨基酸丰富的食物（如牛乳、鸡蛋、瘦肉、鱼和大豆及制品等），并给予麦淀粉饮食。低蛋白饮食时间不宜过长，以免影响患者的营养状况，待病情稳定 2~3 个月后才可逐步恢复正常。

（2）**充足的碳水化合物**：补充足够碳水化合物，防止能量不足，使食物供给的少量蛋白质完全用于组织修复和生长发育。

（3）**适量脂肪**：不需严格限制脂肪总量，但急性肾小球肾炎常伴有高血压，应多食用不饱和脂肪酸丰富的油脂类食物，以植物油为主，限制含动物油脂多及煎炸食物，以防血脂升高。

（4）**适宜能量**：急性肾小球肾炎患者应卧床休息，能量消耗降低，每天供给能量不必过高，以每天 25~30kcal/kg 为宜，总能量 1 500~2 000kcal/d 为宜。

（5）**控制钾摄入**：少尿或无尿时，应严格控制钾供给量，避免食用含钾高的食物。

（6）**限制钠及液体摄入量**：根据病情、尿量及水肿情况，给予低盐、无盐或低钠饮食，除控制盐或酱油外，还要避免用含钠高的食物。低盐膳食一般每日食盐小于 3g 或相当于酱油 10~15ml，避免含盐多的食物，如咸菜、泡菜、咸蛋、松花蛋、腌肉等。无盐饮食是烹调时不加食盐和酱油。低钠膳食是除烹调时不加食盐和酱油外，凡含钠高的食物也应限制，如糕点、馒头、饼干、挂面等。凡含钠 100mg/100g 以上的蔬菜均应慎用，全日膳食含钠不超过 500mg。液体摄入量应根据每天的尿量控制。一般的补充方法为除补充前一天排尿量外，再多摄入液体 500~1 000ml。对尿量少或伴有水肿者，每日摄入量不超过 1 000ml。

（7）**供给充足的维生素**：由于需要限制含钾较多的食物，导致摄入的蔬果减少，相应从蔬果中获得的维生素减少，必要时可补充各种维生素制剂。维生素 A、B 族维生素、维生素 C 等均有利于肾功能恢复及预防贫血。

（8）**食物禁忌**：香料及刺激性食品，含钾高的食品。

（9）**食谱示例**：急性肾小球肾炎患者一日食谱示例见表6-7。

表6-7 急性肾小球肾炎患者一日食谱示例

餐次	食谱名称	原料名称和用量
早餐	杂粮粥 煮鸡蛋	大米 25g，山药 200g 鸡蛋 25g（半个）
加餐	土豆泥	土豆 100g，牛乳 25g

餐次	食谱名称	原料名称和用量
午餐	杂粮米饭 卷心菜炒肉	大米 50g，紫薯 200g 瘦肉 50g，卷心菜 75g
加餐	苹果	苹果 200g
晚餐	杂粮米饭 肉末茄子 炒生菜	大米 50g，芋头 200g 瘦肉 25g，茄子 150g 生菜 200g
	全天用油 全天用盐	大豆油 30g 食盐 2.5g

（二）慢性肾小球肾炎膳食原则与预防

1. 概述　慢性肾小球肾炎是一组以血尿、蛋白尿、高血压和水肿为临床表现的肾小球疾病，病程长，起病初期无明显症状，以后缓慢持续进行性发展，最终可至慢性肾衰竭。

2. 营养相关因素

（1）**水肿**：程度可轻可重，轻者仅晨起后眼眶周围、面部肿胀，或午后双下肢踝部出现水肿，严重者可出现全身水肿。

（2）**高血压**：血压升高可以是持续性的，也可以间歇出现，并以舒张压升高为特点。

（3）**蛋白尿**：长期蛋白尿导致肾小球及肾小管慢性损伤。

3. 膳食营养防治

（1）**优质低蛋白饮食**：给予优质低蛋白、低磷饮食，以延缓肾小球硬化和肾功能减退。肾功能正常的患者应该摄入正常量蛋白质，但每日蛋白质不应超过 1g/kg，其中优质蛋白质占 50% 以上，包括动物性蛋白和大豆蛋白。当出现少尿、水肿、高血压等症状时，应适当限制蛋白质的摄入量，每日蛋白质不应超过 0.6g/kg，总摄入量不超过 50g/d，同时配合麦淀粉饮食治疗。出现氮质血症时，严格控制蛋白质摄入。

（2）**充足的能量**：对肾功能损害严重的患者，应给予足够的能量，以每天 30~35kcal/kg，总能量 2 000~2 200kcal/d 为宜。低蛋白饮食加必需氨基酸治疗的同时，必须保证每日摄入足够的能量。适当增加饮食中碳水化合物及植物油的比例，以保证摄入的蛋白质被机体充分利用，纠正机体负氮平衡。

（3）**限制钠盐**：对有水肿和高血压的患者，每日食盐限制在 2~3g。水肿严重时，控制食盐在每日 2g 以下，或给予无盐饮食。对食欲不振的患者，可考虑用无钠盐或无盐酱油等盐代用品烹调食物，同时应定期检查血钾、血钠水平，防止体内钠含量不足。

（4）**适量补充维生素和矿物质**：应多摄取新鲜的水果和蔬菜，以满足机体对维生素的需要。出现高血钾时，应慎重选择食物种类。慢性肾小球肾炎因红细胞生成素减少，同时低蛋白血症常伴有贫血，应食用含铁丰富的食物；除缺铁外，同时还可存在缺锌状态，可以口服锌制剂，进食含锌丰富的食物。

（5）**适时调整液体摄入量**：尿量正常情况下可不限制液体摄入，但出现水肿和高血压时应严格限制液体摄入。液体摄入量以前一天尿量加 500ml 为宜，总量不超过 1 000ml/d。

（6）**食物禁忌**：含钠高的盐腌食物。持续少尿和高血钾时，避免吃含钾高的食物。辛辣刺激性食物及高嘌呤食物应少吃或不吃。

（7）**食谱示例**

案例：某男性，32 岁，患有慢性肾小球肾炎，身高 175cm，体重 70kg，肾功能正常，从事轻体力劳动,请为他推荐一日食谱。

当前能量及产能营养素摄入目标:

1)体重为70kg,体型标准,可直接取用1 950kcal/d进行计算。

2)肾功能正常者可摄入正常量蛋白质,但每日蛋白质摄入量为0.8~1.0g/kg,其中优质蛋白质占50%以上。每日蛋白质总摄入量为56~70g。

3)脂肪占总能量20%~30%,胆固醇<300mg。

4)碳水化合物占总能量的50%~65%。

5)限制钠盐,每日食盐限制在2~3g。

慢性肾小球肾炎患者一日食谱示例见表6-8。

表6-8 慢性肾小球肾炎患者一日食谱示例

餐次	食谱名称	原料名称和用量
早餐	杂粮粥	核桃10g,小米20g,大米50g
	蒸山药	山药200g
	馒头	麦淀粉50g
	鸡蛋	鸡蛋50g(1个)
加餐	牛乳	脱脂牛乳250ml
	水果沙拉	猕猴桃50g,苹果50g,梨子50g,橙子50g
午餐	米饭	大米100g
	鸡肉炒茭白	鸡胸肉50g,茭白150g,青椒20g
	土豆泥	土豆100g,脱脂牛乳25ml
加餐	苹果	苹果100g
晚餐	红薯饼	红薯150g,麦淀粉200g
	清蒸鱼	鲈鱼50g
	蔬菜沙拉	生菜50g,卷心菜50g,紫甘蓝50g
	全天用油	大豆油15g,橄榄油10g
	全天用盐	食盐2.5g

二、肾病综合征的膳食原则与预防

(一)概述

肾病综合征是指由各种肾脏疾病所致的,以大量蛋白尿(>3.5g/d)、低蛋白血症(<30g/L)、水肿、高脂血症及其他代谢紊乱为特点的一组综合征。病情严重者会有浆膜腔积液、无尿表现。肾病综合征可能与免疫有关,可分为原发性和继发性两大类。最常见的病因是肾小球肾炎,最严重的并发症是急性肾衰竭。

(二)营养相关因素

1. 低蛋白血症 体内蛋白质分解增加和尿中蛋白质丢失增多,加之食欲差,蛋白质摄入不足,造成低蛋白血症。同时还出现血清球蛋白下降,血清铁、锌、铜减少和内分泌紊乱。

2. 水肿 水肿程度与低蛋白血症呈正相关。

3. 血脂异常 血脂异常与低蛋白血症共存,常表现为总胆固醇、甘油三酯和低密度脂蛋白升高,高密度脂蛋白降低。

(三)膳食营养防治

1. 充足的能量 充足的能量可提高蛋白质利用率,能量供应为30~35kcal/(kg·d),肥胖患者可适当减量。

2. 适量蛋白质 发病初期，肾功能损害尚不严重，可供给较高蛋白质膳食，以弥补尿中丢失的蛋白质量。此阶段血清蛋白合成率接近正常，蛋白质分解下降，低蛋白血症可得到改善。蛋白质适宜供给量为 0.8~1.0g/（kg·d）+前一天尿蛋白丢失量，其中优质蛋白质占 2/3 以上。肾功能不全时，应适当降低蛋白质的摄入，以能维持最低限度氮平衡为标准，蛋白质摄入量控制在 0.6~0.8g/（kg·d）+前一天尿蛋白丢失量，优质蛋白质占 2/3 以上。

3. 适量脂肪 高血脂和低蛋白血症并存时，应首先纠正低蛋白血症，脂肪应占总能量的 20%以下。对有严重高脂血症的患者，不仅要限制胆固醇和饱和脂肪酸摄入量，还要增加不饱和脂肪酸摄入比例。

4. 限制钠盐 水肿时，应根据实际情况选择少盐、无盐或低钠膳食，同时监测血钠、钾。水肿严重时，钠盐限为 500mg/d。

5. 控制液体摄入量 对水肿明显者，应限制液体摄入量，以前一天排出量+500ml 为宜。

6. 补充维生素和矿物质 患者肾小球基底膜通透性增加，出现蛋白尿时，尿中钙、磷、维生素等丢失增多，膳食中应适当补充。根据血钾水平及时补充钾制剂和富钾食物（尿少时应限制钾的摄入量），并注意钙的补充。

7. 增加膳食纤维 膳食纤维能辅助降低血氨，减轻酸中毒。

8. 食物禁忌 腌制食品、辛辣调味品、含饱和脂肪酸丰富的动物油脂等。

9. 食谱示例 肾病综合征患者一日食谱示例见表6-9。

表6-9 肾病综合征患者一日食谱示例

餐次	食谱名称	原料名称和用量
早餐	粥 馒头 煮鸡蛋	大米 50g 面粉 50g 鸡蛋 50g
加餐	牛乳	牛乳 200g，白糖 20g
午餐	米饭 鸡肉炒卷心菜	大米 100g 鸡肉 100g，卷心菜 100g
加餐	牛乳	牛乳 200g，白糖 20g
晚餐	米饭 鱼丸冬瓜汤	大米 100g 鱼肉 100g，冬瓜 200g
加餐	苹果	苹果 150g
	全天用油 全天用盐	大豆油 12g 食盐 1.5g

三、肾衰竭的膳食原则与预防

肾衰竭是指肾脏功能部分或全部丧失的病理状态。按发作急缓，肾衰竭分为急性肾衰竭和慢性肾衰竭。

（一）急性肾衰竭膳食原则与预防

1. 概述 急性肾衰竭是指由各种原因引起的短时间内肾功能急剧减退，两肾在短时间内丧失排泄功能，导致含氮代谢废物潴留体内、水电解质紊乱及酸碱平衡失调等为主要特征的临床综合征。急性肾衰竭的病因多种多样，可分为肾前性、肾性和肾后性三类，主要表现为少尿或无尿、氮质血症、高钾血症和代谢性酸中毒。

2. 营养相关因素

（1）**酸中毒**：少尿期可出现因代谢产物蓄积导致的血尿素氮、肌酐等升高，出现代谢性酸中毒。

（2）**电解质紊乱**：少尿期可有高血钾、低血钠、高血镁、高血磷、低血钙等电解质紊乱。严重高钾血症可导致心搏骤停。

（3）**水平衡失调**：少尿期易产生水潴留，严重者导致心力衰竭、肺水肿或脑水肿。

3. 膳食营养防治

（1）**少尿期或无尿期**

1）充足的能量：部分患者初期可采用肠外营养，以增加能量摄入。充足的能量可提高蛋白质利用率，降低脂肪和蛋白质分解。能量供给标准为 35kcal/（kg·d），能量来源以易消化的碳水化合物为主。

2）限制蛋白质：选用高生物价的低蛋白质饮食，可以促进组织修复，增强免疫功能，降低感染率，维持机体氮平衡。在少尿期，每日应供给蛋白质 15~20g。如果少尿期持续时间较长、丢失蛋白质较多时，除补充高生物价的低蛋白质膳食外，尚需酌情配以要素膳。

3）限制液体摄入量：少尿期要控制液体摄入量，防止体液过多引起急性肺水肿和稀释性低钠血症。一般每日液体摄入量按前一日尿量＋500ml 计算。如果不存在显性失水，全日液体摄入量为前一日尿量＋（500~800ml）。发热患者可适当增加液体摄入量，有严重心衰、肺水肿或高血压时要减少水分的供给。

4）适量的维生素和矿物质：在计算好液体摄入量的前提下，可适当进食各种新鲜水果或菜汁，以供给维生素、矿物质等。

5）限制钠和钾的摄入量：根据不同水肿程度、尿量情况及血钠测定结果，分别采用少盐、无盐或低钠饮食。若血钾升高，酌量减少饮食中钾的供给量，以免加重高钾血症。

（2）**多尿期**：进入多尿期后患者每日尿量可达 3~5L，通常维持 1~3 周，之后尿量逐渐恢复正常。此期肾小管重吸收功能逐渐恢复，体内钾、钠及氮代谢物等可随尿液排出体外。每日蛋白质摄入量可增至 0.6~0.8g/kg。如蛋白质摄入量难以达到，宜适当补充必需氨基酸或 α-酮酸制剂。同时应注意水、电解质的补充，液体摄入量取决于前一日尿量，同时补充含钾丰富的水果和蔬菜，不需限钠。以后根据病情逐渐恢复到正常膳食。

（3）**恢复期**：随着病情好转，适当增加高生物价的蛋白质食物，以利于机体的修复。每日提供能量 2 000~3 000kcal，蛋白质每日供给量可随血液中尿素氮的下降逐渐提高，从 0.5~1.0g/kg 逐步提高到 1.0~1.2g/kg 以上，优质蛋白质占 30%~50%。多吃富含维生素的新鲜食品。应注意防止病情转变成肾功能不全。

（4）**食物禁忌**：酒、咖啡、刺激性食物和调味品、动物内脏及油炸食品。

（5）**食谱示例**：急性肾衰竭少尿期（尿量 400~500ml/d）患者无盐饮食一日食谱示例见表 6-10。

表 6-10　急性肾衰竭患者一日食谱示例

餐次	食谱名称	原料名称和用量
早餐	牛乳 馒头	牛乳 150g 麦淀粉 70g
午餐	凉拌番茄 面疙瘩	番茄 50g，糖 5g 麦淀粉 50g，鸡蛋 50g
晚餐	麦淀粉蒸饺	麦淀粉 100g，青菜 200g，瘦猪肉 25g

注：蔗糖 50g、葡萄糖 50g 溶于 800ml 开水中，全日分 8 次进食，自早 8:00 至晚 10:00，每 2h 进食 100ml；口服或静脉输入必需氨基酸 10~15g。

（二）慢性肾衰竭的膳食原则与预防

1. 概述　慢性肾衰竭是指各种肾脏疾病引起的肾进行性损伤和肾功能的逐渐恶化，表现为不可逆的肾功能严重损害及肾小球滤过率逐渐降低，导致以代谢废物潴留，水、电解质和酸碱平衡紊乱，内分泌失调为特征的临床综合征。慢性肾衰竭通常分为四期：①肾功能代偿期；②肾功能失代偿期或氮质血症期；③肾衰竭期；④尿毒症期。

2. 营养相关因素

（1）**蛋白质代谢紊乱**：由于肾小球滤过率降低，蛋白质分解代谢的主要产物尿素排泄受阻。当肾小球滤过率下降到正常值的 25% 以下时，血尿素氮即开始升高，此时如果摄入高蛋白质饮食，血尿素氮水平明显上升。尿毒症患者血中必需氨基酸如缬氨酸、色氨酸、异亮氨酸、组氨酸等降低，苯丙氨酸升高，非必需氨基酸中酪氨酸降低。

（2）**脂肪和糖代谢紊乱**：由于肾脏清除能力降低，可出现高脂血症和葡萄糖耐量降低。70%~75% 尿毒症患者有葡萄糖耐量降低，其糖耐量曲线与轻型糖尿病患者相似，但空腹血糖正常。

（3）**水、电解质紊乱**：由于肾脏浓缩和稀释功能严重障碍，如未限制钠和水的摄入，可造成水钠潴留，引起水肿、高血压甚至充血性心力衰竭。少尿期常出现水钠潴留、稀释性低钠血症、高钾血症，还可出现低钙、高磷、低氯血症。

（4）**代谢性酸中毒**：肾小球滤过率下降，体内代谢产物如磷酸、硫酸等酸性物质潴留，肾小管合成氨与排泌氢离子的功能则显著减退，肾小管回收重碳酸盐的能力降低，因此患者常伴有轻重不等的代谢性酸中毒，表现为呼吸深长、食欲差、恶心、呕吐，严重时可出现昏迷、血压下降、心力衰竭等。如伴有腹泻使碱性肠液丢失，可使酸中毒症状更为严重。

（5）**代谢废物潴留**：体内蛋白质分解代谢的产物肌酐、尿素氮等主要通过肾脏清除。患者肾小球滤过率下降，蛋白质分解增加，导致血肌酐、尿素氮等代谢废物潴留，引起机体循环系统、神经系统的损害，同时进一步加重肾功能损害。

（6）**贫血**：主要由于肾脏分泌的红细胞生成素减少引起。同时铁的摄入量不足、叶酸缺乏、营养不良、毒素刺激、红细胞寿命缩短等因素进一步加重贫血。

3. 膳食营养防治

（1）**充足的能量**：可以提高蛋白质利用率，按 30~35kcal/（kg·d）供给，消瘦和肥胖者根据实际情况加减，其中 2/3 由碳水化合物提供，1/3 由脂肪提供，以减少机体蛋白质分解。患者能量摄入必须充足，否则不利于优质蛋白质充分利用。

（2）**限制蛋白质**：患者体内氨基酸水平失调，必需氨基酸水平降低，而非必需氨基酸水平升高。患者应限制蛋白质摄入量，其中优质蛋白质占 50% 以上，以提供更多的必需氨基酸。由于豆类非必需氨基酸较高，严重肾衰竭患者应限制；若能补充必需氨基酸，则豆类可不需严格限制。根据病情和肾小球滤过率决定膳食蛋白质的供给量。肾功能代偿期蛋白质每日摄入量为 0.8~1.0g/kg，肾功能失代偿期蛋白质每日摄入量为 0.7~0.9g/kg，尿毒症期蛋白质每日摄入量为 0.6~0.7g/kg。

（3）**适量的脂肪**：脂肪不宜过多，占总能量的 30%，其中饱和脂肪酸应小于 10%，胆固醇每日摄入量应小于 300mg。

（4）**适量的碳水化合物**：为满足患者对能量的需求，碳水化合物可选用能量高、蛋白质含量低的食物，如麦淀粉、藕粉等。

（5）**适宜的液体摄入量**：若无水肿、高血压、心力衰竭等，且尿量减少不明显时，不必严格限制液体摄入量。出现少尿时，液体摄入量为前一日液体排出量＋500ml。出现水肿和心衰时应严格控制液体摄入量。

（6）**低盐、低钾、低磷饮食**：钠盐与水肿、高血压、心力衰竭有关，故出现水肿和高血压时应采用低盐饮食甚至无盐饮食。出现少尿或合并高血钾时，应限制含钾食物的摄入。高磷血症可加重肾衰竭，使血清钙下降，应采用低磷膳食，磷每日摄入量小于600mg。

（7）**充足的维生素和微量元素**：患者由于饮食控制，易出现维生素缺乏，应适当补充。增加饮食中铁的摄入，以纠正贫血。

（8）**食物禁忌**：含钾高的水果等食物，含钠丰富的咸菜和腌制品等食物。

（9）**食谱示例**：慢性肾衰竭患者一日食谱示例见表6-11。

表6-11　慢性肾衰竭患者一日食谱示例

餐次	食谱名称	原料名称和用量
早餐	玉米粥	玉米面40g
	馒头	麦淀粉50g
	鸡蛋羹	鸡蛋50g
加餐	牛乳	牛乳250g，白糖15g
午餐	米饭	米饭50g
	红烧草鱼	草鱼50g
	素炒菜花	菜花100g
加餐	西瓜	西瓜250g
晚餐	发糕	玉米面50g，麦淀粉50g
	冬瓜丸子汤	冬瓜150g，瘦肉30g
	全天用油	大豆油10g，香油3g
	全天用盐	食盐2.5g

（杨　杨）

第六节　内分泌代谢疾病的膳食原则与预防

情景导入

患者，男性，51岁，大学教授。平素不喜运动，体型偏胖，最近因工作原因自感压力较大，体检时发现血糖增高，诊断为2型糖尿病。

请思考：

1. 请对该患者制订合理的膳食食谱。
2. 请对该患者进行营养指导。

一、糖尿病的膳食原则与预防

（一）概述

糖尿病是指一组由于胰岛素分泌减少或作用缺陷导致的碳水化合物、脂肪、蛋白质等代谢紊乱，以长期高血糖为特征的代谢性疾病。世界卫生组织将糖尿病分为1型糖尿病、2型糖尿病、妊娠糖尿病和其他类型糖尿病，其中2型糖尿病占90%~95%。随着病程的延长，糖尿病患者可出现心、眼、肾、血管、神经等多器官损害。

糖尿病应结合"三多一少"症状（多饮、多食、多尿、体重减轻）和实验室检查结果作出诊断。轻症及无症状者主要依据静脉血葡萄糖检测结果确诊，尤其应注意的是单纯空腹血糖正常并不能排除糖尿病的可能，应加测餐后血糖或进行口服葡萄糖耐量试验（OGTT）。糖尿病的诊断标准为：症状＋随机血糖≥11.1mmol/L，或空腹血浆葡萄糖≥7.0mmol/L，或OGTT 2h血浆葡萄糖≥11.1mmol/L。

(二)营养相关因素

1. 高碳水化合物、高脂肪膳食 长期高碳水化合物或高脂肪膳食使血糖维持在较高水平,影响胰岛 β 细胞的结构和功能,导致胰岛素分泌相对或绝对不足,增加发生糖尿病的危险。

2. 低膳食纤维 水溶性膳食纤维有阻碍碳水化合物吸收、降低餐后血糖的作用,是降低 2 型糖尿病的重要膳食因素。

3. 其他 膳食中缺乏铬、硒、维生素 D、B 族维生素、维生素 C、维生素 E 等,均可诱发或加重糖尿病。

(三)膳食营养防治

营养防治的原则为:控制每日总能量的摄入,蛋白质、脂肪和碳水化合物的供应比例要适当,补充微量营养素,食物丰富多样,饮食结构和餐次分配合理。

通过营养防治,纠正已发生的代谢紊乱,使血糖、血脂达到或接近正常水平,保护胰岛功能,减少并发症的发生;维持或达到理想体重,保证机体的正常生长发育和正常活动。

1. 能量 首先根据理想体重、劳动性质、生理状况,计算每日所需总能量。成年人休息状态下每天每千克理想体重给予能量 105~125.5kJ(25~30kcal)。再根据身高、体重、性别、年龄、活动量、应激状况等进行调整(表 6-12)。对所有超重或肥胖的糖尿病患者,应调整生活方式,控制总能量摄入,至少减轻体重的 5%。在保持总能量不变的原则下,凡增加一种食物,应同时减去另一种食物,以保证饮食平衡。不推荐糖尿病患者长期接受极低能量(<800kcal/d)的营养治疗。

表 6-12 成年糖尿病患者每日能量供给量

单位: kcal/kg

体力活动水平	体重过低	正常水平	超重或肥胖
高强度(如搬运工)	45~50	40	35
中等强度(如电工安装)	40	30~35	30
低强度(如坐式工作)	35	25~30	20~25
休息状态(如卧床)	25~30	20~25	15~20

2. 脂肪 不同类型的脂肪对血糖及心血管疾病的影响差异较大,故难以精确推荐膳食中脂肪的供能。一般认为,膳食中脂肪提供的能量应占总能量的 20%~30%。单不饱和脂肪酸和 ω-3 多不饱和脂肪酸(如鱼油、部分坚果及种子)有助于改善血糖和血脂,可适当增加。应尽量限制饱和脂肪酸、反式脂肪酸的摄入量,忌食动物油脂、猪皮、鸡皮、鸭皮、奶油等。应控制膳食中胆固醇的摄入量,一般不超过 300mg/d,相当于一个鸡蛋中的胆固醇含量。避免过多摄入动物脑、内脏、蛋黄、鱼子、虾子、蟹黄等高胆固醇食物。避免煎炸等烹调方式,可多采用蒸、煮、烧、凉拌等方式。

3. 碳水化合物 碳水化合物所提供的能量占总能量的 45%~60%。对餐后血糖控制不佳的患者,可适当降低碳水化合物的供能比。不建议长期采用极低碳水化合物膳食。在控制碳水化合物总量的同时,还应选择低血糖指数(GI)的碳水化合物(食物的 GI 值受食物加工、烹调方式、成熟度、食物中膳食纤维、蛋白质、脂肪含量等多种因素的影响),可适当增加非淀粉类蔬菜、水果、全谷类,减少精加工谷类的摄入。限制双糖、单糖及其制品,可用木糖醇等甜味剂代替蔗糖。

4. 蛋白质 糖尿病患者糖异生作用增强,蛋白质消耗增加。为维持机体的正常功能,对肾功能正常的糖尿病患者,推荐蛋白质供能占比为 15%~20%,并保证优质蛋白质占总蛋白质的 50% 以上。成年人每日蛋白质摄入量为 1.2~1.5g/kg,儿童、孕妇、乳母及营养不良者为 1.5~2.0g/kg,有显性蛋白尿或肾小球滤过率下降的糖尿病患者每日蛋白质摄入量应控制在 0.5~0.8g/kg。

5. 膳食纤维 可溶性膳食纤维在水果和海带等食物中含量丰富,可吸水膨胀,延缓碳水化合物在消化道的吸收，降低餐后血糖和胆固醇。不可溶性膳食纤维存在于谷类的外皮及蔬菜中，能促进肠道蠕动，减少吸收，可间接地降低血糖和减轻肥胖。膳食纤维的推荐摄入量为25~30g/d。

6. 微量营养素 糖尿病患者容易缺乏B族维生素、维生素C、维生素D以及铬、锌、硒、镁、铁、锰等多种微量营养素，可根据营养评估结果适量补充。适当增加锌、铬、硒、镁、钙、钾等，以利于胰岛素的合成和分泌。长期服用二甲双胍者应防止维生素B_{12}缺乏。

7. 饮酒 酒是高能量食物，吸收快但不能维持血糖水平，并可使糖负荷后的胰岛素分泌增加，使接受降糖药治疗的患者出现低血糖。长期饮酒还会损害肝脏。因此，血糖控制不佳的患者应禁酒。

8. 盐 食盐摄入量限制在每天5g以内，合并高血压的糖尿病患者可进一步限制摄入量。同时应限制摄入含盐高的食物，如味精、酱油、盐浸加工食品、调味酱等。

9. 餐次及时间安排 根据患者的病情、用药情况及饮食习惯等，合理分配餐次，以少食多餐为原则，做到定时、定量。对易出现低血糖的患者，可加餐2~3次，应从三次正餐中分出25~50g主食作为加餐用，做到加餐不加量。

（四）糖尿病患者的健康教育

1. 糖尿病自我管理教育和支持 这是协助糖尿病患者管理和维持自身健康行为的基础。对糖尿病患者制订个体化的营养教育、管理目标和计划，并与运动、戒烟一起作为糖尿病及其并发症防治的基础，通过提高患者的知识水平、自我管理能力，提高糖尿病治疗效果，达到最佳的生活质量。

2. 改变生活方式 改变生活方式包括改变饮食习惯，超重或肥胖患者应适度减肥。根据自身情况，每周至少进行150min的有氧运动。选择最佳运动时间（餐后1h，从进食开始计时）、合适的运动强度（心率达到个体60%的最大耗氧量，心率为170-年龄），运动时间持续30~40min。可根据患者具体情况逐渐延长运动时间，每天1次，肥胖患者可适当增加运动次数。使用胰岛素或口服降糖药者最好每天定时活动。有心脑血管疾病或严重微血管病变的糖尿病患者，应按具体情况选择运动方式。运动中注意补充水分，随身携带糖果，若在运动中出现胸闷、胸痛、视力模糊等，应立即停止运动，并及时处理。运动后应做好记录，以便观察疗效和不良反应。

3. 预防低血糖 药物过量、用药时间与进食时间间隔过长、食量不足、酗酒、空腹或剧烈运动均可导致低血糖，应定时定量用药，定时定量就餐，不空腹运动，外出随身携带糖果和糖尿病卡，睡前可用低GI食物加餐。

二、痛风的膳食原则与预防

（一）概述

痛风是指嘌呤代谢障碍，血尿酸增高，尿酸盐结晶沉积引起的代谢性疾病。根据病因可分为原发性痛风和继发性痛风两类，原发性痛风占绝大多数。临床特点为高尿酸血症、反复发作的痛风性关节炎、痛风石、间质性肾炎，严重者出现关节畸形及功能障碍，尤以第一跖趾关节为甚，常伴有尿酸性尿路结石。多见于40岁以后的男性，女性多在更年期后发病，常有家族遗传史。

（二）营养相关因素

1. 高蛋白、高嘌呤膳食 摄入高蛋白、高嘌呤食物后，血中嘌呤成分增加，经体内代谢导致血尿酸水平升高。

2. 饮酒 乙醇代谢产生的乳酸可抑制尿酸的排泄。另外，酒精饮料中含有嘌呤，其嘌呤含量依次为：啤酒＞普通黄酒＞白酒。

3. 高能量饮食 高能量饮食导致的超重和肥胖是高尿酸血症的独立危险因素。研究发现，体重与高尿酸血症呈正相关，且体表面积越大，血尿酸水平越高；肥胖者体重减轻后，血尿酸水平随之下降。

4. 矿物质和维生素　膳食中缺乏 B 族维生素、维生素 C、维生素 E 和钙、铁、锌时,可诱发痛风。但 B 族维生素和铁摄入过多也可诱发痛风。

(三) 膳食营养防治

虽然高尿酸血症主要由内源性嘌呤代谢紊乱所致,但高嘌呤饮食可诱发痛风,停止摄入后血尿酸水平明显降低。因此,采取无嘌呤或低嘌呤、低能量、低盐低脂、多饮水(即"三低一高")的膳食促进尿酸排泄,是痛风的营养治疗原则。

1. 限制嘌呤摄入　根据病情采取限制嘌呤饮食。急性期,摄入的嘌呤含量在 150mg/d 以下,禁用高嘌呤食物,如动物内脏、鱼虾类、蛤蟹、肉类、菠菜、蘑菇、黄豆、扁豆、豌豆、浓茶等。食物嘌呤的含量排序为:内脏 > 肉 > 鱼 > 干豆 > 坚果 > 叶菜 > 谷类 > 水果。常见食物嘌呤含量见表6-13。

表6-13　常见食物嘌呤含量

含量 /(mg·100g⁻¹)		食物
< 50	谷薯类	大米、小米、糯米、荞麦、面粉、麦片、白薯、马铃薯、芋头
	蔬菜类	白菜、卷心菜、芹菜、空心菜、茼蒿、韭菜、黄瓜、苦瓜、冬瓜、南瓜、丝瓜、西葫芦、菜花、茄子、豆芽、青椒、萝卜、洋葱、番茄、莴苣、葱、姜、蒜、荸荠
	水果类	橙、橘、苹果、梨、桃、西瓜、哈密瓜、香蕉
	蛋乳类	鸡蛋、鸭蛋、皮蛋、牛乳、乳粉、奶酪、酸奶、炼乳
	坚果	瓜子、杏仁、栗子、莲子、花生、核桃仁
	其他	枸杞、茶、咖啡、小苏打、巧克力、可可、油脂(限量使用)、猪血、猪皮、海参、海蜇皮、海藻、红枣、葡萄干、木耳、蜂蜜
50~149	豆类	绿豆、红豆、花豆、豌豆、菜豆、豆腐干、豆腐、青豆、黑豆
	谷胚糠	米糠、麦麸、麦胚
	肉类	猪肉、牛肉、羊肉、鸡肉、兔肉、鸭肉、鹅肉、鸽肉、火腿
	水产类	鳝鱼、鲤鱼、草鱼、鳕鱼、鲑鱼、大比目鱼、虾、龙虾、乌贼、螃蟹
	蔬菜类	鲜蘑、芦笋、四季豆、鲜豌豆、昆布、菠菜
150~1 000	内脏类	猪肝、牛肝、牛肾、猪小肠、脑、胰脏
	水产类	带鱼、白鲇鱼、沙丁鱼、凤尾鱼、鲢鱼、小鱼干、牡蛎、蛤蜊
	肉汁等	浓肉汁、浓鸡汤、鱼汤、火锅汤、酵母粉

2. 限制总能量　痛风患者多有肥胖,需减轻体重。应根据病情确定能量需要量,一般每日总能量供应比正常人低 10% 左右,或以 25~30kcal/kg 为宜,但不能过少,因为机体在饥饿状态下有机酸(如 β- 羟丁酸、乳酸等)产生增多,对肾小管分泌尿酸起竞争性抑制作用。减重也不宜过快,以免出现脂肪分解产生酮体等酸性代谢产物增多,抑制尿酸排出。

3. 适量限制蛋白质和脂肪　因蛋白质降解为嘌呤使尿酸生成增多,因此蛋白质的每日供给量应限制在 1g/kg。急性期以植物性蛋白质为主,动物性蛋白质可选用牛乳(乳清酸、酪蛋白和乳清蛋白具有增加尿酸排泄的作用,脱脂乳更是痛风患者的理想选择)和鸡蛋。酸奶中含乳酸较多,可抑制或降低尿酸的排泄,故不宜选用。慢性期可根据病情,适当食用禽、肉和鱼。脂肪可减少尿酸排出,应采用低脂饮食,脂肪供能占总能量的 20%~25%。

4. 足量维生素和矿物质　蔬菜、水果富含维生素和矿物质。B 族维生素和维生素 C 可促进组织中尿酸盐溶解,钙、镁、铁、锌可碱化尿液,有利于尿酸排出。应增加蔬菜、水果的摄入量,建议蔬菜 1 000g/d,水果 300g/d。

5. 低盐饮食　限制钠的摄入量。钠盐摄入过多,尿钠增加,可与尿酸结合生成尿酸钠沉积于肾脏,影响肾功能。另外,痛风患者多有高血压,宜采用低盐饮食,每日食盐摄入量低于5g。

6. 足量饮水 多饮水可增加尿量,促进尿酸排出,防止尿酸盐形成和沉积,减少对肾脏的进行性损害。最好在两餐之间饮水,餐后1h或餐前0.5h不宜饮水,早晚也不宜喝大量浓茶、咖啡,可饮用果汁、白开水或淡茶水。为防止尿液浓缩,预防尿路结石,在睡前或夜间也需饮水。每天饮水2 000~3 000ml。

7. 忌酒、限制刺激性食物 经常饮酒可促进嘌呤合成,导致高尿酸血症。痛风患者应忌酒。辣椒、咖喱等刺激性食物和调味品有兴奋自主神经作用,可能会引起痛风发作,应禁用。茶和咖啡的嘌呤含量虽少,但其中的咖啡因可使交感神经兴奋,导致高血压、心悸等,易加重高尿酸血症伴发的高血压等疾病,故应少饮茶和咖啡。

8. 食谱示例 急性痛风发作期患者一日食谱示例见表6-14。

表6-14 急性痛风发作期患者一日食谱示例

餐次	食谱名称	原料名称和用量
早餐	馒头 牛乳	面粉100g 牛乳250g
午餐	蒸米饭 猪肉炖土豆 冬瓜汤	大米150g 瘦猪肉55g,土豆120g 冬瓜200g
晚餐	馒头 清炒卷心菜 番茄鸡蛋汤	面粉50g 卷心菜120g 番茄120g,鸡蛋1个
加餐	苹果、香蕉	苹果150g,香蕉150g
	全天用油	植物油16.5g
	全天用盐	食盐5g

(四)痛风患者的健康教育

1. 改变生活方式 痛风虽是一种终身性疾病,但经积极防治,患者可正常生活和工作。患者生活要有规律,保持心情愉快,避免情绪紧张;指导患者多食用新鲜蔬菜和水果,每日餐后可食用柑橘、苹果以及在膳食中多补充绿叶蔬菜,保证体内有足够的维生素和膳食纤维。另外,蔬菜、水果为碱性食物,可调节尿液pH,增加尿酸的溶解度,促进尿酸排泄;动物脂肪及油炸类食物少吃为宜,坚持低能量饮食,控制体重;肉类可采用蒸、煮、炖等烹调方式,弃汤后食用,限制鸡精、蚝油、酱油等调味品及酵母,减少嘌呤摄入;防止受凉、劳累、感染、外伤等,适度锻炼。

2. 保护关节 患者日常生活中应注意:避免长时间持续进行重体力劳动,劳动过程中尽量使用大肌群,如用肩部负重而不用手提;避免长时间保持固定姿势,确保受累关节舒适;出现温热和肿胀的关节尽可能避免活动,如运动后疼痛超过1~2h,应暂停此项运动。

(张晓娟)

第七节　恶性肿瘤的膳食预防

> **情景导入**
>
> 患者,女性,56岁。已婚,肥胖,喜食高脂肪高碳水化合物饮食,某天无意中发现右乳孤立肿块,未哺乳,其父患有胃癌。经医院诊断为乳腺癌。

请思考：
1. 请确认该患者患乳腺癌与肥胖、饮食因素相关性。
2. 在该患者治疗期间合理使用营养免疫制剂。
3. 请为该患者制订合理的个性化营养治疗方案。

恶性肿瘤即癌症，是机体在各种致癌因素作用下，恶性细胞不受控制地进行性增长和扩散，浸润和破坏周围正常组织，并可经血管、淋巴管和体腔扩散转移到身体其他部位的疾病。

我国 2020 年有 457 万新发癌症病例和 300 万癌症死亡病例。中国城乡居民的癌症死亡率在过去 30 年中增长 80% 以上。恶性肿瘤已成为仅次于心脑血管疾病，导致死亡的第二原因。世界卫生组织指出，40% 的恶性肿瘤死亡归因于不良的膳食和生活方式，仅改善营养就可减少 10% 的恶性肿瘤死亡。因此，合理营养与膳食不仅是预防恶性肿瘤的基石，也是减少恶性肿瘤死亡最经济有效的措施之一。

一、营养相关因素

恶性肿瘤形成的机制非常复杂，是遗传、环境、精神心理以及生活方式等因素共同作用的结果。合理营养是维持生命和健康的物质基础，不合理的营养则可能影响恶性肿瘤发生的启动、促进以及进展的任一阶段，从而促进恶性肿瘤的发生和发展。食物中既存在致癌因素，也存在抗癌因素，从而产生食物的促癌效应或抗癌效应。恶性肿瘤的发病原因中膳食营养因素约占 1/3，并且在肿瘤的发生、发展恶化、治疗等过程中均具有不可替代的作用。营养与恶性肿瘤的关系见表 6-15。

表 6-15 营养与恶性肿瘤的关系

营养因素	与肿瘤的关系
能量过多	增加结直肠癌、胰腺癌、胆囊癌、乳腺癌和卵巢癌等的发生风险
脂肪过多	增加结直肠癌、前列腺癌、卵巢癌和乳腺癌等的发生风险
蛋白质	蛋白质摄入量增加至正常量的 3 倍，可增强化学物质诱发肿瘤的现象；低蛋白质摄入者，食管癌和胃癌的发生率较高
膳食纤维缺乏	与结直肠癌、胰腺癌、乳腺癌等发病有关
维生素 A 缺乏	与食管癌、肺癌、皮肤癌、胃癌、结肠癌等发病有关
维生素 E 缺乏	与白血病、前列腺癌、淋巴瘤、腺瘤等发病有关
维生素 C 缺乏	与食管癌、胃癌、宫颈癌等发病有关
B 族维生素缺乏	与肝癌、膀胱癌、胃癌、白血病等发病有关
叶酸缺乏	与结直肠癌、乳腺癌等发病有关
钙缺乏	与结直肠癌、腺瘤等发病有关

（一）能量

当能量摄入大于能量消耗时，过多能量以脂肪的形式储存在体内，导致超重和肥胖。体内脂肪过多与多种癌症的发生有密切的关系。

（二）蛋白质

蛋白质摄入过高和过低都会增加肿瘤发生的风险。蛋白质摄入不足会导致机体免疫功能下降、消化道黏膜萎缩，增加食管癌和胃癌的发生风险；蛋白质尤其是动物蛋白质摄入量过多，会增加乳腺癌、胰腺癌和结直肠癌的发生风险。

（三）脂肪

脂肪尤其是饱和脂肪酸摄入越多，结直肠癌、乳腺癌、肺癌、前列腺癌等的发生风险越高。这是因为脂肪摄入过多不仅会引起肥胖，而且会导致炎症的发生和胰岛素抵抗，从而促进肿瘤的发生。膳食脂肪的种类与肿瘤的发生也有关系。单不饱和脂肪酸的摄入量与乳腺癌发生呈负相关。

（四）碳水化合物

碳水化合物摄入过多者一般有蛋白质摄入过低，其胃癌和食管癌发生率较高。

（五）维生素

维生素 A、类胡萝卜素、维生素 E 和维生素 C 可增强机体免疫力，清除体内自由基，并减少自由基对正常细胞的攻击，已被许多研究证明具有预防癌症发生的作用。维生素 D 和叶酸通过调控细胞增殖、分化及凋亡，降低癌症发病率。多种恶性肿瘤的发生与机体某些维生素缺乏密切相关。如与维生素 A 缺乏密切相关的恶性肿瘤有皮肤癌、食管癌、胃癌、肺癌、结直肠癌、膀胱癌等；维生素 E 可以降低肺癌、宫颈癌、乳腺癌、结直肠癌的发生风险；维生素 C 可以降低胃癌、食管癌、口腔癌、宫颈癌的发生风险；叶酸与结直肠癌、乳腺癌的发生相关。

（六）矿物质

钙的缺乏与结直肠癌、腺瘤等发生有关；锌缺乏或过多均与癌症发生有关，锌过低可导致机体免疫功能减退，过多会影响硒的吸收，而血清硒水平与恶性肿瘤如卵巢癌、肺癌、结直肠癌、前列腺癌的发病率呈负相关；碘摄入量过高和过低均会增加甲状腺肿瘤发生风险，碘缺乏也是乳腺癌、子宫内膜癌和卵巢癌的发生因素之一；钼缺乏地区的人群中食管癌的发病率较高；高铁膳食可增加结直肠癌和肝癌的发生风险。

（七）膳食纤维

膳食纤维可吸附致癌物，增加肠道内容物的体积，稀释致癌物质，减少致癌物质与肠黏膜接触，降低结直肠癌的发生风险。

（八）植物化学物

植物化学物是普遍存在于蔬菜水果中的天然化学物质，具有营养、免疫与代谢调节等营养与药理学作用（表 6-16）。例如，大豆中含丰富的大豆异黄酮，具有抗乳腺癌作用；豆科植物含有的皂苷类化合物具有抗菌、抗病毒、增强免疫功能作用；葱、蒜含有的有机硫化合物有抑制肿瘤、杀菌作用。

表 6-16　常见植物化学物的种类、食物来源及生物活性

名称	代表化合物	食物来源	生物活性
多酚	原儿茶酸、绿原酸、白藜芦醇、黄酮类	各类植物性食物，尤其是深色蔬菜、水果	抗氧化、抗炎、抑制肿瘤细胞生长、调节毛细血管功能
类胡萝卜素	胡萝卜素、番茄红素、玉米黄素	玉米、绿叶菜、黄色蔬菜及水果	抗氧化、增强免疫功能
萜类化合物	单萜、倍半萜、二萜、三萜、四萜	柑橘类水果	杀菌、防腐、镇静、抑制肿瘤细胞生长
有机硫化物	异硫氰酸盐、烯丙基硫化物	十字花科和葱蒜类蔬菜	杀菌、抗炎、抑制肿瘤细胞生长
皂苷	甾体皂苷、三萜皂苷	酸枣、枇杷、豆类	抗菌、抗病毒、增强免疫功能
植物雌激素	异黄酮、木酚素	大豆、葛根、亚麻籽	雌激素样作用
植酸	肌醇六磷酸	各种可食植物种子	抗氧化、抑制淀粉及脂肪的消化吸收
植物固醇	β-谷固醇、豆固醇	豆类、坚果、植物油	抗炎、抑制胆固醇吸收

二、营养需要

（一）能量

按照患者情况如性别、年龄、体温、活动量、基础代谢率、应急情况、营养状况等，制订合理的能量供给量，以维持体重在理想体重范围内。对无明显消耗、肿瘤不大且局限的患者，能量每日供给量为25~45kcal/kg；已有明显消耗或肿瘤较大、明显扩散的患者，能量每日供给量为50~60kcal/kg。

（二）优质蛋白质

荷瘤（针对实体瘤而言，荷瘤即有影像学或肉眼可见的肿瘤组织）状态下，体内蛋白质消耗增加。选择优质足量的蛋白质有利于组织细胞的修复更新。肿瘤患者状态良好时，蛋白质每日供给量为0.8~1.2g/kg，严重消耗的患者为1.5~2.1g/kg，其中优质蛋白应占50%以上。

（三）脂肪

在荷瘤状态下，机体对脂肪消耗增加，出现胰岛素抵抗，导致葡萄糖利用障碍。适当增加富含ω-3及ω-9脂肪酸食物，可以减少炎症发生，增强免疫功能和抗肿瘤作用，同时应限制胆固醇高的食物。

（四）碳水化合物

适当减低碳水化合物的摄入量，改善葡萄糖不耐受状态，抑制肿瘤生长。如果消化功能允许，可适当增加膳食纤维供给量。

（五）水

水一般按每日30~40ml/kg供给，使每日尿量维持在1 000~2 000ml。对有心、肺、肾等功能障碍的患者，应注意防止液体过多。

（六）维生素和矿物质

维生素和矿物质可调节生理功能，促进蛋白质和能量的有效利用。参考同龄、同性别正常人的矿物质及维生素每日参考摄入量供给。在没有缺乏的情况下，不建议额外补充维生素和矿物质。

三、膳食原则

（一）肿瘤膳食预防

1. 合理膳食，适当运动 结构合理的膳食以及适当运动可保证机体的良好状态，提高抗癌能力。合理膳食是指保持机体正常的营养供应，保证生长发育和活动的需求。适当运动要求在身体允许的情况下，每周进行3次以上、每次维持30min以上的中等强度运动。

2. 保持适宜的、相对稳定的体重 肥胖不仅增加心脑血管疾病的发病率，而且增加肿瘤的发病率，应限制高能量、高脂肪、高蛋白质、低膳食纤维食物的摄入量。

3. 食物的选择应多样化 食物应避免单一，适当增加粗杂粮的摄入，食物类别多样，荤素搭配，可以保证充足的营养素来源。在胃肠功能允许的条件下，应粗细粮搭配，适量选择粗粮面食和谷类。与精制谷物相比，全谷物保留了更多的膳食纤维、蛋白质、维生素和矿物质，能量密度相对较低，对控制体重、调节胃肠道、稳定血糖、增强免疫力等均有所帮助。

4. 适当多摄入富含蛋白质的食物 足量优质的蛋白质有利于组织修复。减少红肉的摄入，香肠、腌肉、火腿等会增加肿瘤的发病率。鱼肉含有丰富的多不饱和脂肪酸、维生素和矿物质，特别是深海鱼的脂肪富含长链多不饱和脂肪酸，其中的二十碳五烯酸（EPA）和二十二碳六烯酸（DHA）具有调节血脂、防止动脉粥样硬化、辅助抗肿瘤等作用。豆类蛋白质也属于优质蛋白质，应适量选择。

5. 多吃蔬菜、水果和其他植物性食物 蔬菜水果中含有丰富的维生素、矿物质和膳食纤维，可起到一定的抗癌作用。

6. 限制添加糖摄入　因为糖的能量比较高，容易导致肥胖、动脉粥样硬化、高血压、糖尿病以及龋齿等，而且葡萄糖会加速肿瘤细胞增殖。

7. 养成良好的饮食习惯，选择合理的烹调方式　流行病学研究表明，饮酒可增加口腔癌、咽癌、食管癌、原发性肝癌、结直肠癌、乳腺癌的危险性；如果饮酒合并吸烟，则肿瘤的发生危险进一步增加。高温煎烤会产生大量有害或致癌物质。

（二）肿瘤膳食营养防治

1. 做好营养饮食评估，制订营养护理计划　对肿瘤患者进行膳食情况评估，了解患者的饮食习惯、生活状况、对肿瘤营养相关因素的认知程度等，以便确定患者在饮食方面存在的健康相关问题，与患者共同制订切实可行的饮食护理计划，指导患者正确选择防癌、抗癌食物。

2. 做好营养护理及监测　营养护理计划实施后，应及时观察、记录患者肠内营养、肠外营养实施情况，如有消化不良或食欲减退，及时报告主管医师。

3. 提供膳食指导　满足患者在不同治疗阶段或病情需要的营养需要。

（1）**手术患者的膳食指导**：①术前，鼓励患者多吃高能量、高蛋白及富含维生素的食物，如谷类、瘦肉、鱼、虾、蛋、乳、豆制品、新鲜蔬菜、水果等。对不能经口进食的患者，采用管饲将营养液直接注入胃肠道。对不能实施肠内营养的患者，采取肠外营养。②术后，首先采取肠外营养支持，逐渐过渡到肠内营养，患者能进食时开始给予流食，逐渐过渡到普食。

（2）**化疗期膳食指导**：患者反复多次接受化疗会加重营养不良，导致免疫力下降，体重下降，进而影响预后和生活质量。化疗患者营养治疗的重点是：①食物要少而精。②多吃富含维生素 C 和维生素 A 的食物。③少食多餐。④对症调理饮食，以刺激患者的食欲。⑤饮食清淡、易消化。⑥化疗当天增加饮水量，每天在 2 500ml 以上。⑦食物多样化，做到每日至少摄入 12 种食物。⑧烹调方式清淡、少油腻，避免煎炸、熏烤等。⑨增加免疫营养素。

（3）**放疗期膳食指导**：放疗可导致全身反应，出现一系列功能紊乱与失调，胃肠道出现不良反应，如恶心、呕吐、厌食、食后胀满及营养吸收障碍等。放疗患者营养治疗的重点是：①卧床休息，多饮水，每天 1 500~2 000ml，以利于代谢物的排出。②少食多餐，吃易消化的食物，每天 4~6 餐，可给予半流食、软食。③增加蛋白质，动物性蛋白占 2/3 以上。④适当限制脂肪，全天用油 25g 左右。⑤增加含维生素丰富的食物。⑥给予增强免疫力的食物，如香菇、金针菇、木耳等。⑦适当增加抵御射线的食物，如海带、紫菜等。⑧烹调方式以蒸、煮、炖、炒、拌、烩、熘等为佳，避免油炸、爆炒、油浸、熏烤等方法。

（4）**肿瘤晚期膳食指导**：肿瘤晚期患者能量的消耗量大于摄入量，再加上恶心、呕吐、腹胀等原因造成摄入过少，此时患者的营养状况极为不良，免疫功能严重下降，抗氧化能力很低，血液脂质过氧化物明显升高。肿瘤晚期患者营养治疗原则是：①提高患者的进食能力，增加食欲，提高免疫功能及抗氧化能力。②调整其他器官功能，增加抵抗力，达到延长生存期和提高生活质量的目的。可以采用中医药膳和营养素结合治疗。如果患者不能进食，可以采用肠内营养或者肠外营养治疗。在肠道功能尚可的情况下，首先考虑肠内营养。

（5）**出院患者膳食指导**：出院前帮助患者制订营养膳食计划。康复期肿瘤患者的饮食指导是：①食物多样，适当增加粗杂粮的摄入。②减少高脂肪食物，增加优质蛋白质的摄入。③增加新鲜蔬菜水果的摄入。④限制添加糖的摄入。⑤减少腌渍、熏烤类食物的摄入。⑥避免酒精摄入。⑦采用合理的烹调方式。

4. 做好健康教育，纠正不良习惯　对患者及其家属进行健康教育，纠正不良的饮食生活习惯，做到合理营养、平衡膳食。康复期肿瘤患者应尽量保持健康体重。

5. 进行心理疏导，增强信心　积极参加集体活动，促进患者间的交流，建立乐观情绪，树立战胜疾病的信心。

"补虚泻实法"在肿瘤患者营养不良中的应用

中医药配合营养支持能有效改善肿瘤患者的营养状态。中医认为，肿瘤患者营养不良以纳呆、倦怠、乏力等羸弱症状为主症，呈现"瘠态"和"虚态"，可以通过"补虚泻实"来调整患者"虚实夹杂"的病理状态。补虚，即运用汤剂、针灸、推拿等多种治疗手段强健脾胃，达到补虚目的。泻实，是从化痰、祛瘀、解毒入手，根据营养不良的轻重程度判断实邪的性质成分，据此选用不同功效的中药，旨在清除体内的病理产物，宜中病即止，不可伤及正气，忌用大寒、大热、大毒之药。

（杨　杨）

1.患者，男性，75岁。上腹部被牛顶伤，手术后第6天，禁食。血生化检查：清蛋白22g/L。经鼻空肠管予以肠内营养支持60ml/d，肠内营养第5天。患者主诉腹胀，大便8次，为黄色水样便。

请思考：

(1)该患者出现了哪种并发症？

(2)肠内营养期间出现上述并发症的相关因素有哪些？

(3)肠内营养支持的患者如何预防上述并发症？

2.患者，男性，48岁。进食油腻食物后腹痛2天，急诊入院。入院时患者急性痛苦面容，腹胀，全腹有压痛、反跳痛，以左上腹明显，体温38.9℃，心率126次/min，呼吸26次/min，血氧饱和度94%，血压150/95mmHg。B超示：胆总管结石，胆囊结石并胆囊炎，胰腺周围渗出明显，胰头水肿。患者既往有高血压病史。

请思考：

(1)应该为该患者实施哪种营养支持？

(2)该营养支持的途径有哪些？应如何选择？

(3)该营养支持的主要并发症有哪些？

3.患者，男性，57岁。消瘦面容，患乙型肝炎15年，近来出现腹水、下肢水肿。检查提示肝硬化。

请思考： 肝硬化患者的营养治疗原则是什么？

4.患者，男性，20岁。上呼吸道感染后血尿，双下肢及颜面部水肿1周余。患者半个月前出现感冒症状，伴轻度咽痛、低热，但未见扁桃体肿大，自服药物，症状稍好转后停药，10天前出现食欲缺乏，时感恶心，未做特殊处理。1周前自感颜面及两下肢稍水肿，体重增加2.5kg，小便颜色渐加深，转为茶红色，且伴腰痛，无尿频、尿急、尿痛。在家卧床休息，症状未见好转而入院。诊断为急性肾小球肾炎。

请思考： 急性肾小球肾炎应采用何种饮食？请为该患者设计一日食谱。

5.患者，男性，62岁。反复关节痛4年，加重10天。身体评估：急性痛苦面容，体温38.3℃，脉搏108次/min，呼吸23次/min，血压168/96mmHg，双足多处关节红肿、皮温升高、活动障碍。患者主诉疼痛难忍。实验室检查：白细胞$12×10^9$/L，血尿酸升高。足部X线检查未见骨质受损。

请思考：

(1)该患者出现了什么情况？

(2)该患者饮食要注意哪些方面？

微课

练习题

实训 6　匀浆膳制作

【任务描述】

患者，男性，76 岁，身高 172cm，体重 78kg。因患脑卒中居家卧床，因进食困难采用鼻饲，需要摄入新鲜、营养均衡的匀浆膳。

【任务目标】

根据该患者的饮食要求，合理选择食物，掌握匀浆膳的配制方法。

【任务准备】

1. **物品**　食物新鲜，刀具、台秤及料理机清洁。
2. **环境**　干净、整洁、安静。

【任务学时】

2 学时。

【解决路径 / 方法】

1. 通过计算确定食物量

（1）男性基础代谢耗能量 = 66 + 13.7 × 体重（kg）+ 5.0 × 身高（cm）− 6.8 × 年龄（y）。根据任务信息，计算得出该患者每日能量需要量为 1 477.8kcal。

（2）确定三大产能营养素数量：65 岁以上老年男性蛋白质每日推荐摄入量为 72g；老年人脂肪的摄入占总能量的 20%~25%，饱和脂肪酸不超过 10%，碳水化合物为 50%~65%。

（3）选择蔬果类食物，如蔬菜 500g。

（4）低胆固醇膳食，每日摄入胆固醇不超过 300mg。

（5）食盐 2~4g，油脂以植物油为主。

2. 制作

（1）**食物的选择**：初始可以选择单一的食物，如肝、瘦肉、胡萝卜等，待患者接受此类食物后再逐渐增加食物种类。可以选用的食物有馒头、米饭、粥、面条、鸡蛋、鱼、虾、鸡肉、猪肉、猪肝、绿叶蔬菜、白菜、菜花、胡萝卜、牛乳、豆浆、豆腐、豆干等，烹调用油也可以选用。

（2）**称重**：馒头、鸡蛋、虾仁、鱼肉、绿叶蔬菜、花菜、胡萝卜、植物油、牛乳（根据每天营养需要量和饮食偏好，确定各类食物的重量，参见实训表 6-1）。

实训表 6-1　个体化的每日食物供给量

食物种类	重量 /g	蛋白质 /g	脂肪 /g	碳水化合物 /g
主食	200	16	2	100
肉类	150	25	12	2
牛乳	240	6	6	8
豆制品	25	9	4	2
蔬菜	500	5	0	20
调味油	20	0	20	0
各种营养素占比 /%		16	24	60
总能量 /kcal		1 494.2		

（3）**预处理**：肉类洗净去皮去骨过水，切成边长 2~3cm 的小块，随后放入锅中煮熟。煮至颜色由红变白、肉质软烂，用筷子可轻松插入且无血水渗出，时间为 20~30min。蔬菜类洗净过水，切小块，过水时间控制在 1min 左右。馒头去外皮切小块，鸡蛋煮熟去壳切小块，牛乳煮沸备用。

（4）**用料理机处理**：将预处理过的食物混合，加入少量水，放入料理机以中速搅拌 5min 左右，直至搅拌成细腻的浆状。在搅拌过程中可适时停下料理机，用勺子搅拌一下食物，确保搅拌均匀、充分。

（5）**过滤**：料理机处理后的食物倒入滤网或纱布中，加入牛乳轻轻搅拌，滤出匀浆液，确保匀浆液质地均匀。然后加入盐、油和蔗糖，充分搅匀。

（6）**匀浆膳的完成及储存**：将配制好的匀浆膳分装到已消毒的餐具中备用。消毒餐具可采用高温蒸煮的方法，将餐具放入锅中，加水煮沸后持续蒸煮 10min。需要注意的是，食物一定要新鲜、卫生，配制完成后立即进食。如果需要放置数小时，再次食用前一定要将食物充分加热，使用食品温度计测量食物中心温度达到 70℃ 以上，待高温消毒后方可食用。配制好的匀浆膳存放不超过 24h，应冷藏存放，温度控制在 4℃ 左右。

（7）**记录**：对配制好的匀浆膳，计算其中各种营养素的含量，并列出食物来源，填入实训表 6-2 中。

实训表 6-2　匀浆膳中各种营养素的含量和来源

日期	制作人	主要参数				次要参数					
		能量密度	蛋白质含量	蛋白质来源	投放途径	糖含量	脂肪含量	脂肪来源	膳食纤维含量	矿物质含量	维生素含量

【任务讨论】

1. 操作室清洁卫生，定期消毒。匀浆膳选用的食物新鲜无污染，确保现配现用。
2. 若匀浆膳的能量密度过高，应注意补充水分，以防脱水。
3. 匀浆膳输注时温度应为 40℃ 左右，不宜过高或过低。

（杨　杨）

实训 7　糖尿病患者食谱的编制

【任务描述】

帮助糖尿病患者编制一日营养食谱。

【任务目标】

通过为糖尿病患者编制一日食谱，掌握食谱编制的基本步骤和糖尿病营养防治的基本原则。

【任务准备】

1. **物品**　记录笔、食谱计划单、各类食物等值交换表、食物成分表、计算器。
2. **病人**　了解患者的病情、年龄、身高、体重、活动度、饮食习惯及食品供应情况。
3. **环境**　干净、整洁、安静。

【任务学时】

2学时。

【解决路径/方法】

1. **回顾病历**　患者，男性，54岁，身高170cm，体重85kg，办公室工作。患糖尿病4年，血糖控制不佳，空腹血糖7.8mmol/L，未出现明显并发症。

2. **了解食品交换份法**　目前国内外广泛采用食品交换份法进行食谱编制。食品交换份法将食物分成八大类：谷薯杂豆类，蔬菜类，水果类，肉蛋水产品类，坚果类，大豆、乳及制品类，油脂类，调味料。每个食品交换份产生约90kcal能量，同类食物间可互换，以丰富食物种类。不同能量饮食的食品交换参考表（份）及各类食物的交换份见实训表7-1~实训表7-11。

实训表7-1　不同能量饮食的食品交换参考表（份）

能量/kJ（kcal）	总交换份	谷薯杂豆类	蔬菜类	水果类	肉蛋水产品类	大豆、乳及制品类	油脂类
4 184（1 000）	12	6	1	0	1.5	2.5	1
5 021（1 200）	14	7	1	0	2	2.5	1.5
5 858（1 400）	16	9	1	0	2	2.5	1.5
6 694（1 600）	18	9	1	1	2	3	2
7 531（1 800）	20	11	1	1	2	3	2
8 368（2 000）	23	13	1.5	1	2.5	3	2

注：全天调味料类盐含量不超过5g；若选择坚果类，则减少油脂摄入量。

实训表7-2　等值谷薯杂豆类交换表

食品名称	质量/g	食品名称	质量/g
大米、面粉、玉米面、杂粮等（干、生、非加工类制品）	25	馒头、花卷、大饼、烧饼、面条（湿）、面包等	35
糙米、全麦、玉米粒（干）、高粱、小米、荞麦、黄米、燕麦、青稞等	25	粳米饭、籼米饭等	75
蛋糕、江米条、油条、油饼等	20	马铃薯、甘薯、木薯、山药、芋头	100
绿豆、赤小豆、芸豆、蚕豆、豌豆、眉豆等	25	粉条、粉丝、团粉、玉米淀粉等	25

注：每份食品的质量均为可食部质量。

实训表7-3　等值蔬菜类交换表

食品名称	质量/g	食品名称	质量/g
蔬菜类（综合）：所有常见蔬菜（不包含干、腌制、罐头类制品）	250	茄子、西红柿、柿子椒、辣椒、西葫芦、黄瓜、丝瓜、南瓜等	375
香菇、草菇、平菇、白蘑、金针菇、牛肝菌等鲜蘑菇	275	（深色）油菜、芹菜、乌菜、菠菜、鸡毛菜、香菜、萝卜缨、茴香、苋菜等	300
香菇、木耳、茶树菇、榛蘑等干制品	30	（浅色）大白菜、奶白菜、圆白菜、娃娃菜、菜花、白笋、竹笋等	330
红萝卜、白萝卜、胡萝卜、水萝卜等（不包括马铃薯、芋头）	300	豇豆、扁豆、四季豆、刀豆等	250

注：每份食品质量均为可食部质量。建议在不同种类间进行挑选，深色蔬菜应占蔬菜类总量的1/2。

实训表 7-4　等值水果类交换表

食品名称	质量 /g	食品名称	质量 /g
水果类(综合): 常见新鲜水果(不包括干制、糖渍、罐头类制品)	150	橘子、橙子、柚子、柠檬	200
苹果、梨、桃、李子、杏、樱桃、甜瓜、西瓜、黄金瓜、哈密瓜等	175	葡萄干、杏干、苹果干等	25
葡萄、石榴、柿子、桑葚、草莓、无花果、猕猴桃等	150	各类鲜枣、芒果、荔枝、桂圆、菠萝、香蕉、榴莲、火龙果等	75

注: 每份食品质量均为可食部质量。

实训表 7-5　等值肉蛋水产品类交换表

食品名称	质量 /g	食品名称	质量 /g
畜禽肉类(综合): 常见畜禽肉类	50	猪里脊、羊肉(胸脯肉)等	60
纯瘦肉、牛里脊、羊里脊等	80	鸡、鸭、鹅、火鸡等	50
前臀尖、猪大排、猪肉(硬五花)等	30	鲤鱼、草鱼、鲢鱼、鳙鱼、黄花鱼、带鱼、鲳鱼、鲈鱼等	75
常见淡水鱼、海水鱼、虾、蟹、贝类、海参等	90	河虾、海虾、河蟹、海蟹、河蚌、蛤蜊、蛏子等	115
鸡蛋、鸭蛋、鹅蛋、鹌鹑蛋等	60	肥肉、板油等	10

注: 每份食品质量均为可食部质量。

实训表 7-6　等值坚果类交换表

食品名称	质量 /g	食品名称	质量 /g
坚果(综合): 常见的坚果、种子类	20	板栗、白果、芡实、莲子	25
花生仁、西瓜子、松子、核桃、葵花子、南瓜子、杏仁、榛子、开心果、芝麻等	15	腰果、胡麻籽、核桃(鲜)、白芝麻等	20

注: 每份食品质量均为可食部质量。

实训表 7-7　等值大豆、乳及制品类交换表

食品名称	质量 /g	食品名称	质量 /g
黄豆、黑豆、青豆	20	黄豆粉	20
北豆腐	90	南豆腐	150
干豆腐干、豆腐丝、素鸡、素什锦等	50	豆浆	330
全脂牛奶等液态乳	150	脱脂牛奶等液态乳	265
发酵乳(全脂)	100	奶酪、干酪	25
全脂奶粉	20		

实训表 7-8　等值油脂类交换表

食品名称	质量 /g	食品名称	质量 /g
橄榄油、菜籽油、大豆油、玉米油、稻米油、花生油等	10	猪油	10

注: 建议以植物油为主, 每天摄入量不超过推荐量。

实训表 7-9　调味料类盐含量换算表

食品名称	重量/g	盐含量/g	钠含量/mg
精盐、海盐等食用盐	1	1	400
鸡精类	2	1	400
味精类	4.8	1	400
豆瓣酱、辣椒酱、蒜蓉辣酱等	6	1	400
黄酱、甜面酱、海鲜酱等	16	1	400
酱油、生抽、老抽等	6.5	1	400
蚝油类	10	1	400
榨菜、酱八宝菜、腌雪里蕻、腌萝卜干等	13	1	400
红腐乳、白腐乳、臭腐乳等	17	1	400

3. 判断患者体型　BMI＝85÷2.89＝29.4，BMI≥25，该患者体型为超重。

4. 计算标准体重　标准体重＝180－105＝75（kg）

5. 确定能量需要量和各类食品份数　按 20~25kcal/（kg·bw）计算，能量需要量＝75×（20~25）kcal＝1 500~1 875kcal。若按总能量为 1 600kcal 设计食谱：1 600kcal÷90kcal＝18（份）。参考实训表 7-1~实训表 7-9 确定全天各类食物份数。

6. 根据患者病情，确定餐次及每餐食物量（实训表 7-10）。

实训表 7-10　一天各类食物份及三餐分配

餐次/总份数	谷薯杂豆类/份	蔬菜类/份	水果类/份	肉蛋水产品类/份	大豆、乳及制品类/份	油脂类/份
18	9	1	1	2	3	2
早餐	3	0.3	0.5	1	1	0.5
午餐	3	0.4	0.5	1	1	1
晚餐	3	0.3			1	0.5

【任务结果】

依据实训表 7-10，为该患者设计出一日食谱（实训表 7-11）。

实训表 7-11　糖尿病患者一日食谱

餐次	内容	食物份数	食物用量/g
早餐	二合面发糕	玉米面 1 份、面粉 2 份、牛奶 1 份	玉米面 25g、面粉 50g、酸奶 100g
	鸡蛋西红柿	鸡蛋 1 份、西红柿 0.1 份	鸡蛋 60g、西红柿 40g
	清炒西蓝花	西蓝花 0.2 份	西蓝花 70g
	水果	水果 0.5 份	桃子 70g
		烹调油 0.5 份	烹调油 5g
午餐	二米饭	小米 1 份、大米 2 份	小米 25g、大米 50g
	鱼丸萝卜汤	鲤鱼 1 份、萝卜 0.2 份	鲤鱼 75g、萝卜 60g
	炝菠菜	菠菜 0.2 份	菠菜 60g
	水果、牛奶	水果 0.5 份、牛奶 1 份	苹果 100g、酸奶 100g
		烹调油 1 份	烹调油 10g

餐次	内容	食物份数	食物用量 /g
晚餐	糙米饭	糙米 3 份	糙米 75g
	豆腐丝	豆腐 1 份	豆腐丝 50g
	清炒油菜	油菜 0.3 份	油菜 90g
		烹调油 0.5 份	烹调油 5g
能量 1 600kcal, 蛋白质 64g, 脂肪 41g, 碳水化合物 243g, 全天盐含量 5g 以下			

【任务讨论】

以上述糖尿病患者一日食谱为基础,结合食物的含糖量、GI 值等用食品交换份法,为该患者编制出一周食谱。

（张晓娟）

附录一 中国居民膳食营养素参考摄入量

附表1 中国居民膳食蛋白质、碳水化合物、脂肪的参考摄入值

年龄/阶段	膳食蛋白质参考摄入量				总碳水化合物	总脂肪	饱和脂肪酸	ω-6多不饱和脂肪酸	ω-3多不饱和脂肪酸	亚油酸	亚麻酸	EPA+DHA
	EAR/(g·d⁻¹)		RNI/(g·d⁻¹)		EAR/(g·d⁻¹)	AMDR/%E	AMDR/%E	AMDR/%E	AMDR/%E	AI/%E	AI/%E	AMDR/AI/(g·d⁻¹)
	男	女	男	女								
0岁~	—	—	9(AI)	9(AI)	60(AI)	48(AI)	—	—	—	8.0(0.15gᵃ)	0.90	0.1ᵇ
0.5岁~	—	—	17(AI)	17(AI)	80(AI)	40(AI)	—	—	—	6.0	0.67	0.1ᵇ
1岁~	20	20	25	25	120	35(AI)	—	—	—	4.0	0.60	0.1ᵇ
4岁~	25	25	30	30	120	20~30	<8	—	—	4.0	0.60	0.2
7岁~	30	30	40	40	120	20~30	<8	—	—	4.0	0.60	0.2
9岁~	40	40	45	45	120	20~30	<8	—	—	4.0	0.60	0.2
12岁~	55	50	70	60	150	20~30	<8	—	—	4.0	0.60	0.25
15岁~	60	50	75	60	150	20~30	<8	—	—	4.0	0.60	0.25
18岁~	60	50	65	55	120	20~30	<10	2.5~9.0	0.5~2.0	4.0	0.60	0.25~2.00(AMDR)
30岁~	60	50	65	55	120	20~30	<10	2.5~9.0	0.5~2.0	4.0	0.60	0.25~2.00(AMDR)
50岁~	60	50	65	55	120	20~30	<10	2.5~9.0	0.5~2.0	4.0	0.60	0.25~2.00(AMDR)
65岁~	60	50	72	62	120	20~30	<10	2.5~9.0	0.5~2.0	4.0	0.60	0.25~2.00(AMDR)
75岁~	60	50	72	62	120	20~30	<10	2.5~9.0	0.5~2.0	4.0	0.60	0.25~2.00(AMDR)
孕妇(早)	—	+0	—	+0	+10	20~30	<10	2.5~9.0	0.5~2.0	+0	+0	0.25(0.2ᵇ)
孕妇(中)	—	+10	—	+15	+20	20~30	<10	2.5~9.0	0.5~2.0	+0	+0	0.25(0.2ᵇ)
孕妇(晚)	—	+25	—	+30	+35	20~30	<10	2.5~9.0	0.5~2.0	+0	+0	0.25(0.2ᵇ)
乳母	—	+20	—	+25	+50	20~30	<10	2.5~9.0	0.5~2.0	+0	+0	0.25(0.2ᵇ)

注：a. 花生四烯酸; b. DHA。"—"表示未制定或未涉及; "+"表示在相应年龄阶段的成年女性需要量基础上增加的需要量。

附表 2　膳食能量需要量（EER）

年龄 / 阶段	男性 PAL I a		男性 PAL II b		男性 PAL III c		女性 PAL I a		女性 PAL II b		女性 PAL III c	
	MJ/d	kcal/d	MJ/d	kcal/d	MJ/d	kcal/d	MJ/d	kcal/d	MJ/d	kcal/d	MJ/d	kcal/d
0岁~	—	—	0.38MJ/(kg·d)	90kcal/(kg·d)	—	—	—	—	0.38MJ/(kg·d)	90kcal/(kg·d)	—	—
0.5岁~	—	—	0.31MJ/(kg·d)	75kcal/(kg·d)	—	—	—	—	0.31MJ/(kg·d)	75kcal/(kg·d)	—	—
1岁~	—	—	3.77	900	—	—	—	—	3.35	800	—	—
2岁~	—	—	4.60	1 100	—	—	—	—	4.18	1 000	—	—
3岁~	—	—	5.23	1 250	—	—	—	—	4.81	1 150	—	—
4岁~	—	—	5.44	1 300	—	—	—	—	5.23	1 250	—	—
5岁~	—	—	5.86	1 400	—	—	—	—	5.44	1 300	—	—
6岁~	5.86	1 400	6.69	1 600	7.53	1 800	5.44	1 300	6.07	1 450	6.90	1 650
7岁~	6.28	1 500	7.11	1 700	7.95	1 900	5.65	1 350	6.49	1 550	7.32	1 750
8岁~	6.69	1 600	7.74	1 850	8.79	2 100	6.07	1 450	7.11	1 700	7.95	1 900
9岁~	7.11	1 700	8.16	1 950	9.20	2 200	6.49	1 550	7.53	1 800	8.37	2 000
10岁~	7.53	1 800	8.58	2 050	9.62	2 300	6.90	1 650	7.95	1 900	8.79	2 100
11岁~	7.95	1 900	9.20	2 200	10.25	2 450	7.32	1 750	8.37	2 000	9.41	2 250
12岁~	9.62	2 300	10.88	2 600	12.13	2 900	8.16	1 950	9.20	2 200	10.25	2 450
15岁~	10.88	2 600	12.34	2 950	13.81	3 300	8.79	2 100	9.83	2 350	11.09	2 650
18岁~	9.00	2 150	10.67	2 550	12.55	3 000	7.11	1 700	8.79	2 100	10.25	2 450
30岁~	8.58	2 050	10.46	2 500	12.34	2 950	7.11	1 700	8.58	2 050	10.04	2 400
50岁~	8.16	1 950	10.04	2 400	11.72	2 800	6.69	1 600	8.16	1 950	9.62	2 300
65岁~	7.95	1 900	9.62	2 300	—	—	6.49	1 550	7.74	1 850	—	—
75岁~	7.53	1 800	9.20	2 200	—	—	6.28	1 500	7.32	1 750	—	—
孕妇(早)	—	—	—	—	—	—	+0	+0	+0	+0	+0	+0
孕妇(中)	—	—	—	—	—	—	+1.05	+250	+1.05	+250	+1.05	+250
孕妇(晚)	—	—	—	—	—	—	+1.67	+400	+1.67	+400	+1.67	+400
乳母	—	—	—	—	—	—	+1.67	+400	+1.67	+400	+1.67	+400

注：PAL I a、PAL II b 和 PAL III c 分别代表低强度体力活动水平、中等强度体力活动水平和高强度体力活动水平。"—"表示未制定或未涉及；"+"表示在相应年龄阶段的成年女性需要量基础上增加的需要量。

附表 3　膳食矿物质推荐摄入量（RNI）或适宜摄入量（AI）

年龄阶段	钙/(mg·d⁻¹) RNI	磷/(mg·d⁻¹) RNI	钾/(mg·d⁻¹) AI	钠/(mg·d⁻¹) AI	镁/(mg·d⁻¹) RNI	氯/(mg·d⁻¹) AI	铁/(mg·d⁻¹) RNI (男/女)	碘/(µg·d⁻¹) RNI	锌/(mg·d⁻¹) RNI (男/女)	硒/(µg·d⁻¹) RNI	铜/(mg·d⁻¹) RNI	氟/(mg·d⁻¹) AI	铬/(µg·d⁻¹) AI (男/女)	锰/(mg·d⁻¹) AI (男/女)	钼/(µg·d⁻¹) RNI
0岁~	200(AI)	105(AI)	400	80	20(AI)	120	0.3(AI)	85(AI)	1.5(AI)	15(AI)	0.3(AI)	0.01	0.2	0.01	3(AI)
0.5岁~	350(AI)	180(AI)	600	180	65(AI)	450	10	115(AI)	3.2(AI)	20(AI)	0.3(AI)	0.23	5	0.7	6(AI)
1岁~	500	300	900	500~700ᵃ	140	800~1100ᵇ	10	90	4.0	25	0.3	0.6	15	2.0/1.5	10
4岁~	600	350	1100	800	160	1200	10	90	5.5	30	0.4	0.7	15	2.0/2.0	12
7岁~	800	440	1300	900	200	1400	12	90	7.0	40	0.5	0.9	20	2.5/2.0	15
9岁~	1000	550	1600	1100	250	1700	16	90	7.0	45	0.6	1.1	25	3.5/2.5	20
12岁~	1000	700	1800	1400	320	2200	16/18	110	8.5/7.5	60	0.7	1.4	33/30	4.5/3.0	25
15岁~	1000	720	2000	1600	330	2500	16/18	120	11.5/8.0	60	0.8	1.5	35/30	5.0/4.0	25
18岁~	800	720	2000	1500	330	2300	12/18	120	12.0/8.5	60	0.8	1.5	35/30	4.5/4.0	25
30岁~	800	710	2000	1500	320	2300	12/18	120	12.0/8.5	60	0.8	1.5	35/30	4.5/4.0	25
50岁~	800	710	2000	1500	320	2300	12 / 10ᶜ,18ᵈ	120	12.0/8.5	60	0.8	1.5	30/25	4.5/4.0	25
65岁~	800	680	2000	1400	310	2200	12	120	12.0/8.5	60	0.8	1.5	30/25	4.5/4.0	25
75岁~	800	680	2000	1400	300	2200	12	120	12.0/8.5	60	0.7	1.5	30/25	4.5/4.0	25
孕妇(早)	+0	+0	+0	+0	+40	+0	+0	+110	—/+2.0	+5	+0.1	+0	—/+0	—/+0	+0
孕妇(中)	+0	+0	+0	+0	+40	+0	+7	+110	—/+2.0	+5	+0.1	+0	—/+3	—/+0	+0
孕妇(晚)	+0	+0	+0	+0	+40	+0	+11	+110	—/+2.0	+5	+0.1	+0	—/+5	—/+0	+0
乳母	+0	+0	+400	+0	+0	+0	+6	+120	—/+4.5	+18	+0.7	+0	—/+5	—/+0.2	+5

注：a.1岁~为500mg/d，2岁~为600mg/d，3岁~为700mg/d；b.1岁~为800mg/d，2岁~为900mg/d，3岁~为1100mg/d；c.无月经；d.有月经。"—"表示未涉及；"+"表示在相应年龄阶段的成年女性需要量基础上增加的需要量。

年龄/阶段	维生素A/(μgRAE·d^{-1}) RNI		维生素D/(μg·d^{-1}) RNI	维生素E/(mgα-TE·d^{-1}) RNI	维生素K/(μg·d^{-1}) AI	维生素B$_1$/(mg·d^{-1}) RNI		维生素B$_2$/(mg·d^{-1}) RNI		烟酸/(mgNE·d^{-1}) RNI		维生素B$_6$/(mg·d^{-1}) RNI	叶酸/(μgDFE·d^{-1}) RNI	维生素B$_{12}$/(μg·d^{-1}) RNI	泛酸/(mg·d^{-1}) AI	生物素/(μg·d^{-1}) AI	胆碱/(mg·d^{-1}) AI		维生素C/(mg·d^{-1}) RNI
	男	女				男	女	男	女	男	女						男	女	
0岁~	300(AI)		10(AI)	3	2	0.1(AI)		0.4(AI)		1(AI)		0.1(AI)	65(AI)	0.3(AI)	1.7	5	120		40(AI)
0.5岁~	350(AI)		10(AI)	4	10	0.3(AI)		0.6(AI)		2(AI)		0.3(AI)	100(AI)	0.6(AI)	1.9	10	140		40(AI)
1岁~	340	330	10	6	30	0.6		0.7		6	5	0.6	160	1.0	2.1	17	170		40
4岁~	390	380	10	7	40	0.9		0.9	0.8	7	6	0.7	190	1.2	3.1	20	200		50
7岁~	430	390	10	9	50	1.0	0.9	1.0	0.9	9	8	0.8	240	1.4	3.8	25	250		60
9岁~	560	540	10	11	60	1.1	1.0	1.1	1.0	10	10	1.0	290	1.8	4.9	30	300		75
12岁~	780	730	10	13	70	1.4	1.2	1.4	1.2	13	12	1.3	370	2.0	5.0	35	380		95
15岁~	810	670	10	14	75	1.6	1.3	1.6	1.2	15	12	1.4	400	2.5	5.0	40	450	380	100
18岁~	770	660	10	14	80	1.4	1.2	1.4	1.2	15	12	1.4	400	2.4	5.0	40	450	380	100
30岁~	770	660	10	14	80	1.4	1.2	1.4	1.2	15	12	1.4	400	2.4	5.0	40	450	380	100
50岁~	750	660	10	14	80	1.4	1.2	1.4	1.2	15	12	1.6	400	2.4	5.0	40	450	380	100
65岁~	730	640	15	14	80	1.4	1.2	1.4	1.2	15	12	1.6	400	2.4	5.0	40	450	380	100
75岁~	710	600	15	14	80	1.4	1.2	1.4	1.2	15	12	1.6	400	2.4	5.0	40	450	380	100
孕妇（早）	—	+0	+0	+0	+0	—	+0	—	+0	—	+0	+0.8	+200	+0.5	+1.0	+10	—	+80	+0
孕妇（中）	—	+70	+0	+0	+0	—	+0.2	—	+0.1	—	+0	+0.8	+200	+0.5	+1.0	+10	—	+80	+15
孕妇（晚）	—	+70	+0	+0	+0	—	+0.3	—	+0.2	—	+0	+0.8	+200	+0.5	+1.0	+10	—	+80	+15
乳母	—	+600	+0	+3	+5	—	+0.3	—	+0.5	—	+4	+0.3	+150	+0.8	+2.0	+10	—	+120	+50

注："—"表示未涉及；"+"表示在相应年龄阶段的成年女性需要量基础上增加的需要量。

附表 5 膳食微量营养素可耐受最高摄入量（UL）

年龄/阶段	钙/(mg·d⁻¹)	磷/(mg·d⁻¹)	铁/(mg·d⁻¹)	碘/(μg·d⁻¹)	锌/(mg·d⁻¹)	硒/(μg·d⁻¹)	铜/(mg·d⁻¹)	氟/(mg·d⁻¹)	锰/(mg·d⁻¹)	钼/(μg·d⁻¹)	维生素A/(μgRAE·d⁻¹)	维生素D/(μg·d⁻¹)	维生素E/(mgα-TE·d⁻¹)	烟酸/(mgNE·d⁻¹)	烟酰胺/(mg·d⁻¹)	维生素B₆/(mg·d⁻¹)	叶酸/(μgDFE·d⁻¹)	胆碱/(mg·d⁻¹)	维生素C/(mg·d⁻¹)
0 岁~	1 000	—	—	—	—	55	—	—	—	—	600	20	—	—	—	—	—	—	—
0.5 岁~	1 500	—	—	—	—	80	—	—	—	—	600	20	—	—	—	—	—	—	—
1 岁~	1 500	—	25	—	9	80	2.0	0.8	—	200	700	20	150	11	100	20	300	1 000	400
4 岁~	2 000	—	30	200	13	120	3.0	1.1	3.5	300	1 000	30	200	15	130	25	400	1 000	600
7 岁~	2 000	—	35	250	21	150	4.0	1.5	5.0	400	1 300	45	300	19	160	32	500	2 000	800
9 岁~	2 000	—	35	250	24	200	5.0	2.0	6.5	500	1 800	45	400	23	200	40	650	2 000	1 100
12 岁~	2 000	—	40	300	32	300	6.0	2.4	9.0	700	2 400	50	500	30	260	50	800	2 000	1 600
15 岁~	2 000	—	40	500	37	350	7.0	3.5	10	800	2 800	50	600	33	290	55	900	2 500	1 800
18 岁~	2 000	3 500	42	600	40	400	8.0	3.5	11	900	3 000	50	700	35	310	60	1 000	3 000	2 000
30 岁~	2 000	3 500	42	600	40	400	8.0	3.5	11	900	3 000	50	700	35	310	60	1 000	3 000	2 000
50 岁~	2 000	3 500	42	600	40	400	8.0	3.5	11	900	3 000	50	700	35	310	55	1 000	3 000	2 000
65 岁~	2 000	3 000	42	600	40	400	8.0	3.5	11	900	3 000	50	700	35	300	55	1 000	3 000	2 000
75 岁~	2 000	3 000	42	600	40	400	8.0	3.5	11	900	3 000	50	700	35	290	55	1 000	3 000	2 000
孕妇(早)	2 000	3 500	42	500	40	400	8.0	3.5	11	900	3 000	50	700	35	310	60	1 000	3 000	2 000
孕妇(中)	2 000	3 500	42	500	40	400	8.0	3.5	11	900	3 000	50	700	35	310	60	1 000	3 000	2 000
孕妇(晚)	2 000	3 500	42	500	40	400	8.0	3.5	11	900	3 000	50	700	35	310	60	1 000	3 000	2 000
乳母	2 000	3 500	42	500	40	400	8.0	3.5	11	900	3 000	50	700	35	310	60	1 000	3 000	2 000

注："—"表示未制定。

附表 6 蛋白质及某些微量营养素的平均需要量（EAR）

年龄/阶段	蛋白质/(g·d⁻¹) 男	女	锌/(mg·d⁻¹) 男	女	硒/(µg·d⁻¹)	维生素A/(µgRAE·d⁻¹) 男	女	维生素D/(µg·d⁻¹)	维生素B₁/(mg·d⁻¹) 男	女	维生素B₂/(mg·d⁻¹) 男	女	烟酸/(mgNE·d⁻¹) 男	女	维生素B₆/(mg·d⁻¹)	叶酸/(µgDFE·d⁻¹)	维生素B₁₂/(µg·d⁻¹)	维生素C/(mg·d⁻¹)
0岁~	—	—	—	—	—	—	—	—	—	—	—	—	—	—	—	—	—	—
0.5岁~	—	—	—	—	—	—	—	—	—	—	—	—	—	—	—	—	—	—
1岁~	20	20	3.2	3.2	20	250	240	8	0.5	0.5	0.6	0.5	5	4	0.5	130	0.8	35
4岁~	25	25	4.6	4.6	25	280	270	8	0.7	0.7	0.7	0.6	6	5	0.6	160	1	40
7岁~	30	30	5.9	5.9	30	300	280	8	0.8	0.7	0.8	0.7	7	6	0.7	200	1.2	50
9岁~	40	40	5.9	5.9	40	400	380	8	0.9	0.8	0.9	0.8	9	8	0.8	240	1.5	65
12岁~	55	50	7	6.3	50	560	520	8	1.2	1	1.2	1	11	10	1.1	310	1.7	80
15岁~	60	50	9.7	6.5	50	580	480	8	1.4	1.1	1.3	1	13	10	1.2	320	2.1	85
18岁~	60	50	10.1	6.9	50	550	470	8	1.2	1	1.2	1	12	10	1.2	320	2	85
30岁~	60	50	10.1	6.9	50	550	470	8	1.2	1	1.2	1	12	10	1.2	320	2	85
50岁~	60	50	10.1	6.9	50	540	470	8	1.2	1	1.2	1	12	10	1.3	320	2	85
65岁~	60	50	10.1	6.9	50	520	460	8	1.2	1	1.2	1	12	10	1.3	320	2	85
75岁~	60	50	10.1	6.9	50	500	430	8	1.2	1	1.2	1	12	10	1.3	320	2	85
孕妇(早)	—	+0	—	+1.7	+4	—	+0	+0	—	+0	—	+0	—	+0	+0.7	+200	+0.4	+0
孕妇(中)	—	+10	—	+1.7	+4	—	+50	+0	—	+0.1	—	+0.1	—	+0	+0.7	+200	+0.4	+10
孕妇(晚)	—	+25	—	+1.7	+4	—	+50	+0	—	+0.2	—	+0.2	—	+0	+0.7	+200	+0.4	+10
乳母	—	+20	—	+4.1	+15	—	+400	+0	—	+0.2	—	+0.4	—	+3	+0.2	+130	+0.6	+40

注："—"表示未制定或未涉及，"+"表示在相应年龄阶段的成年女性需要量基础上增加的需要量。

食物名称	可食部分(%)	水分(g)	能量(kcal)	能量(kJ)	蛋白质(g)	脂肪(g)	糖类(g)	膳食纤维(g)	胆固醇(mg)	维生素A(μg)	胡萝卜素(μg)	硫胺素(mg)	核黄素(mg)	烟酸(mg)	维生素C(mg)	维生素E(mg)	钙(mg)	磷(mg)	钾(mg)	钠(mg)	镁(mg)	铁(mg)	锌(mg)	硒(μg)
小麦粉（标准粉）	100	9.9	354	1482	15.7	2.5	70.9	3.7	—	0	0	0.46	0.05	1.91	0	0.32	31	167	190	3.1	50	0.6	0.2	7.42
小麦粉（富强粉）	100	10.8	361	1509	12.3	1.5	74.9	0.4	—	0	0	0.11	0.03	0.94	0	0.32	27	114	128	2.7	32	0.7	0.39	6.79
小麦粉（特二粉）	100	12	349	1460	10.4	1.1	75.9	1.6	—	0	0	0.15	0.11	2	0	1.25	30	120	124	1.5	48	3	0.96	6.01
挂面（标准粉）	100	12.4	344	1439	10.1	0.7	76	1.6	—	0	0	0.19	0.04	2.5	0	1.11	14	153	157	150	51	3.5	1.22	9.9
挂面（富强粉）	100	10.2	361	1511	13	1.5	74.7	0.8	—	0	0	0.13	0.04	1.26	0	Tr	21	112	122	110.6	48	1	0.08	3.46
挂面（精制龙须面）	100	11.9	347	1452	11.2	0.5	74.7	0.2	—	0	0	0.18	0.03	2.5	0	0	26	137	109	292.8	48	2.3	0.87	14.28
面条（标准粉，切面）	100	29.7	280	1172	8.5	1.6	59.5	1.5	—	0	0	0.35	0.1	3.1	0	0.47	13	142	161	3.4	61	2.6	1.07	0.4
面条（富强粉，切面）	100	29	272	1140	8.9	0.4	60.7	2.4	—	0	0	0.07	0.02	1.1	0	Tr	24	92	102	1.5	29	0.4	0.12	2.34
面条（富强粉，煮）	100	72.7	104	433	3.9	0.4	22.8	1.7	—	0	0	0.02	0.01	0.56	0	Tr	4	25	15	26.9	10	0.2	0.1	1.16
面条（干切面）	100	10.5	355	1485	11	0.1	77.7	0.2	—	0	0	0.28	0.05	2.7	0	0	8	142	100	60.9	42	9.6	1.5	7.78
面条（虾蓉面）	100	6.1	429	1795	8.5	15.1	68.3	3.6	—	0	0	0	0.01	2.8	0	1.22	17	92	101	304.2	24	2	0	9.39
通心面[通心粉]	100	11.8	350	1464	11.9	0.1	75.8	0.4	—	0	0	0.12	0.03	1	0	0	14	97	209	35	58	2.6	1.55	5.8
花卷	100	30.8	274	1145	6.5	3.2	58.9	4.2	—	—	0	0.03	0.03	0.61	0	0.85	19	72	83	95	12	0.7	0.36	1.94
空锅饼	100	29.4	277	1159	8.6	0.2	60.9	0.7	—	0	0	0.14	0	0	0	0.08	2	133	138	243.2	30	5.8	1.73	24.19
烙饼（标准粉）	100	36.4	255	1067	7.5	2.3	52.9	1.9	—	0	0	0.02	0.04	0	0	1.03	20	146	141	149.3	51	2.4	0.94	7.5
馒头（标准粉）	100	40.5	233	975	7.8	1	49.8	1.5	—	0	0	0.05	0.07	0	0	0.86	18	136	129	165.2	39	1.9	1.01	9.7
馒头（富强粉）	100	40.3	226	946	7.1	1.3	50.9	4.4	—	0	0	0.12	0.02	0.79	0	Tr	58	78	146	165	20	0.4	0.21	2.66
油饼	100	24.8	399	1669	7.9	22.9	42.4	2	—	0	0	0.11	0.05	0.7	0	13.72	46	124	106	572.5	13	2.3	0.97	10.6
油条	100	21.8	386	1615	6.9	17.6	51	0.9	—	0	0	0.01	0.07	0.7	0	3.19	6	77	227	585.2	19	1	0.75	8.6
水面筋	100	63.5	141	590	23.5	0.1	12.3	0.9	—	0	0	0.1	0.07	1.1	0	0.65	76	133	69	15	26	4.2	1.76	1
油面筋	100	7.1	490	2050	26.9	25.1	40.4	1.3	—	0	0	0.03	0.05	2.2	0	7.18	29	98	45	29.5	40	2.5	2.29	22.8
粳米（标一）	100	13.7	343	1435	7.7	0.6	77.4	0.6	—	0	0	0.16	0.08	1.3	0	1.01	11	121	97	2.4	34	1.1	1.45	2.5
黑米	100	14.3	333	1393	9.4	2.5	72.2	3.9	—	0	0	0.33	0.13	7.9	0	0.22	12	356	256	7.1	147	1.6	3.8	3.2
香大米	100	12.9	346	1448	12.7	0.9	72.4	0.6	—	0	0		0.08	2.6	0	0.7	8	106	49	21.5	12	5.1	0.69	4.6
优糯米	100	14.2	344	1439	9	1	75.3	0.6	—	0	0	0.1	0.03	1.9	0	0.93	8	48	136	1.2	50	0.8	1.2	2.8

食物名称	可食部分(%)	水分(g)	能量(kcal)	能量(kJ)	蛋白质(g)	脂肪(g)	糖类(g)	膳食纤维(g)	胆固醇(mg)	维生素A(μg)	胡萝卜素(μg)	硫胺素(mg)	核黄素(mg)	烟酸(mg)	维生素C(mg)	维生素E(mg)	钙(mg)	磷(mg)	钾(mg)	钠(mg)	镁(mg)	铁(mg)	锌(mg)	硒(μg)
米饭(蒸)	100	70.9	116	485	2.6	0.3	25.9	0.3	—	0	0	0.02	0.03	1.9	0	0	7	62	30	2.5	15	1.3	0.92	0.4
玉米(鲜)	46	71.3	106	444	4	1.2	22.8	2.9	—	0	0	0.16	0.11	1.8	16	0.46	0	117	238	1.1	32	1.1	0.9	1.63
玉米(白,干)	100	11.7	336	1406	8.8	3.8	74.7	8	—	0	0	0.27	0.07	2.3	0	8.23	10	244	262	2.5	95	2.2	1.85	4.14
玉米(黄,干)	100	13.2	335	1402	8.7	3.8	73	6.4	—	17	100	0.21	0.13	2.5	0	3.89	14	218	300	3.3	96	2.4	1.7	3.52
玉米面(白)	100	13.4	340	1423	8	4.5	73.1	6.2	—	0	0	0.34	0.06	3	0	6.89	12	187	276	0.5	111	1.3	1.22	1.58
玉米面(黄)	100	11.2	339	1419	8.5	1.5	78.4	5.5	—	7	40	0.07	0.04	0.8	0	0.98	22	196	249	2.3	84	0.4	0.08	2.68
青稞	100	12.4	339	1418	8.1	1.5	75	1.8	—	0	0	0.34	0.11	6.7	0	0.96	113	405	644	77	65	40.7	2.38	4.6
小米	100	11.6	358	1498	9	3.1	75.1	1.6	—	17	100	0.33	0.1	1.5	0	3.63	41	229	284	4.3	107	5.1	1.87	4.74
小米面	100	11.8	356	1490	7.2	2.1	77.7	0.7	—	0	0	0.13	0.08	2.5	0	—	40	159	129	6.2	57	6.1	1.18	2.82
小米粥	100	89.3	46	192	1.4	0.7	8.4	0	—	0	0	0.02	0.07	0.9	0	0.26	10	32	19	4.1	22	1	0.41	0.3
黄米	100	11.1	342	1431	9.7	1.5	76.9	4.4	—	0	0	0.09	0.13	1.3	0	4.61	0	0	0	3.3	0	0	2.07	0
高粱米	100	10.3	351	1469	10.4	3.1	74.7	4.3	—	0	0	0.29	0.1	1.6	0	1.88	22	329	281	6.3	129	6.3	1.64	2.83
苦荞麦粉	100	19.3	304	1272	9.7	2.7	66	5.8	—	0	0	0.32	0.21	1.5	0	1.73	39	244	320	2.3	94	4.4	2.02	5.57
荞麦	100	13	324	1356	9.3	2.3	73	6.5	—	3	20	0.28	0.16	2.2	0	4.4	47	297	401	4.7	258	6.2	3.62	2.45
马铃薯[土豆,洋芋]	94	79.8	76	318	2	0.2	17.2	0.7	—	5	30	0.08	0.04	1.1	27	0.34	8	40	342	2.7	23	0.8	0.37	0.78
马铃薯粉	100	5.6	355	1486	8.4	0.5	82.7	—	—	Tr	Tr	0.11	0.25	—	25.9	Tr	35	170	980	71	100	0.8	12.5	1.4
甘薯(白心)	86	72.6	104	435	1.4	0.2	25.2	1	—	37	220	0.07	0.04	0.6	24	0.43	24	46	174	58.2	17	0.8	0.22	0.63
甘薯(红心)	90	83.4	57	238	0.7	0.2	15.3	2.2	—	125	750	0.05	0.01	0.2	4	Tr	18	26	88	70.9	17	0.2	0.16	0.22
甘薯粉[地瓜粉]	100	14.5	336	1406	2.7	0.2	80.9	0.1	—	3	20	0.03	0.05	0.2	0	0	33	12	66	26.4	102	10	0.29	2.62
玉米淀粉	100	13.5	345	1443	1.2	0.1	85	0.1	—	0	0	0.03	0.04	1.1	0	0	18	25	8	6.3	6	4	0.09	0.7
藕粉	100	6.4	372	1556	0.2	0	93	0.1	—	0	0	0	0.01	0.4	0	0	8	9	35	10.8	2	17.9	0.15	2.1
粉丝	100	15	335	1402	0.8	0.2	83.7	1.1	—	0	0	0.03	0.02	0.4	0	0	31	16	18	9.3	11	6.4	0.27	3.39
粉条	100	14.3	337	1410	0.5	0.1	84.2	0.6	—	0	0	0.01	0	0.1	0	0	35	23	18	9.6	11	5.2	0.83	2.18
黄豆[大豆]	100	10.2	359	1502	35	16	34.2	15.5	—	37	220	0.41	0.2	2.1	—	18.9	191	465	1530	2.2	199	8.2	3.34	6.16
黑豆[黑大豆]	100	9.9	381	1594	36	15.9	33.6	10.2	—	5	30	0.2	0.33	2	0	17.36	224	500	1377	3	243	7	4.18	6.79
青豆[青大豆]	100	9.5	373	1561	34.5	16	35.4	12.6	—	132	790	0.41	0.18	3	0	10.09	200	395	718	1.8	128	8.4	3.18	5.62
豆腐(北)	100	78.6	111	462	9.2	8.1	3	2.8	—	—	—	0.05	0.02	0.11	Tr	8.4	105	112	106	7.3	63	1.5	0.74	2.46
豆腐(南)[南豆腐]	100	83.6	84	352	5.7	5.8	3.9	1.6	—	—	—	0.06	0.02	Tr	Tr	5.72	113	76	154	3.1	36	1.2	0.43	1.23

食物名称	可食部分 (%)	水分 (g)	能量 (kcal)	能量 (kJ)	蛋白质 (g)	脂肪 (g)	糖类 (g)	膳食纤维 (g)	胆固醇 (mg)	维生素A (μg)	胡萝卜素 (μg)	硫胺素 (mg)	核黄素 (mg)	烟酸 (mg)	维生素C (mg)	维生素E (mg)	钙 (mg)	磷 (mg)	钾 (mg)	钠 (mg)	镁 (mg)	铁 (mg)	锌 (mg)	硒 (μg)
豆腐(内酯)	100	89.2	49	205	5	1.9	3.3	0.4	—	—	—	0.06	0.03	0.3	Tr	3.26	17	57	95	6.4	24	0.8	0.55	0.81
豆腐脑[老豆腐]	100	96.7	15	63	1.9	0.8	0	0	—	—	—	0.04	0.02	0.4	Tr	10.46	18	5	107	2.8	28	0.9	0.49	0
豆浆	100	96.4	14	59	1.8	10.7	1.1	1.1	—	15	90	0.02	0.02	0.1	—	0.8	10	30	48	3	9	0.5	0.24	0.14
豆腐卷	100	61.6	201	841	17.9	11.6	7.2	1	—	30	180	0.02	0.04	0.4	Tr	27.63	156	288	82	81.1	152	6.1	2.76	2.51
豆腐皮	100	9.4	431	1803	51.6	23	12.5	8.1	—	47	280	0.22	0.12	0.91	Tr	46.55	239	494	877	7.4	179	11.7	4.08	2.26
腐竹	100	7.1	476	1990	54.2	27.2	8.1	4.6	—	—	—	0.02	0.17	0.8	Tr	28.43	50	655	670	27.1	140	3.8	4.71	1.51
绿豆	100	12.3	316	1322	21.6	0.8	62	6.4	—	22	130	0.25	0.11	2	0	10.95	81	337	787	3.2	125	6.5	2.18	4.28
绿豆面	100	9.6	330	1381	20.8	0.7	65.8	5.8	—	15	90	0.45	0.12	0.7	0	0	134	304	1055	3.3	0	8.1	2.68	10.58
豆沙	100	39.2	243	1017	5.5	1.9	52.7	1.7	—	0	0	0.03	0.05	0.3	0	4.37	42	68	139	23.5	2	8	0.32	0.89
豇豆	100	10.9	322	1347	19.3	1.2	65.6	7.1	—	10	60	0.16	0.08	1.9	0	8.61	40	344	737	6.8	36	7.1	3.04	5.74
豌豆	100	10.4	313	1310	20.3	1.1	65.8	10.4	—	42	250	0.49	0.14	2.4	0	8.47	97	259	823	9.7	118	4.9	2.35	1.69
白萝卜[莱菔]	95	94.6	13	52	0.7	0.1	4	1.8	—	Tr	Tr	0.02	0.01	0.14	19	Tr	47	16	167	54.3	12	0.2	0.14	0.12
红萝卜	97	93.8	20	84	1	0.1	4.6	0.8	—	0	0	0.05	0.02	0.1	3	Tr	11	26	110	62.7	16	2.8	0.69	0
青萝卜	95	91	23	98	1.2	0.2	6.9	2.7	—	15	88	0.01	0.02	0.62	7	Tr	47	31	248	56	15	0.3	0.16	0.1
水萝卜[脆萝卜]	93	92.9	20	84	0.8	0	5.5	1.4	—	42	250	0.03	0.05	0	45	0	47	0	0	9.7	0	0	0.49	0
心里美萝卜(黄)	88	93.5	21	88	0.8	0.2	4.9	0.8	—	2	10	0.02	0.04	0.4	23	0	68	24	116	85.4	34	0.5	0.17	1.02
胡萝卜(黄)	97	90	25	106	1	0.2	8.1	3.2	—	685	4107	—	0.02	—	9	0.31	27	38	119	120.7	18	0.3	0.22	0.6
蚕豆	31	70.2	104	435	8.8	0.4	19.5	3.1	—	52	310	0.37	0.1	1.5	16	0.83	16	200	391	4	46	3.5	1.37	2.02
豆角	96	90	30	126	2.5	0.2	6.7	2.1	—	33	200	0.05	0.07	0.9	18	2.24	29	55	207	3.4	35	1.5	0.54	2.16
毛豆[青豆]	53	69.6	123	515	13.1	5	10.5	4	—	22	130	0.15	0.07	1.4	27	2.44	135	188	478	3.9	70	3.5	1.73	2.48
四季豆[菜豆]	96	91.2	15	63	2	0.2	6	4.7	—	16	96	0.02	0.05	0.26	Tr	Tr	43	47	196	4.4	27	0.6	0.33	0.04
油豆角[多花菜豆]	99	92.2	22	92	2.4	0.3	3.9	1.6	—	27	160	0.07	0.08	1.4	11	2.39	69	56	240	3.3	35	1.9	0.38	1.1
黄豆芽	100	88.8	44	184	4.5	1.6	4.5	1.5	—	5	30	0.04	0.07	0.6	8	0.8	21	74	160	7.2	21	0.9	0.54	0.96
绿豆芽	100	95.3	13	54	1.7	0.1	2.6	1.3	—	2	11	0.02	0.02	0.35	4	Tr	14	19	32	25.8	18	0.3	0.2	0.27
茄子(紫皮,长)	96	93.4	13	52	1.1	0.1	4.8	3	—	—	—	0.03	0.03	—	—	Tr	50	21	147	5	11	0.5	0.2	0.09
番茄[西红柿]	97	95.2	11	46	0.9	0.2	3.3	1.9	—	3	19	0.03	0.02	0.49	14	0.42	4	24	179	9.7	12	0.2	0.12	0.09
辣椒(青,尖)	91	93.4	17	70	0.8	0.3	5.2	2.5	—	16	98	0.02	0.02	0.62	59	0.38	11	20	154	7	15	0.3	0.21	0.02
甜椒[灯笼椒]	82	94.6	16	66	1	0.2	3.8	1.3	—	13	76	0.02	0.02	0.39	130	0.41	—	—	—	—	—	—	—	0.38

食物名称	可食部分(%)	水分(g)	能量(kcal)	能量(kJ)	蛋白质(g)	脂肪(g)	糖类(g)	膳食纤维(g)	胆固醇(mg)	维生素A(µg)	胡萝卜素(µg)	硫胺素(mg)	核黄素(mg)	烟酸(mg)	维生素C(mg)	维生素E(mg)	钙(mg)	磷(mg)	钾(mg)	钠(mg)	镁(mg)	铁(mg)	锌(mg)	硒(µg)
冬瓜	80	96.9	8	34	0.3	0.2	2.4	1.1	—	Tr	Tr	Tr	Tr	0.22	16	0.04	12	11	57	2.8	10	0.1	0.1	0.02
佛手瓜[棒瓜]	100	94.3	16	67	1.2	0.1	3.8	1.2	—	3	20	0.01	0.1	0.1	8	0	17	18	76	1	10	0.1	0.08	1.45
黄瓜[胡瓜]	92	95.8	15	63	0.8	0.2	2.9	0.5	—	15	90	0.02	0.03	0.2	9	0.49	24	24	102	4.9	15	0.5	0.18	0.38
苦瓜[凉瓜、癞瓜]	81	93.4	19	79	1	0.1	4.9	1.4	—	17	100	0.03	0.03	0.4	56	0.85	14	35	256	2.5	18	0.7	0.36	0.36
南瓜[倭瓜、番瓜]	85	93.5	22	92	0.7	0.1	5.3	0.8	—	148	890	0.03	0.04	0.4	8	0.36	16	24	145	0.8	8	0.4	0.14	0.46
丝瓜	83	94.1	16	68	1.3	0.2	4	1.7	—	26	155	0.02	0.04	0.32	4	0.08	37	33	121	3.7	19	0.3	0.22	0.2
西葫芦	73	94.9	18	75	0.8	0.2	3.8	0.6	—	5	30	0.01	0.03	0.2	6	0.34	15	17	92	5	9	0.3	0.12	0.28
大蒜[蒜头]	85	66.6	126	527	4.5	0.2	27.6	1.1	—	5	30	0.04	0.06	0.6	7	1.07	39	117	302	19.6	21	1.2	0.88	3.09
蒜苗	82	88.9	37	155	2.1	0.4	8	1.8	—	47	280	0.11	0.08	0.5	35	0.81	29	44	226	5.1	18	1.4	0.46	1.24
蒜苔	90	81.8	61	255	2	0.1	15.4	2.5	—	80	480	0.04	0.07	0.2	1	1.04	19	52	161	3.8	28	4.2	1.04	2.17
大葱	82	91.8	23	95	1.6	0.3	5.8	2.4	—	11	64	0.06	0.03	0.5	3	Tr	63	25	110	8.9	16	0.6	0.29	0.21
小葱	73	92.7	24	100	1.6	0.4	4.9	1.4	—	140	840	0.05	0.06	0.4	21	0.49	72	26	143	10.4	18	1.3	0.35	1.06
洋葱[葱头]	90	89.2	39	163	1.1	0.2	9	0.9	—	3	20	0.03	0.03	0.3	8	0.14	24	39	147	4.4	15	0.6	0.23	0.92
韭菜	90	92	18	75	2.4	0.4	4.5	3.3	—	266	1 596	0.04	0.05	0.86	2	0.57	44	45	241	5.8	24	0.7	0.25	1.33
大白菜[黄芽白]	85	95.6	13	52	1	0.1	2.9	1	—	2	10	0.02	0.01	0.32	8	0.06	29	21	109	39.9	12	0.3	0.15	0.04
酸白菜[酸菜]	100	94.9	5	20	0.7	0.2	2.6	2.6	—	—	—	0.01	0.01	Tr	—	—	48	38	104	43.1	21	0.3	0.03	0.16
小白菜	94	94.8	10	43	1.4	0.3	2.4	1.9	—	309	1 853	0.01	0.05	—	64	0.4	117	26	116	132.2	30	1.3	0.23	0.39
油菜	96	95.6	10	41	1.3	0.5	2	2	—	181	1 083	0.02	0.05	0.55	—	Tr	148	23	175	73.7	25	0.9	0.31	0.73
甘蓝[卷心菜]	86	93.2	22	92	1.5	0.2	4.6	1	—	12	70	0.03	0.03	0.4	40	0.5	49	26	124	27.2	12	0.6	0.25	0.96
菜花[花椰菜]	82	93.2	15	61	1.7	0.2	4.2	2.7	—	2	11	0.04	0.04	0.32	32	Tr	31	32	206	39.2	18	0.4	0.17	2.86
西蓝花[绿菜花]	83	91.6	19	81	3.5	0.6	3.7	3.7	—	25	151	0.06	0.08	0.73	56	0.76	50	61	179	46.7	22	0.9	0.46	0.43
菠菜[赤根菜]	89	91.2	24	100	2.6	0.3	4.5	1.7	—	487	2 920	0.04	0.11	0.6	32	1.74	66	47	311	85.2	58	2.9	0.85	0.97
芹菜茎	100	95.4	11	44	0.4	0.2	3.1	1.3	—	3	18	0.01	0.02	0.22	2	Tr	15	13	128	166.4	16	0.2	0.14	0.07
芹菜叶	100	89.4	31	130	2.6	0.6	5.9	2.2	—	488	2 930	0.08	0.15	0.9	22	2.5	40	64	137	83	58	0.6	0.14	2
香菜[芫荽]	81	90.5	31	130	1.8	0.4	6.2	1.2	—	193	1 160	0.04	0.14	2.2	48	0.8	101	49	272	48.5	33	2.9	0.45	0.53
茼蒿[蓬蒿菜、艾菜]	82	93	21	88	1.9	0.3	3.9	1.2	—	252	1 510	0.04	0.09	0.6	18	0.92	73	36	220	161.3	20	2.5	0.35	0.6
茴香[小茴香]	86	91.2	24	100	2.5	0.4	4.2	1.6	—	402	2 410	0.06	0.09	0.8	26	0.94	154	23	149	186.3	46	1.2	0.73	0.77
莴笋[莴苣]	62	95.5	14	59	1	0.1	2.8	0.6	—	25	150	0.02	0.02	0.5	4	0.19	23	48	212	36.5	19	0.9	0.33	0.54

食物名称	可食部分(%)	水分(g)	能量(kcal)	能量(kJ)	蛋白质(g)	脂肪(g)	糖类(g)	膳食纤维(g)	胆固醇(mg)	维生素A(μg)	胡萝卜素(μg)	硫胺素(mg)	核黄素(mg)	烟酸(mg)	维生素C(mg)	维生素E(mg)	钙(mg)	磷(mg)	钾(mg)	钠(mg)	镁(mg)	铁(mg)	锌(mg)	硒(μg)
竹笋	63	92.8	19	79	2.6	0.2	3.6	1.8	—	—	—	0.08	0.06	0.22	3.3	Tr	76	35	24	90.5	23	0.4	0.18	Tr
金针菜[黄花菜]	98	40.3	199	833	19.4	1.4	34.9	7.7	—	307	1840	0.05	0.21	3.1	10	4.92	301	216	610	59.2	85	8.1	3.99	4.22
藕[莲藕]	88	80.5	70	293	1.9	0.2	16.4	1.2	—	3	20	0.09	0.03	0.3	44	0.73	39	58	243	44.2	19	1.4	0.23	0.39
水芹菜	60	96.2	11	46	1.4	0.2	1.8	0.9	—	63	380	0.01	0.19	1	5	0.32	38	32	212	40.9	16	6.9	0.38	0.81
山药[薯蓣,大薯]	83	84.8	56	234	1.9	0.2	12.4	0.8	—	3	20	0.05	0.02	0.3	5	0.24	16	34	213	18.6	20	0.3	0.27	0.55
芋头[芋艿,毛芋]	88	85	54	225	1.3	0.2	12.7	—	—	2	14	0.05	0.02	0.28	1.5.0	Tr	11	50	25	5.5	19	0.3	0.19	0.91
姜[黄姜]	95	87	41	172	1.3	0.6	10.3	2.7	—	28	170	0.02	0.03	0.8	4	0	27	25	295	14.9	44	1.4	0.34	0.56
黄蘑(干)	100	11	225	940	24.6	6.4	46.9	29.7	—	19	114	0.48	1.46	12.43	—	4.05	33	857	4647	31.9	122	51.3	7.04	6.78
金针菇[智力菇]	100	90.2	26	109	2.4	0.4	6	2.7	—	5	30	0.15	0.19	4.1	2	1.14	0	97	195	4.3	17	1.4	0.39	0.28
蘑菇[鲜蘑]	99	92.4	20	84	2.7	0.1	4.1	2.1	—	2	10	0.08	0.35	4	2	0.56	6	94	312	8.3	11	1.2	0.92	0.55
木耳(干)	100	15.5	205	858	12.1	1.5	65.6	29.9	—	17	100	0.17	0.44	2.5	0	11.34	247	292	757	48.5	152	97.4	3.18	3.72
香菇[香蕈,冬菇]	100	91.7	19	79	2.2	0.3	5.2	3.3	—	0	0	0.02	0.08	2	1	0	2	53	20	1.4	11	0.3	0.66	2.58
海带[江白菜]	100	94.4	12	50	1.2	0.1	2.1	0.5	—	0	0	0.02	0.15	1.3	0	1.85	46	22	246	8.6	25	0.9	0.16	9.54
紫菜(干)	100	12.7	207	866	26.7	1.1	44.1	21.6	—	228	1370	0.27	1.02	7.3	2	1.82	264	350	1796	710.5	105	54.9	2.47	7.22
苹果(均值)	76	85.9	52	218	0.2	0.2	13.5	1.2	—	3	20	0.06	0.02	0.2	4	2.12	4	12	119	1.6	4	0.6	0.19	0.12
梨(均值)	82	85.8	44	184	0.4	0.2	13.3	3.1	—	6	33	0.03	0.06	0.3	6	1.34	9	14	92	2.1	8	0.5	0.46	1.14
沙果	95	81.3	66	276	0.4	0.1	17.8	2	—	0	0	0.03	0	0	3	0.09	5	14	123	2.1	9	1	0.2	0.48
桃(均值)	86	86.4	48	201	0.9	0.1	12.2	1.3	—	3	20	0.01	0.03	0.7	7	1.54	5	20	166	5.7	7	0.8	0.34	0.24
李子	91	90	36	151	0.7	0.2	8.7	0.9	—	25	150	0.03	0.02	0.4	5	0.74	8	11	144	3.8	10	0.6	0.14	0.23
杏	91	89.4	36	151	0.9	0.1	9.1	1.3	—	75	450	0.02	0.03	0.6	4	0.95	14	15	226	2.3	11	0.6	0.2	0.2
枣(鲜)	87	67.4	122	510	1.1	0.3	30.5	1.9	—	40	240	0.06	0.09	0.9	243	0.78	22	23	375	1.2	25	1.2	1.52	0.8
樱桃	80	88	46	192	1.1	0.2	10.2	0.3	—	35	210	0.02	0.02	0.6	10	2.22	11	27	232	8	12	0.4	0.23	0.21
葡萄(均值)	86	88.7	43	180	0.5	0.2	10.3	0.4	—	8	50	0.04	0.02	0.2	25	0.7	5	13	104	1.3	8	0.4	0.18	0.2
石榴(均值)	57	79.1	63	264	1.4	0.2	18.7	4.8	—	0	0	0.05	0.03	0	9	4.91	9	71	231	0.9	16	0.3	0.19	0
柿饼	97	33.8	250	1046	1.8	0.2	62.8	2.6	—	48	290	0.01	0	0.5	0	0.63	54	55	339	6.4	21	2.7	0.23	0.83
草莓[凤阳草莓]	97	91.3	30	126	1	0.2	7.1	1.1	—	5	30	0.02	0.03	0.3	47	0.71	18	27	131	4.2	12	1.8	0.14	0.7
橙	74	87.4	47	197	0.8	0.2	11.1	0.6	—	27	160	0.05	0.04	0.3	33	0.56	20	22	159	1.2	14	0.4	0.14	0.31
柑桔(均值)	77	86.9	51	213	0.7	0.2	11.9	0.4	—	148	890	0.08	0.04	0.4	28	0.92	35	18	154	1.4	11	0.2	0.08	0.3

食物名称	可食部分(%)	水分(g)	能量(kcal)	能量(kJ)	蛋白质(g)	脂肪(g)	糖类(g)	膳食纤维(g)	胆固醇(mg)	维生素A(μg)	胡萝卜素(μg)	硫胺素(mg)	核黄素(mg)	烟酸(mg)	维生素C(mg)	维生素E(mg)	钙(mg)	磷(mg)	钾(mg)	钠(mg)	镁(mg)	铁(mg)	锌(mg)	硒(μg)
柠檬	66	91	35	146	1.1	1.2	6.2	1.3	—	0	0	0.05	0.02	0.6	22	1.14	101	22	209	1.1	37	0.8	0.65	0.5
菠萝[凤梨,地菠萝]	68	88.4	41	172	0.5	0.1	10.8	1.3	—	3	20	0.04	0.02	0.2	18	0	12	9	113	0.8	8	0.6	0.14	0.24
桂圆	50	81.4	71	297	1.2	0.1	16.6	0.4	—	3	20	0.01	0.14	1.3	43	0	6	30	248	3.9	10	0.2	0.4	0.83
荔枝	73	81.9	70	293	0.9	0.2	16.6	0.5	—	2	10	0.1	0.04	1.1	41	0	2	24	151	1.7	12	0.4	0.17	0.14
芒果[抹猛果,望果]	60	90.6	32	134	0.6	0.2	8.3	1.3	—	150	897	0.01	0.04	0.3	23	1.21	0	11	138	2.8	14	0.2	0.09	1.44
木瓜[番木瓜]	89	91.7	30	126	0.6	Tr	7.2	—	—	—	—	0.01	0.02	1.3	31	Tr	22	11	182	10.4	17	0.6	0.12	0.37
人参果	88	77.1	80	335	0.6	0.7	21.2	3.5	—	8	50	0	0.25	0.3	12	0	13	7	100	7.1	11	0.2	0.09	1.86
香蕉[甘蕉]	59	75.8	91	381	1.4	0.2	22	1.2	—	10	60	0.02	0.04	0.7	8	0.24	7	28	256	0.8	43	0.4	0.18	0.87
白兰瓜	55	93.2	21	88	0.6	0.1	5.3	0.8	—	7	40	0.02	0.03	0.6	14	0	24	13	0	0	0	0.9	0	0
哈密瓜	71	91	34	142	0.5	0.1	7.9	0.2	—	153	920	0	0.01	0	12	0	4	19	190	26.7	19	0	0.13	1.1
甜瓜[香瓜]	78	92.9	26	109	0.4	0.1	6.2	0.4	—	5	30	0.02	0.03	0.3	15	0.47	14	17	139	8.8	11	0.7	0.09	0.4
西瓜(均值)	56	93.3	25	105	0.6	0.1	5.8	0.3	—	75	450	0.02	0.03	0.2	6	0.1	8	9	87	3.2	8	0.3	0.1	0.17
核桃(干)[胡桃]	45	2.8	618	2586	8.3	64.5	21.3	20.2	—	23	137	0.11	0.07	0.83	—	14.75	132	279	4	855.5	130	6	7.07	1.15
栗子(熟)[板栗]	78	46.6	212	887	4.8	1.5	46	1.2	—	40	240	0.19	0.13	1.2	36	0	15	91	0	0	0	1.7	0	0
松子(炒)	69	3.4	530	2218	12.9	40.4	40.3	11.6	—	—	—	0.14	0.17	1.36	—	28.25	14	453	1007	666	272	3.9	4.32	0.59
腰果	100	2.1	594	2484	24	50.9	20.4	10.5	—	—	—	0.24	0.13	1.28	—	6.7	19	639	680	35.7	595	7.4	5.3	10.93
榛子(炒)	66	2.2	617	2579	12.5	57.3	25.6	12.9	—	—	—	0.17	0.11	1.02	—	22.81	95	369	1001	9.4	172	3.8	2.25	2.02
花生(炒)	71	4.1	589	2464	21.7	48	23.8	6.3	—	10	60	0.13	0.12	18.9	—	12.94	47	326	563	34.8	171	1.5	2.03	3.9
花生仁(炒)	100	1.8	581	2431	23.9	44.4	25.7	4.3	—	0	0	0.12	0.1	18.9	—	14.97	284	315	674	445.1	176	6.9	2.82	7.1
葵花子(炒)	48	2.7	567	2372	28.5	49	15.1	12.1	—	9	52	0.94	0.12	2.1	—	11.7	112	1032	399	634.7	509	6.4	7.45	56.68
猪肉(肥瘦)(均值)	100	46.8	395	1653	13.2	37	2.4	—	80	18	0	0.22	0.16	3.5	0	0.35	6	162	204	59.4	16	1.6	2.06	11.97
猪肝	100	72.6	126	528	19.2	4.7	1.8	—	288	6502	0	0.22	2.02	10.11	0	Tr	6	243	235	68.6	24	22.6	5.78	19.21
猪血	100	85.8	55	230	12.2	0.3	0.9	—	—	Tr	0	0.09	0.09	3.54	0	0.75	4	16	56	56	5	8.7	0.28	7.94
午餐肉	100	55.2	320	1339	9	30.1	3.3	—	51	0	0	0.24	0.05	11.1	0	0.75	6	84	131	528.7	8	0.6	1.38	7.8
火腿肠	100	61.5	215	900	12.1	14.6	8.8	—	—	56	0	0.04	0.11	1.78	0	0.65	19	157	130	1120	6	1.8	0.7	4.84
香肠	100	19.2	508	2125	24.1	40.7	11.2	—	82	0	0	0.48	0.11	4.4	0	1.05	14	198	453	2309	52	5.8	7.61	8.77
火腿	100	47.9	330	1381	16	27.4	4.9	—	120	46	0	0.28	0.09	8.6	0	0.8	3	90	220	1087	20	2.2	2.16	2.95
牛肉(肥瘦)(均值)	99	72.8	125	523	19.9	4.2	2	—	84	7	0	0.04	0.14	5.6	0	0.65	23	168	216	84.2	20	3.3	4.73	6.45

食物名称	可食部分(%)	水分(g)	能量(kcal)	能量(kJ)	蛋白质(g)	脂肪(g)	糖类(g)	膳食纤维(g)	胆固醇(mg)	维生素A(µg)	胡萝卜素(µg)	硫胺素(mg)	核黄素(mg)	烟酸(mg)	维生素C(mg)	维生素E(mg)	钙(mg)	磷(mg)	钾(mg)	钠(mg)	镁(mg)	铁(mg)	锌(mg)	硒(µg)
羊肉（肥瘦）(均值)	90	65.7	203	849	19	14.1	0	—	92	22	0	0.05	0.14	4.5	0	0.26	6	146	232	80.6	20	2.3	3.22	32.2
羊肉串（烤）	100	58.7	206	862	26	10.3	2.4	—	110	52	0	0.04	0.15	6.3	0	1.44	4	254	205	484.8	45	8.5	2.28	3.37
狗肉	80	76	116	485	16.8	4.6	1.8	—	62	12	0	0.34	0.2	3.5	0	1.4	52	107	140	47.4	14	2.9	3.18	14.75
兔肉	100	76.2	102	427	19.7	2.2	0.9	—	59	26	0	0.11	0.1	5.8	0	0.42	12	165	284	45.1	15	2	1.3	10.93
鸡（均值）	66	69	167	699	19.3	9.4	1.3	—	106	48	0	0.05	0.09	5.6	0	0.67	9	156	251	63.3	19	1.4	1.09	11.75
鸡翅	69	65.4	194	812	17.4	11.8	4.6	—	113	68	0	0.01	0.11	5.3	0	0.25	8	161	205	50.8	17	1.3	1.12	10.98
鸡腿	69	70.2	181	757	16	13	0	—	162	44	0	0.02	0.14	6	0	0.03	6	172	242	64.4	34	1.5	1.12	12.4
肯德鸡[炸鸡]	70	49.4	279	1167	20.3	17.3	10.5	—	198	23	0	0.03	0.17	16.7	0	6.44	109	530	232	755	28	2.2	1.66	11.2
鸭（均值）	68	63.9	240	1004	15.5	19.7	0.2	—	94	52	0	0.08	0.22	4.2	0	0.27	6	122	191	69	14	2.2	1.33	12.25
北京烤鸭	80	38.2	436	1824	16.6	38.4	6	—	0	36	0	0.04	0.32	4.5	0	0.97	35	175	247	83	13	2.4	1.25	10.32
鹅	63	61.4	251	1050	17.9	19.9	0	—	74	42	0	0.07	0.23	4.9	0	0.22	4	144	232	58.8	18	3.8	1.36	17.68
火鸡腿	85	72.5	100	416	16.7	0.7	6.6	—	—	Tr	0	0.02	0.14	1.29	0	Tr	17	161	253	1071	16	1.2	2.5	13.12
鸽	42	66.6	201	841	16.5	14.2	1.7	—	99	53	0	0.06	0.2	6.9	0	0.99	30	136	334	63.6	27	3.8	0.82	11.08
鹌鹑	58	75.1	110	460	20.2	3.1	0.2	—	157	40	0	0.04	0.32	6.3	0	0.44	48	179	204	48.4	20	2.3	1.19	11.67
牛乳（均值）	100	89.8	54	226	3	3.2	3.4	0	15	24	0	0.03	0.14	0.1	0	0.21	104	73	109	37.2	11	0.3	0.42	1.94
牛乳（强化VA, VD）	100	89	51	213	2.7	2	5.6	0	0	66	0	0.02	0.08	0.1	0	0	140	60	130	42.6	14	0.2	0.38	1.36
鲜羊乳	100	88.9	59	247	1.5	3.5	5.4	0	31	84	0	0.04	0.12	2.1	0	0.19	82	98	135	20.6	0	0.5	0.29	1.75
全脂牛乳粉	100	2.3	478	2000	20.1	21.2	51.7	0	110	141	0	0.11	0.73	0.9	0	0.48	676	469	449	260.1	79	1.2	3.14	11.8
酸奶（均值）	100	84.7	72	301	2.5	2.7	9.3	0	15	26	0	0.03	0.15	0.2	0	0.12	118	85	150	39.8	12	0.4	0.53	1.71
奶酪[干酪]	100	43.5	328	1372	25.7	23.5	3.5	0	11	152	0	0.06	0.91	0.6	0	0.6	799	326	75	584.6	57	2.4	6.97	1.5
炼乳（甜，罐头）	100	26.2	332	1389	8	8.7	55.4	0	36	41	0	0.03	0.16	0.3	0	0.28	242	200	309	211.9	24	0.4	1.53	3.26
鸡蛋（均值）	88	74.1	144	602	13.3	8.8	2.8	0	585	234	0	0.11	0.27	0.2	0	1.84	56	130	154	131.5	10	2	1.1	14.34
鸡蛋白	100	84.4	60	251	11.6	0.1	3.1	0	0	0	0	0.04	0.31	0.2	0	0.01	9	18	132	79.4	15	1.6	0.02	6.97
鸡蛋黄	100	51.5	328	1372	15.2	28.2	3.4	0	1510	438	0	0.33	0.29	0.1	0	5.06	112	240	95	54.9	41	6.5	3.79	27.01
松花蛋（鸡蛋）	83	66.4	178	745	14.8	10.6	5.8	0	595	310	0	0.02	0.13	0.2	0	1.06	26	263	148	0	8	3.9	2.73	44.32
鸭蛋	87	70.3	180	753	12.6	13	3.1	0	565	261	0	0.17	0.35	0.2	0	4.98	62	226	135	106	13	2.9	1.67	15.68
咸鸭蛋	88	61.3	190	795	12.7	12.7	6.3	0	647	134	0	0.16	0.33	0.1	0	6.25	118	231	184	2706	30	3.6	1.74	24.04
鹅蛋	87	69.3	196	820	11.1	15.6	2.8	0	704	192	0	0.08	0.3	0.4	0	4.5	34	130	74	90.6	12	4.1	1.43	27.24

食物名称	可食部分 (%)	水分 (g)	能量 (kcal)	能量 (kJ)	蛋白质 (g)	脂肪 (g)	糖类 (g)	膳食纤维 (g)	胆固醇 (mg)	维生素A (μg)	胡萝卜素 (μg)	硫胺素 (mg)	核黄素 (mg)	烟酸 (mg)	维生素C (mg)	维生素E (mg)	钙 (mg)	磷 (mg)	钾 (mg)	钠 (mg)	镁 (mg)	铁 (mg)	锌 (mg)	硒 (μg)
鹌鹑蛋	86	73	160	669	12.8	11.1	2.1	0	515	337	0	0.11	0.49	0.1	0	3.08	47	180	138	106.6	11	3.2	1.61	25.48
草鱼[白鲩,草包鱼]	58	78.2	96	403	17.7	2.6	0.5	—	47	Tr	0	Tr	0.04	2.48	Tr	Tr	17	152	325	36	26	1.3	0.38	11.67
黄颡鱼[戈牙鱼]	52	71.6	124	519	17.8	2.7	7.1	—	90	0	0	0.01	0.06	3.7	Tr	1.48	59	166	202	250.4	19	6.4	1.48	16.09
黄鳝[鳝鱼]	67	78	89	372	18	1.4	1.2	—	126	50	0	0.06	0.98	3.7	Tr	1.34	42	206	263	70.2	18	2.5	1.97	34.56
鲤鱼[鲤拐子]	54	76.7	109	456	17.6	4.1	0.5	—	84	25	0	0.03	0.09	2.7	0	1.27	50	204	334	53.7	33	1	2.08	15.38
泥鳅	60	76.6	96	402	17.9	2	1.7	—	136	14	0	0.1	0.33	6.2	0	0.79	299	302	282	74.8	28	2.9	2.76	35.3
鲇鱼	65	78	103	431	17.3	3.7	0	—	163	0	0	0.03	0.1	2.5	0	0.54	42	195	351	49.6	22	2.1	0.53	27.49
鲫鱼[喜头鱼]	54	78.6	89	373	18	1.6	0.7	—	21	Tr	0	0.08	0.06	2.38	Tr	0.34	79	157	290	41.2	41	1.3	0.53	22.96
带鱼[白带鱼,刀鱼]	76	73.3	127	531	17.7	4.9	3.1	—	76	29	0	0.02	0.06	2.8	0	0.82	28	191	280	150.1	43	1.2	0.7	36.57
黄鱼(大黄花鱼)	66	77.7	97	406	17.7	2.5	0.8	—	86	10	0	0.03	0.1	1.9	0	1.13	53	174	260	120.3	39	0.7	0.58	42.57
鳕鱼[明太鱼]	45	77.4	88	368	20.4	0.5	0.5	—	114	14	0	0.04	0.13	2.7	0	0	42	232	321	130.3	84	0.5	0.86	24.8
对虾	61	76.5	93	389	18.6	0.8	2.8	—	193	15	0	0.01	0.07	1.7	0	0.62	62	228	215	165.2	43	1.5	2.38	33.72
海虾	51	79.3	79	331	16.8	0.6	1.5	—	117	0	0	0.01	0.05	1.9	0	2.79	146	196	228	302.2	46	3	1.44	56.41
河虾	86	78.1	87	364	16.4	2.4	0	—	240	48	0	0.04	0.03	0	0	5.33	325	186	329	133.8	60	4	2.24	29.65
基围虾	60	75.2	101	423	18.2	1.4	3.9	—	181	0	0	0.02	0.07	2.9	0	1.69	83	139	250	172	45	2	1.18	39.7
虾皮	100	42.4	153	640	30.7	2.2	2.5	—	428	19	0	0.02	0.14	3.1	0	0.92	991	582	617	5058	265	6.7	1.93	74.43
虾米[海米,虾仁]	100	37.4	198	828	43.7	2.6	0	—	525	21	0	0.01	0.12	5	0	1.46	555	666	550	4892	236	11	3.82	75.4
海蟹	42	79.2	81	339	14.2	1.1	3.6	—	40	Tr	0	0.03	0.1	1.46	0	0.58	—	293	370	321.5	238	1.1	3.15	25.6
河蟹	42	75.8	103	431	17.5	2.6	2.3	—	267	389	0	0.06	0.28	1.7	0	6.09	126	182	181	193.5	23	2.9	3.68	56.72
海蜇皮	100	76.5	33	138	3.7	0.3	3.8	—	8	0	0	0.03	0.05	0.2	0	2.13	150	30	160	325	124	4.8	0.55	15.54
海蜇头	100	69	74	310	6	0.3	11.8	—	10	14	0	0.07	0.04	0.3	0	2.82	120	22	331	467.7	114	5.1	0.42	16.6
煎饼	100	16	317	1327	9.5	3.5	70	8.1	—	—	—	0.26	0.06	1.42	—	1.69	46	221	240	18.1	62	3.6	1.43	6.02
年糕	100	60.9	154	644	3.3	0.6	34.7	0.8	—	—	—	0.03	0	1.9	—	—	31	52	81	56.4	43	1.6	1.36	2.3
蛋糕(均值)	42	18.6	347	1452	8.6	5.1	67.1	0.4	—	86	190	0.09	0.09	0.8	—	2.8	39	130	77	67.8	24	2.5	1.01	14.07
月饼(五仁)	42	11.3	416	1741	8	16	64	3.9	—	7	40	0	0.08	4	—	8.82	54	110	198	18.5	27	2.8	0.61	7
江米条	100	4	439	1837	5.7	11.7	78.1	0.4	—	0	0	0.18	0.03	2.5	—	14.32	33	56	68	46.5	31	2.5	0.84	6.26
绿豆糕	100	11.5	349	1460	12.8	1	73.4	1.2	—	47	280	0.23	0.02	6.1	—	3.68	24	121	416	11.6	87	7.3	1.04	4.96
麻花	100	6	524	2192	8.3	31.5	53.4	1.5	—	0	0	0.05	0.01	3.2	—	21.6	26	136	213	99.2	67	0	3.06	7.2

食物名称	可食部分(%)	水分(g)	能量(kcal)	能量(kJ)	蛋白质(g)	脂肪(g)	糖类(g)	膳食纤维(g)	胆固醇(mg)	维生素A(μg)	胡萝卜素(μg)	硫胺素(mg)	核黄素(mg)	烟酸(mg)	维生素C(mg)	维生素E(mg)	钙(mg)	磷(mg)	钾(mg)	钠(mg)	镁(mg)	铁(mg)	锌(mg)	硒(μg)
面包(均值)	100	27.4	312	1 305	8.3	5.1	58.6	0.5	—	0	0	0.03	0.06	1.7	—	1.66	49	107	88	230.4	31	2	0.75	3.15
饼干(均值)	100	5.7	433	1812	9	12.7	71.7	1.1	81	37	80	0.08	0.04	4.7	3	4.57	73	88	85	204.1	50	1.9	0.91	12.47
波萝豆	100	4.1	392	1640	10.4	2.1	82.9	0.1	—	—	—	0	0.04	0.1	—	0.41	19	100	38	30	4	9	2.01	4.1
空心果	100	5.6	451	1887	6.8	15.2	72	0.2	27	—	—	0.06	—	0	—	1.4	114	53	40	5.8	28	4.9	0.56	0
马铃薯片(油炸)	100	4.1	612	2 561	4	48.4	41.9	1.9	—	8	50	0.09	0.05	6.4	—	5.22	11	88	620	60.9	34	1.2	1.42	0.4
冰淇淋	100	74.4	127	531	2.4	5.3	17.3	0	—	48	—	0.01	0.03	0.2	—	0.24	126	67	125	54.2	12	0.5	0.37	1.73
啤酒(均值)	100	95.1	32	134	0.4	0	3.1	0	—	—	—	0.15	0.04	1.1	3	0	13	12	47	11.4	6	0.4	0.3	0.64
绵白糖	100	0.9	396	1657	0.1	0	98.9	0	—	—	—	0	0	0.2	—	0	6	3	2	2	2	0.2	0.07	0.38
冰糖	100	0.6	397	1661	0	0	99.3	0	—	—	—	0.03	0.03	0	—	0	23	0	1	2.7	2	1.4	0.21	0
红糖	100	1.9	389	1628	0.7	0	96.6	0	—	—	150	0.01	0.17	0.3	—	0	157	11	240	18.3	54	2.2	0.35	4.2
麦芽糖	100	12.8	331	1385	0.2	0.2	82	0	—	—	—	0.1	—	2.1	—	0	0	0	0	0	0	0	0	0
蜂蜜	100	22	321	1343	0.4	1.9	75.6	0	—	—	—	—	0.05	0.1	3	0	4	3	28	0.3	2	1	0.37	0.15
巧克力	100	1	586	2452	4.3	40.1	53.4	1.5	—	—	—	0.06	0.08	1.4	—	1.62	111	114	254	111.8	56	1.7	1.02	1.2
山楂果丹皮	100	16.7	321	1343	1	0.8	80	2.6	—	25	150	0.02	0.03	0.7	3	1.85	52	41	312	115.5	66	11.6	0.73	0.59
豆油	100	0.1	899	3761	0	99.9	0	0	—	—	—	0	0	0	—	93.08	13	7	3	4.9	3	2	1.09	0
色拉油	100	0.2	898	3757	0	99.8	0	0	64	—	—	0	0	0	—	24.01	18	1	3	5.1	1	1.7	0.23	0
芝麻油[香油]	100	0.1	898	3757	0	99.7	0.2	0	—	18	110	0	0	0	—	68.53	9	4	0	1.1	3	2.2	0.17	0
棕榈油	100	0	900	3766	0	100	0	0	—	—	—	0	0	0	—	15.24	0	8	0	1.3	0	3.1	0.08	0
橄榄油	100	0	899	3696	0	99.9	0	0	—	—	—	0	0	0	—	0	0	0	0	0	0	0.4	0	0
酱油(均值)	100	67.3	63	264	5.6	0.1	10.1	0.2	—	—	—	0.05	0.13	1.7	—	0	66	204	337	5 757	156	8.6	1.17	1.39
醋(均值)	100	90.6	31	130	2.1	0.3	4.9	0	—	—	—	0.03	0.05	1.4	—	0	17	96	351	262.1	13	6	1.25	2.43
豆瓣酱	100	46.6	178	745	13.6	6.8	17.1	1.5	—	—	—	0.11	0.46	2.4	—	0.57	53	154	772	6 012	125	16.4	1.47	10.2
腐乳(臭)[臭豆腐]	100	66.4	130	544	11.6	7.9	3.9	0.8	—	20	120	0.02	0.09	0.6	—	9.18	75	126	96	2 012	90	6.9	0.96	0.48
腐乳(红)[酱豆腐]	100	61.2	151	632	12	8.1	8.2	0.6	—	15	90	0.02	0.21	0.5	—	7.24	87	171	81	3 091	78	11.5	1.67	6.73

注："—"表示未检测；"Tr"表示微量。

参考文献

[1] 中国营养学会. 中国居民膳食指南（2022）[M]. 北京：人民卫生出版社, 2022.

[2] 中国营养学会. 中国居民膳食营养素参考摄入量（2023 版）[M]. 北京：人民卫生出版社, 2023.

[3] 季兰芳. 营养与膳食 [M]. 4 版. 北京：人民卫生出版社, 2019.

[4] 孙长颢. 营养与食品卫生 [M]. 8 版. 北京：人民卫生出版社, 2017.

[5] 杨月欣. 中国食物成分表标准版（第一册）[M]. 6 版. 北京：北京大学医学出版社, 2018.

[6] 杨月欣. 中国食物成分表标准版（第二册）[M]. 6 版. 北京：北京大学医学出版社, 2019.

[7] 杨月欣, 葛可佑. 中国营养科学全书 [M]. 2 版. 北京：人民卫生出版社, 2019.

[8] 于康. 中国肿瘤患者膳食营养建议（专业版）[M]. 北京：人民卫生出版社, 2022.

[9] 中国抗癌协会肿瘤营养专业委员会, 中华医学会肠外肠内营养学分会. 中国肿瘤营养治疗指南 2020[M]. 北京：人民卫生出版社, 2020.

[10] 中华医学会肠外肠内营养学分会. 中国成人患者肠外肠内营养临床应用指南（2023 版）[J]. 中华医学杂志, 2023, 13：946-974.

[11] 中华医学会外科学分会, 中华医学会麻醉学分会. 中国加速康复外科临床实践指南（2021 版）[J]. 中国实用外科杂志, 2021, 9：961-992.

[12] 中华人民共和国国家卫生健康委员会. 成人高血压食养指南（2023）[J]. 全科医学临床与教育, 2023, 21（06）：484-485.

[13] 中国老年医学学会高血压分会, 北京高血压防治协会, 国家老年疾病临床医学研究中心. 中国老年高血压管理指南（2023）[J]. 中华高血压杂志, 2023, 6：508-538.

[14] 中华医学会肝病学分会, 中华医学会消化病学分会. 终末期肝病临床营养指南 [J]. 实用肝脏病杂志, 2019, 5：330-342.

[15] 时昭红, 任顺平, 唐旭东, 等. 消化系统常见病急慢性胆囊炎、胆石症中医诊疗指南（基层医生版）[J]. 中华中医药杂志, 2020, 2：793-800.

[16] 中国中西医结合学会消化系统疾病专业委员会. 胆石症中西医结合诊疗共识意见（2017 年）[J]. 中国中西医结合消化杂志, 2018, 2：132-138.

[17] 中华医学会外科学分会胰腺外科学组. 中国急性胰腺炎诊治指南（2021）[J]. 中华外科杂志, 2021, 7：578-587.

B

半必需氨基酸（semi-essential amino acid） 12

比奥斑（Bitot spots） 26

必需氨基酸（essential amino acid，EAA） 11

必需脂肪酸（essential fatty acid，EFA） 15

部分补充肠外营养（partial parenteral nutrition，PPN） 97

C

肠内营养（enteral nutrition，EN） 93

肠外营养（parenteral nutrition，PN） 97

常量元素（macroelement） 21

痴呆（dementia） 27

D

蛋白质（protein） 11

蛋白质互补作用（protein complementary action） 13

蛋白质 - 能量营养不良（protein-energy malnutrition，PEM） 15

蛋白质消化率（protein digestibility） 13

碘（iodine） 24

E

二十二碳六烯酸（docosahexoenoic acid，DHA） 15

二十碳五烯酸（eicosapentaenoic acid，EPA） 15

F

反式脂肪酸（trans fatty acid，TFA） 15

非必需氨基酸（nonessential amino acid） 11

腹泻（diarrhea） 27

G

钙（calcium） 22

H

混溶钙池（miscible calcium pool） 22

J

基础代谢（basal metabolism，BM） 20

基础代谢率（basal metabolic rate，BMR） 20

钾（potassium） 24

肩胛下皮褶厚度（subscapular skinfold thickness，SSF） 54

经外周静脉肠外营养（peripheral parenteral nutrition，PPN） 99

经中心静脉肠外营养（central parenteral nutrition，CPN） 99

K

可耐受最高摄入量（tolerable upper intake level，UL） 2

口服葡萄糖耐量试验（oral glucose tolerance test，OGTT） 93

口服营养补充（oral nutritional supplement，ONS） 93

矿物质（minerals） 21

L

零食（snack） 4

N

钠（sodium） 24

能量系数（energy coefficient） 20

P

皮炎（dermatitis） 27

平均需要量（estimated average requirement，EAR） 2

S

三头肌皮褶厚度（triceps skinfold thickness，TSF） 54

膳食（diet） 2

膳食纤维（dietary fiber，DF） 19

膳食营养素参考摄入量（dietary reference intakes，DRIs） 2

上臂肌围（mid-arm muscle circumference，MAMC） 55

上臂围（mid-arm circumference，MAC） 55

生物价（biological value，BV） 13

食物（food） 1

食物的热价（thermal equivalent of food） 20

食物热效应（thermic effect of food，TEF） 21

食物特殊动力作用（specific dynamic action，SDA） 21

视黄醇当量（retinol equivalent，RE） 25

适宜摄入量（adequate intake，AI） 2

水（water） 29

T

碳水化合物（carbohydrate，CHO） 17

体力活动（physical activity） 21

体力活动水平（physical activity level，PAL） 21

体重指数（body mass index，BMI） 21，54

条件必需氨基酸（conditionally essential amino acid） 12

铁（iron） 22

推荐摄入量（recommended nutrient intake，RNI） 2

W

完全肠外营养（total parenteral nutrition，TPN） 97

微量元素（microelement） 21

维生素（vitamin） 25

维生素 A（vitamin A） 25

维生素 B_1（vitamin B_1） 26

维生素 B_2（vitamin B_2） 27

维生素 C（vitamin C） 28

维生素 D（vitamin D） 26

维生素 E（vitamin E） 26

维生素 PP（vitamin PP） 27

X

硒（selenium） 23

锌（zinc） 23

血糖指数（glycemic index，GI） 18

Y

叶酸（folic acid） 27

饮食行为（dietary behavior） 4

营养（nutrition） 1

营养风险筛查（nutritional risk screening，NRS） 57

营养素（nutrient） 1

营养学（nutriology） 2

营养质量指数（index of nutrition quality，INQ） 30

Z

脂类（lipid） 15

中国膳食平衡指数（diet balance index，DBI） 53

中链甘油三酯（medium-chain triglyceride，MCT） 94

10